国医大师金世元中药特色技术传承丛书

中药饮片调剂知识问答

主编 金艳 鞠海 李京生 罗容

全国百佳图书出版单位
中国中医药出版社
·北京·

图书在版编目（CIP）数据

中药饮片调剂知识问答 / 金艳等主编 . —北京：
中国中医药出版社，2021.4
（国医大师金世元中药特色技术传承丛书）
ISBN 978 – 7 – 5132 – 6533 – 1

Ⅰ . ①中… Ⅱ . ①金… Ⅲ . ①饮片—中药
炮制学—问题解答 Ⅳ . ① R283.64-44

中国版本图书馆 CIP 数据核字（2020）第 227893 号

中国中医药出版社出版
北京经济技术开发区科创十三街 31 号院二区 8 号楼
邮政编码 100176
传真 010-64405721
保定市中画美凯印刷有限公司印刷
各地新华书店经销

开本 880×1230 1/32 印张 13.75 彩插 0.25 字数 311 千字
2021 年 4 月第 1 版 2021 年 4 月第 1 次印刷
书号 ISBN 978 – 7 – 5132 – 6533 – 1

定价 65.00 元
网址 www.cptcm.com

社 长 热 线 010-64405720
购 书 热 线 010-89535836
维 权 打 假 010-64405753

微信服务号 zgzyycbs
微商城网址 https://kdt.im/LIdUGr
官 方 微 博 http://e.weibo.com/cptcm
天猫旗舰店网址 https://zgzyycbs.tmall.com

如有印装质量问题请与本社出版部联系（010-64405510）

为《中药饮片调剂问答题》

饮片调剂责任重

心正技精方可行

庚子年
冬月 金世元

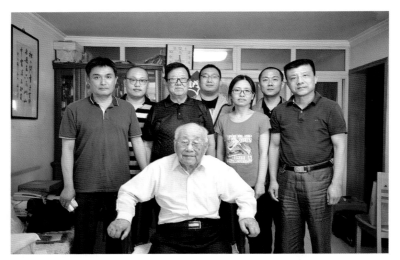

2020 年 5 月 29 日部分编委与金老合影

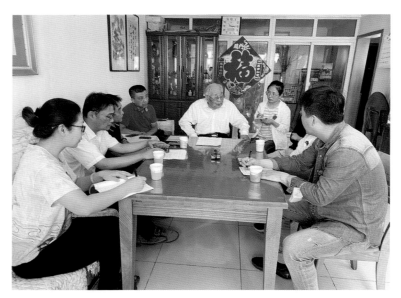

2020 年 6 月 5 日部分编委访谈金老

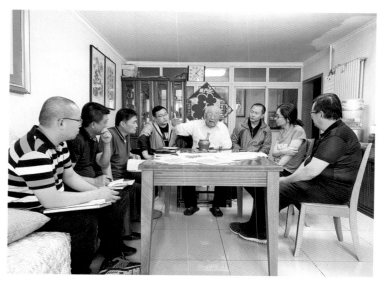

2020 年 5 月 29 日部分编委访谈金老

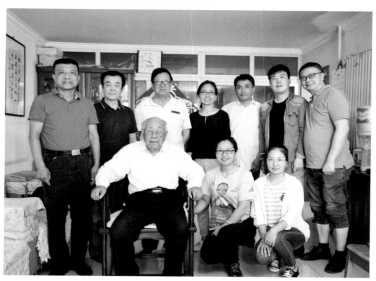

2020 年 6 月 5 日部分编委与金老合影

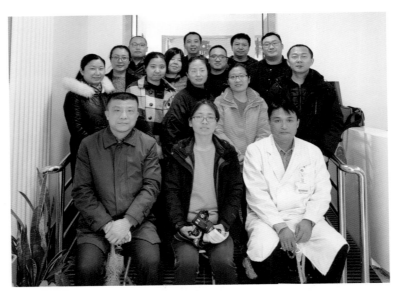

2020 年 11 月 15 日部分编委合影

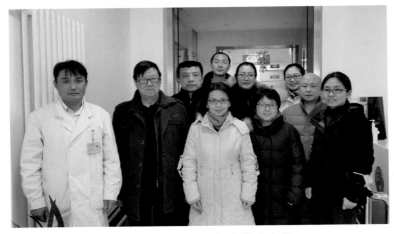

2020 年 12 月 5 日部分编委合影

《中药饮片调剂知识问答》
编委会名单

策　划　冯传有　张幸生
主　审　金世元
主　编　金　艳　鞠　海　李京生　罗　容
副主编　于葆墀　李向日　崔国静　耿春雷　季思维
编　委　英　涛　马　峥　张洁峣　吴自芳　康　泰
　　　　　　潘瑞肖　王庆夷　李　梦　张　娥　秦　谊
　　　　　　罗　珊　吴旭芳　张义军　刘　麟　陈勃田
　　　　　　韩松雪　孙　丽　冯春梅　胡晓玲　石　珺
　　　　　　舒　霞　王　军　许　彤　朱晶晶　刘春宇
　　　　　　金贵诗　刘昊文　于铁汉　马　科　喜　欢

前　言

孙思邈曰："人命至重，有贵千金，一方济之，德逾于此。"

中药饮片调剂是中医临床治疗中非常重要的环节，是由经过专业培训的中药从业人员遵照医师处方，将中药饮片调配成能够供患者安全治疗疾病的药剂的临床药学工作。

经过不断的临床实践，中药饮片调剂工作已经积累了丰富的经验，并形成了一套较为成熟的操作规范。

中药饮片调剂工作非常繁琐，需要操作者工作态度严谨细致，其不仅对所调剂饮片的品种是否正确、数量是否准确负责，还要对药品质量的真伪优劣、清洁卫生情况和加工炮制是否得当以及医师处方是否正确合理，都有监督检查的责任。因此，中药调剂工作，关乎医生治病的疗效，关乎病人性命，工作中既要认真负责、诚实守信，又要具备熟练的技能和丰富的中医药学知识。

本书是北京市朝阳区中药特色技术传承团队在国医大师金世元教授全程指导下，通过对金老访谈，查阅文献资料和对部分中医医疗机构及朝阳区中医药传承指导老师、学员进行相关资料征集及整理，针对这些年中药饮片调剂工作中出现的一些常见问题和传统中药调剂的一些用药特点等问题进行解答，希望能够对中药特色技术传承、中医药从业人员实际工作有所帮助。

1

在资料征集过程中，北京伯华国医传承发展中心、北京弘医堂中医医院、北京四惠中医医院、北京平心堂金阳中医门诊部、北京正安美仑中医诊所、北京三溪堂中医诊所、北京广济中医医院等医疗机构予以大力支持。在书稿编辑出版工作中，朝阳区中药饮片教学实践基地——北京太洋树康药业有限责任公司和北京春风一方制药有限公司给予鼎力支持，在此一并感谢。

由于编写时间仓促，不足之处在所难免，欢迎读者提出宝贵意见，以便再版时修订提高。

本书编委会
2020 年 12 月

目 录

总 论

各　论

14

总　论

1. 传统老药店（药铺）的基本布局是怎样的？有哪些设施？

答：传统老中药店大多为"前店后厂"的布局。前店为门市部，对外销售药品。后厂为饮片、中成药的加工部，并不对外开放。因经营规模和特点略有不同。

一般设置：经理室、账房（财务部门）、前柜（门市销售）、斗房（饮片加工炮制车间）、丸药房（丸散膏丹制作车间）、库房等。

2. 现代中药店的布局一般是怎样的？有哪些设施？

答：中药店一般应设有调剂室、临方制剂室、临方炮制室、煎药室、质检室、药库等。调剂室是调剂人员调配处方的工作场所，一般设有饮片斗架、调剂台、中成药柜、计价处、发药台、候药室等，大型综合性门市部设有西药柜、参茸柜等。

3. 现代医院中药房的基本条件和设施有什么？

答： 根据国家中医药管理局的规定，医疗机构中药房应按照《医院中药房基本标准》的相关要求设立。

一、医院（含中医医院、中西医结合医院、综合医院，下同）中药房应当按照国家有关规定，提供中药饮片调剂、中成药调剂和中药饮片煎煮等服务。中药品种、数量应当与医院的规模和业务需求相适应，常用中药饮片品种应在 400 种左右。

二、部门设置

（一）中药房由药剂部门统一管理，可分中药饮片调剂组、中成药调剂组、库房采购组。

（二）至少设有中药饮片库房、中药饮片调剂室、中成药库房、中成药调剂室、周转库、中药煎药室，有条件的医院可按照有关标准要求设置中药制剂室。

三、人员

（一）中药专业技术人员占药学专业技术人员比例至少达到 20%，中医医院中药专业技术人员占药学专业技术人员比例至少达到 60%。三级医院具有大专以上学历的中药人员不低于 50%，二级医院不低于 40%。

（二）中药房主任或副主任中，三级医院应当有副主任中药师以上专业技术职务任职资格的人员；二级医院应当有主管中药师以上专业技术职务任职资格的人员。

（三）中药饮片调剂组、中成药调剂组、库房采购组负责人至少应具备主管中药师以上专业技术职务任职资格。

（四）中药饮片质量验收负责人应为具有中级以上专业技术职务任职资格和中药饮片鉴别经验的人员或具有丰富中药饮片

鉴别经验的老药工。中药饮片调剂复核人员应具有主管中药师以上专业技术职务任职资格。煎药室负责人应为具有中药师以上专业技术职务任职资格的人员，煎药人员须为中药学专业人员或经培训取得相应资格的人员。有条件的医院应有临床药学人员。

四、房屋

（一）中药房的面积应当与医院的规模和业务需求相适应。

（二）中药饮片调剂室的面积：三级医院不低于 100 平方米，二级医院不低于 80 平方米；中成药调剂室的面积三级医院不低于 60 平方米，二级医院不低于 40 平方米。

（三）中药房应当远离各种污染源。中药饮片调剂室、中成药调剂室、中药煎药室应当宽敞、明亮，地面、墙面、屋顶应当平整、洁净、无污染、易清洁，应当有有效的通风、除尘、防积水以及消防等设施。

五、设备（器具）

中药房的设备（器具）应当与医院的规模和业务需求相适应。

（一）中药储存设备（器具）

药架、除湿机、通风设备、冷藏柜或冷库。

（二）中药饮片调剂设备（器具）

药斗（架）、调剂台、称量用具（药戥、电子秤等）、粉碎用具（铜缸或小型粉碎机）、冷藏柜、新风除尘设备（可根据实际情况选配）、贵重药品柜、毒麻药品柜。

（三）中成药调剂设备（器具）

药架（药品柜）、调剂台、贵重药品柜、冷藏柜。

（四）中药煎煮设备（器具）

煎药用具（煎药机或煎药锅）、包装机（与煎药机相匹配）、饮片浸泡用具、冷藏柜、储物柜。

（五）临方炮制设备（器具）（可根据实际情况选配）

小型切片机、小型炒药机、小型煅炉、烘干机、消毒锅、标准筛。

六、规章制度

（一）制定人员岗位责任制、药品采购制度、药品管理制度、在职教育培训制度等各项规章制度。

（二）执行中医药行业标准规范，有国家制定或认可的中药技术操作规程和管理规范，并成册可用。

七、民族医医院中药房（民族药房）参照本《基本标准》执行。

4. 中药房应建立哪些规章制度？

答： 医疗机构中药房应参照《中华人民共和国药品管理法》《卫生部国家中医药管理局关于印发医院中药房基本标准的通知》等法规、文件、标准，制定相应的规章制度，如药房人员岗位职责、药品（中成药、中药饮片）采购管理制度、药品（中成药、中药饮片）验收管理制度、药品（中成药、中药饮片）保管管理制度、中药（中成药、中药饮片）调剂管理制度、中药饮片煎煮管理制度、麻醉药品和毒性药品管理制度（包括麻醉药品采购、存放、保管、调剂等），中成药及中药饮片处方点评制度、药学人员教育培训制度等。

5. 煎药室的基本条件和设施有哪些？

答： 依据《医疗机构中药煎药室管理规范》中的相关规定要求设置如下：

第二章　设施与设备要求

第三条　中药煎药室（以下称煎药室）应当远离各种污染源，周围的地面、路面、植被等应当避免对煎药造成污染。

第四条　煎药室的房屋和面积应当根据本医疗机构的规模和煎药量合理配置。工作区和生活区应当分开，工作区内应当设有储藏（药）、准备、煎煮、清洗等功能区域。

第五条　煎药室应当宽敞、明亮，地面、墙面、屋顶应当平整、洁净、无污染、易清洁，应当有有效的通风、除尘、防积水以及消防等设施，各种管道、灯具、风口以及其他设施应当避免出现不易清洁的部位。

第六条　煎药室应当配备完善的煎药设备设施，并根据实际需要配备储药设施、冷藏设施以及量杯（筒）、过滤装置、计时器、贮药容器、药瓶架等。

第七条　煎药工作台面应当平整、洁净。煎药容器应当以陶瓷、不锈钢、铜等材料制作的器皿为宜，禁用铁制等易腐蚀器皿。储药容器应当做到防尘、防霉、防虫、防鼠、防污染。用前应当严格消毒，用后应当及时清洗。

第三章　人员要求

第八条　煎药室应当由具备一定理论水平和实际操作经验的中药师具体负责煎药室的业务指导、质量监督及组织管理工作。

第九条　煎药人员应当经过中药煎药相关知识和技能培训并考核合格后方可从事中药煎药工作。煎药工作人员需有计划地接受相关专业知识和操作技能的岗位培训。

第十条　煎药人员应当每年至少体检一次。传染病、皮肤病等患者和乙肝病毒携带者、体表有伤口未愈合者不得从事煎药工作。

第十一条 煎药人员应当注意个人卫生。煎药前要进行手的清洁，工作时应当穿戴专用的工作服并保持工作服清洁。

6. 煎药室应建立哪些规章制度?

答: 依据《医疗机构中药煎药室管理规范》中的相关要求需制定严格的制度，保证用药质量与安全。如《煎药室工作制度》《煎药质量控制管理制度》《特殊药品煎药制度》《煎药室卫生、清场制度》《设备保养、维修制度》《煎药机清洗记录》《中药饮片煎煮质量检查记录》《煎药室工作记录》《煎药机设备状态及维修保养记录》《煎药室设备固定资产表》《中药煎药室工作流程》等。

7. 中药饮片库房的基本条件和设施有哪些?

答: 依据《医院中药饮片管理规范》第五章保管，第二十二条中的相关规定要求:中药饮片仓库应当有与使用量相适应的面积，具备通风、调温、调湿、防潮、防虫、防鼠等条件及设施。

中药饮片库房，按中药的类别与储存数量结合仓库建筑和设备条件，将仓库面积划分为若干货区，并规定某一货区存放某些商品。分类是将药品按其性质和所要求的储存条件划成若干类，分类集中存放，根据分类确定药品堆码在什么类型的库房或饮片柜中，如普通库（柜）、冷藏柜、毒剧药品柜、麻醉药品柜等。中药库可按中药材、中药饮片、中成药等分库（柜），中药饮片可按根及根茎、藤木、树皮、叶、花、果实、草类、藻菌及其他、动物、矿物等分区;中成药可按剂型，如蜜丸、水丸、糊丸、片剂、散剂等分区，也可以按中药易生虫、易发霉、怕热、怕潮、怕风干等来划分，以便保管和养护。

8. 中药饮片库房应建立哪些规章制度？

答： 依据相关法规文件要求制定规章制度。参考法规文件如《药品管理法》《医疗机构药事管理规定》《医疗机构药品监督管理办法（试行）》《医院中药饮片管理规范》中的相关要求建立严格的规章制度。如《中药库工作制度》《冷藏、湿度记录管理制度》《药品有效期管理制度》《药库药品失效监控制度》《药品报损、销毁制度》《药库安全保卫制度》《药库工作岗位职责》《药品保管管理制度》《药品养护管理制度》等。

9. 中药饮片储存时常见的变异现象有哪些？应如何养护？

答： 中药饮片储存时常见的变异现象有：①虫蛀；②发霉；③泛油；④变色；⑤气味散失；⑥风化；⑦潮解溶化；⑧粘连；⑨挥发；⑩腐烂。

养护方法概括如下：

（1）药材切制或炮制加工成不同规格的饮片后，除严格控制饮片中的水分在 7%～13%，要根据饮片的性质、所加辅料的性质，选用适当容器贮藏。饮片的贮藏容器必须合适，一般可贮存于木箱、纤维纸箱中，最好置严密封口的铁罐、铁桶中，以防止湿气的侵入。有些应置于陶瓷罐、缸或瓮中，并加入石灰或硅胶等干燥剂。

（2）饮片库房应保持通风、阴凉及干燥，避免日光的直接照射，室温应控制在 25℃以下，相对湿度保持在 75% 以下为宜。

（3）对于含淀粉多的饮片如川贝母、浙贝母、泽泻、山药、粉葛、白芷等要经常检查，尤其是夏季检查时发现生虫、霉变等现象时及时处理。

（4）含挥发油多的饮片如紫苏叶、薄荷、当归、木香、川芎、荆芥等适宜在低温库房或阴凉、干燥处存放，否则容易使香气散失或泛油。

（5）含糖分及黏液质较多的饮片如酒黄精、肉苁蓉、熟地黄、天冬、党参等在温度高、湿度大的环境下易吸潮变软发黏，易被污染，适宜在低温库房或阴凉、干燥处存放。

（6）种子类饮片如紫苏子、莱菔子、薏苡仁、扁豆等，包装不坚固易受虫害及鼠咬，适宜贮存于罐等容器中密闭存放。

（7）酒炙（制）的饮片如酒当归、酒大黄等；醋炙（制）的饮片如醋柴胡、醋香附、醋甘遂等；盐炙的饮片如盐知母、盐泽泻、盐车前子等，蜜炙的饮片如炙黄芪、炙甘草、炙款冬花、炙枇杷叶等，均应贮于密闭容器中，置阴凉处存放。

（8）一些矿物类饮片如硼砂、芒硝等，在干燥空气中容易失去结晶水而风化。应贮于密封的罐、瓶中密闭，置阴凉处存放。

10. 中药饮片柜（"药斗子"）的"斗谱"如何排列？

答："药斗"用于装中药饮片，"斗谱"的排列与中药饮片调剂密切相关，"斗谱"排列得好，方便调剂。"斗谱"排列一般为：

（1）常用中药饮片应装入最近的中层药斗。如黄芩、黄连与黄柏；川芎、当归与熟地黄；党参、白术与甘草等。

（2）用量较少的中药饮片应放在斗架的高层药斗中。如白梅花、月季花与佛手花等。

（3）质地松泡且用量较大的中药饮片，多放在斗架最底层的大药斗内。如夏枯草、小通草、通草、茵陈、金钱草、蝉蜕、竹茹等。

（4）质地沉重的矿石、化石、贝壳类和易于造成污染的中药饮片（如炭药），多放在斗架的较下层药斗中。如煅龙骨、煅龙齿与煅牡蛎，茜草炭、大黄炭、黄芩炭等。

（5）经常配伍同用的中药饮片，可放于同一个抽屉的不同药斗中。如独活、羌活、秦艽；金银花、连翘、板蓝根等。

（6）同一中药的不同炮制品，常放同一个抽屉的不同药斗中。如生麻黄、蜜炙麻黄等。

（7）同一抽屉的不同药斗中，细小者在前，片大者在后。如车前子在前，泽泻在后。

（8）为防止灰尘污染，有些中药饮片宜存放在加盖的瓷罐中。如酒黄精、熟地黄、龙眼肉、酒肉苁蓉等。

（9）性状类似而功效各异的中药饮片，不能放于同一抽屉的不同药斗中。如山药与天花粉、地骨皮与香加皮、当归与独活、葱子与韭菜子等。

（10）属于配伍禁忌的中药饮片，不能装于同一抽屉不同药斗或上下药斗中。如附子与瓜蒌、天花粉、白及等；甘草与甘遂、芫花等。

（11）有特殊气味的中药饮片，不能与其他中药饮片装于同一个抽屉的不同药斗中。如阿魏、鸡屎藤等。

（12）贵细药品（人参、西洋参等）、毒性药品（雄黄、藤黄、洋金花、闹羊花等）和麻醉药品（罂粟壳）应专柜存放。

11. 什么叫"掸斗子"？

答："掸斗子"也叫翻斗，是清理药斗的一种方法。将需清理的药斗格放前方，一手持前面药斗隔板，一手持后面药斗隔板，前手向上送扬，后手配合向前上方送，当前斗内饮片被翻扬出来后，再下压药斗并回撤，反复操作几次可将药斗翻清。这种方法已经很少有人会使用了。

12. 中药饮片调剂的设施及用具有哪些？

基本设施有：饮片斗柜、毒性中药柜、贵重药柜、中成药柜、调剂台等设施及戥、铁研船、铜缸子、药筛、鉴方、小钢锯和钢锉、剪刀等工具；还有包装物品：各种规格的包装纸、纸袋或塑料袋、捆扎绳、订书机（纸袋封口用）等。

现代设施：冰箱或冷藏柜、托盘天平、电子天平、台磅与盘秤、小型粉碎机等。

13. 饮片包装纸（门票）的规格有哪些？

答：中药饮片调剂所用包装纸，根据大小不同可分为：内包装纸，外包装纸；外包装纸又称为门票，印有药店堂号，同时印有饮片的煎煮方法等内容。根据尺寸大小分为三尺、中连、官纸等。

单味分包纸规格	正方形边长（cm）	正方形边长（寸）	混合包装纸	正方形边长（cm）	正方形边长（寸）
3 克纸	11.5	3.5	50 克纸	23.3	7
10 克纸	13.3	4	100 克纸	26.6	8
15 克纸	16.6	5	3 尺纸	30	9

续表

单味分包纸规格	正方形边长（cm）	正方形边长（寸）	混合包装纸	正方形边长（cm）	正方形边长（尺）
50克纸	20	6	官纸	33.3	1
100克纸	23.3	7	中连	36.6	1.1
			1斤	39.9	1.2

14. 中药饮片调剂的基本程序有哪些？

答： 中药饮片调剂基本程序分为审方、计价、调配、复核、发药五个程序。

审方时注意哪些问题？

答： 审方是中药饮片调剂工作的第一道程序。从事中药饮片调剂工作的人员既要对医师所开处方负责，更要对患者用药安全有效负责。因此应根据《处方管理办法》，认真逐项检查处方前记、正文和后记书写是否清晰、完整，做到"四查十对"，并确认处方的合法性和处方用药的适用性。具体包括以下事项：

（1）科别、姓名、性别、年龄、住址或工作单位、病历号或门诊号、处方药味、剂量、用法、剂数、医师签名、日期等。

（2）审阅处方时如发现字迹不清、错字、重复药味、未注明剂量、配伍禁忌、妊娠禁忌药、超过规定剂量等问题，应与该处方医师联系，在该处方医师进行改正并重新签名后方可调剂。

（3）审阅处方中所列药味，有"脚注"者应遵医嘱调剂；医嘱要求自备"药引"时，应向取药者说明该情况。

（4）在出现处方应付药味短缺时，应及时联系该处方医师对该味药进行更换，调剂人员不得擅自更换。

（5）处方中药味需要特殊保存或使用方法特殊时，应向取药者说明该情况。

计价时注意哪些问题？

（1）计算药价必须认真执行国家物价政策和规定，执行物价主管部门核定或认可的价格。

（2）每味药的价钱尾数每10克可以保留到厘，计价完毕，每张处方的药价可四舍五入保留到分。

（3）对贵重细料药应在处方药味顶部注明单价。如属于自费药品，应告知患者。

（4）药价计算完毕，计价人须签名。

饮片调配时注意哪些问题？

（1）调剂人员在接到已交费处方后，应先对处方各项内容进行再次审核，然后再进行调配。

（2）开始调剂前，应先核准所用戥秤的准星（定盘星），准确进行调配。

（3）称取药味应按处方所列顺序间隔平摆，不得混放一堆，以利于核对。体积松泡的药味应先称取，以免因覆盖其他药味而造成复核困难；黏度大的药味则可稍后称取置于松泡药味之上。

（4）单味药注意未注明生用或炮炙品的，应按本地区调剂规程和传统习惯调配。

（5）分戥：对于一方多剂调配时，用递减分戥法。每味药应逐剂进行复戥，特别对毒剧药禁止凭主观估量，更不可随便抓配。处方中有并开药时，如二术、赤白芍、知柏、生熟地、羌独活等，应分别称量，不得二药同称。

（6）需要临时捣碎的品种要捣碎，对于含有挥发成分（砂仁、豆蔻等）、脂肪油（桃仁、苦杏仁等）不能提前捣碎，以防挥发性成分挥发或含脂肪油的饮片出现"走油"现象；在使用药缸时，必须先检查药缸内是否干净，不能有残渣和灰尘。凡捣碎有特殊气味或毒剧药品的，用完应及时洗刷。

（7）处方中需要先煎、后下、包煎、烊化、另煎、冲服等品种，均应依照常规单包并注明。如一方多剂，其中有鲜药或黏性药物时，亦应另包，以防霉变。夏季更应注意。

（8）处方中有需临时炮炙的品种，应按处方要求进行炮炙。

（9）处方中有鲜药时，鲜药要切成片（如生地黄）或段（如白茅根），单包。

复核时注意哪些问题？

（1）处方药味和剂数是否正确，称取剂量是否准确，有无多配、漏配、错配或掺混异物等。

（2）是否违反配伍禁忌、妊娠禁忌；有毒中药是否超剂量。

（3）有无虫蛀、发霉、变质、生制不分、应捣碎未捣碎的药味。

（4）是否已将先煎、后下、包煎、烊化、另煎、冲服等特殊要求的药味单包并注明用法。

（5）是否已将贵重细料药单包。

（6）核对完成确认合格后再签名。

发药时注意哪些问题？

（1）核对患者姓名、取药号和取药剂数，避免因姓名相同或相似而发错药。

（2）应向患者详细交代煎法、服法。需另加"药引"或为外用药时，应说明该情况。

（3）应提示患者注意对鲜药进行保鲜，以防发霉变质。

（4）检查附带药品是否齐全。

15. 处方有哪些类型？

答：（1）中药处方从种类上划分，大致可分为：古方、经方、时方、验方（偏方）、秘方、医师临症处方、协定处方和法定处方。现今普遍应用的是医师临症处方。

（2）处方按部门划分为：门诊处方、急诊处方和病房处方。

（3）处方按门诊性质划分为：普通门诊处方、专家门诊处方、专科门诊处方。

（4）处方按药物分类划分为：普通处方、麻醉药品和第一类精神药品处方、第二类精神药品处方、毒性药品处方、放射性药品处方。

16. 什么是中药配伍禁忌的"十八反"？

相反是指两种药物配伍后，使药效减弱或损失，甚至产生毒副作用。李杲的《珍珠囊补遗药性赋》中有十八反歌诀：

本草名言十八反，半蒌贝蔹及攻乌，

藻戟遂芫俱战草，诸参辛芍叛黎芦。

乌头（包括川乌、草乌、附子）反半夏（包括各种半夏炮制品和半夏曲）、瓜蒌（包括皮、仁、霜、根）、贝母（包括川贝母、浙贝母、平贝母、伊贝母、湖北贝母）、白蔹、白及。

甘草反海藻、京大戟、甘遂、芫花。

黎芦反人参（含人参的各种规格、人参叶）、党参、丹参、南沙参、北沙参、苦参、玄参、白芍、赤芍、细辛。

《中国药典》还记载了"西洋参不宜与藜芦同用"。

有研究证明，有的相反禁忌药同用确会增加药物的毒性反应。如甘遂与甘草同用，甘草的用量大于甘遂时，则使豚鼠气胀而死。

但是，历代医籍中也有相反药同用而无不良反应的记载。因此，反药是否可以同用还需要进一步进行试验和临床研究。作为调剂人员，在调配时，如发现反畏药同方使用，应拒绝调配，或请医生签字后调剂，以免发生事故。

17. 什么是中药配伍禁忌的"十九畏"？

答：两种药物配伍后，使药效减弱或消失甚至产生毒副作用，这样的药物不能配伍在一起，前人在药物配伍禁忌方面有"十九畏"的记载。

十九畏：《珍珠囊补遗药性赋》歌诀：

> 硫黄原是火中精，朴硝一见便相争。
>
> 水银莫与砒霜见，狼毒最怕密陀僧。
>
> 巴豆性烈最为上，偏与牵牛不顺情。
>
> 丁香莫与郁金见，牙硝难合荆三棱。
>
> 川乌草乌不顺犀，人参最怕五灵脂。
>
> 官桂善能调冷气，若逢石脂便相欺。
>
> 大凡修合看顺逆，炮爁制煿莫相依。

从十九畏歌诀中可以看出"相争""相欺""不顺情"的意义，与前面"配伍"一文所叙述的"相畏"含义不同，似有相恶相反的意思。

硫黄——畏芒硝（包括元明粉）。

水银——畏砒霜。

狼毒——畏密陀僧。

巴豆（包括霜）——畏牵牛子。

丁香（包括母丁香）——畏郁金。

芒硝（包括玄明粉）——畏荆三棱。

乌头（包括川乌、草乌、附子）——畏犀角（包括广角）。

人参（包括人参的各种规格）——畏五灵脂。

官桂（包括肉桂、桂枝）——畏石脂（包括赤石脂、白石脂）。

十九畏所涉及的药物，是前人对中药配伍禁忌的总结。但是，也有的反畏药物合用后，并无不良反应。因此，对古人提出的十九畏应通过试验及临床实践进一分析研究，加以总结。作为调剂人员，在调配时如发现相畏药同方使用，按规定应拒绝调配，或请医生签字后调配，以免发生事故。

18. 怎样理解"妊娠禁忌歌诀"？现行版《中国药典》及有关法规中"妊娠禁忌"包括哪些中药？

答：妇女在妊娠期间服药应注意药物禁忌。因为有些药物具有堕胎之弊。对于妊娠禁忌药，各种本草中记载不尽一致，一般多记诵《珍珠囊补遗药性赋》中的歌诀：

> 蚖斑水蛭及虻虫，乌头附子配天雄，
> 野葛水银并巴豆，牛膝薏苡与蜈蚣，
> 三棱芫花代赭麝，大戟蝉蜕黄雌雄，
> 牙硝芒硝牡丹桂，槐花牵牛皂角同，
> 半夏南星与通草，瞿麦干姜桃仁通，
> 硇砂干漆蟹爪甲，地胆茅根都失中。

"蚖"诸家文献记载多为芫青（青娘子），即斑蝥一类有毒昆虫。

"天雄"即独根的附子，不生侧根者。

　　"野葛"其说不一,《北京市中药调剂规程》(1983 年版)记载为"钩吻";另一种解释为"葛",《本草经》又称黄藤,有毒。

　　"麝"即麝香。

　　"黄雌雄"即雌黄,雄黄。

　　"桂"指肉桂、官桂、桂枝。

　　"通"指通草。

　　"地胆"指芫青。

　　对歌诀中"蝉蜕"的一点看法,我们认为可能古人将"蟾"误写为"蝉",因二者音同字不同,过去北京地区就有中医师习惯将"干蟾"写成"干蝉";据《北京市中药调剂规程》(1983 年版)记载,处方写"干蝉"调剂应付"干蟾"。至今有些地区习惯使用"干蟾皮(剥下的皮)"或"蟾衣(蟾蜍自然蜕下的外皮)"。

　　对于妊娠禁忌药,医师多在开写处方时已经予以注意。调剂人员在调配售药时,如见孕妇,应特别注意用药剂量和妊娠禁忌,以免发生事故。

　　2020 年版《中国药典》(一部)收载了妊娠期孕妇慎用和禁用(或忌用)药,妊娠禁忌中药如下:

　　慎用药:人工牛黄、三七、大黄、川牛膝、制川乌、小驳骨、飞扬草、王不留行、天花粉、天南星、制天南星、天然冰片、木鳖子、牛黄、牛膝、片姜黄、艾片(左旋龙脑)、白附子、玄明粉、西红花、肉桂、华山参、冰片(合成龙脑)、红花、芦荟、芒硝、牡丹皮、体外培育牛黄、皂矾、没药、附子、苦楝皮、郁李仁、虎杖、金铁锁、乳香、卷柏、草乌叶、枳壳、枳实、禹州漏芦、禹余粮、急性子、桂枝、桃仁、凌霄花、益母草、通草、黄蜀葵花、常山、硫黄、番泻叶、蒲黄、漏芦、代赭石、薏苡仁、瞿麦、蟾酥。

忌用药：大皂角、天山雪莲。

禁用药：丁公藤、三棱、干漆、土鳖虫、千金子、千金子霜、川乌、马钱子、马钱子粉、天仙子、巴豆、巴豆霜、水蛭、甘遂、朱砂、全蝎、红粉、芫花、两头尖、阿魏、京大戟、闹羊花、草乌、制草乌、牵牛子、轻粉、洋金花、莪术、猪牙皂、商陆、斑蝥、雄黄、黑种草子、蜈蚣、罂粟壳、麝香。

19. 按麻醉及毒性中药管理的中药有哪些？如何管理？

答： 麻醉中药是指连续使用后易产生生理依赖性，能成瘾癖的一类中药。2005 年 9 月，国家食品药品监督管理局、中华人民共和国公安部、中华人民共和国卫生部联合公布了《麻醉药品和精神药品品种目录》，并于 2005 年 11 月 1 日起实施，其中罂粟壳被列入麻醉药品品种目录，按麻醉药品进行管理。罂粟壳作为麻醉药品，其种植、实验研究、生产、经营、使用、储存、运输等活动以及监督管理，适用于《麻醉药品和精神药品管理条例》。罂粟壳在医疗机构临床使用，必须遵循《医疗机构麻醉药品、第一类精神药品管理规定》《麻醉药品、精神药品处方管理规定》的相关规定。国家中医药管理局、卫生部联合印发的《医院中药饮片管理规范》，对罂粟壳的调剂和临床使用也做了严格的规定。医疗机构对罂粟壳实行"五专管理"（专人负责、专柜加锁、专用账册、专用处方、专册登记）。

毒性中药指毒性剧烈，治疗量与中毒剂量相近，使用不当会致人中毒或死亡的中药。国务院 1988 年 12 月 27 日颁布《医疗用毒性中药管理办法》，规定了毒性中药品种及管理办法。

毒性中药品种（28种）：砒石（红砒、白砒）、砒霜、水银、红粉、轻粉、雄黄、生马钱子、生川乌、生草乌、生白附子、生附子、生半夏、生天南星、生巴豆、斑蝥、青娘虫、红娘虫、生甘遂、生狼毒、生藤黄、生千金子、生天仙子、闹羊花、雪上一枝蒿、红升丹、白降丹、蟾酥、洋金花。

毒性中药的管理

使用毒性药品的单位必须建立健全保管、验收、领发、核对等制度；严防收假、发错，严禁与其他药品混杂，做到划定仓间或仓位，专柜加锁并由专人保管。

毒性药品的包装容器上必须印有毒药标志，在运输毒性药品的过程中，应当采取有效措施，防止发生事故。

医疗单位供应和调配毒性药品，凭医生签名的正式处方。国营药店供应和调配毒性药品，凭盖有医生所在医疗单位公章的正式处方。每次处方剂量不得超过2日极量。

调配处方时，必须认真负责，计量准确，按医嘱注明要求，并由配方人员及具有药师以上技术职称的复核人员签名盖章后方可发出。对处方未注明"生用"的毒性中药，应当付炮制品。如发现处方有疑问时，须经原处方医生重新审定后再行调配。处方一次有效，取药后处方保存2年备查。

科研和教学单位所需的毒性药品，必须持本单位的证明信，经单位所在地县以上卫生行政部门批准后，供应部门方能发售。

群众自配民间单、秘、验方需用毒性中药，购买时要持有本单位或者城市街道办事处、乡（镇）人民政府的证明信，供应部门方可发售。每次购用量不得超过2日极量。

20. 贵重中药材或饮片如何管理？

答：（1）以克为单位的贵重药品（多指中药材及饮片），实行专人、专柜加锁、专账册的"三专"管理。领取时，由专管人填写请领单，自行领取规定的或适当的量，必要时应检查包装标示量与实际装量有无差异，领回即按品种与规格、单价上专用账册。

（2）以瓶（盒）为单位的贵重药品（多指中成药）也应实行"三专"管理，但为了工作方便，在专管人不当班时，由专管人与当班负责人共同清点，并填写有双人签字的交接单，定品名、定位、定量取出存放于非加锁橱柜架上。专管人上班后，再进行清点处方与实物，无误后填写交接单，双方签名。每次取出的品种和规格不宜过多，以常用为主，次常用为辅，每个品种和规格一般为2日常用量。

（3）定期检查，检查质量及核对数量。发现问题及时上报，经有关领导批准后处理。

贵重中药又称"贵细中药"，不同时期、不同单位品种有所不同，一般公认的贵重中药品种有：

冬虫夏草、血竭、苏合香、人参、西洋参、高丽参、天麻（野生）、沉香、川贝母、西红花、三七、麝香、人工麝香、牛黄、鹿茸、珍珠、海马、海龙、羚羊角、蛤蚧、蛤蟆油、燕窝、穿山甲、马宝、猴枣、熊胆（包括人工引流熊胆）、狗宝、金钱白花蛇、蕲蛇等；过去还包括犀角、广角、虎骨、龙涎香、海狗肾等。

需要注意的是，贵重中药中"羚羊角"等为重点保护动物，管理要按国家有关规定执行。

21. 中药饮片剂量如何换算?

中药饮片的计量单位过去为"十六进位市制单位",20世纪80年代以后改为公制单位。

十六进位市制单位与公制单位换算表

十六进位市制单位	公制单位（g）	十六进位市制单位	公制单位（g）
一厘	0.03125	六钱	18.75
二厘	0.0625	七钱	21.875
三厘	0.09375	八钱	25.0
四厘	0.125	九钱	28.125
五厘	0.15625	一两	31.25
一分	0.3215	二两	62.5
二分	0.625	三两	93.75
三分	0.9375	四两	125.0
四分	1.25	五两	156.25
五分	1.5625		
一钱	3.125		
二钱	6.25		
三钱	9.375		
四钱	12.5		
五钱	15.625		

22. 什么是"中药处方脚注"?

答:中药处方脚注是指医师开写中药处方时在某味药旁加以注解。其作用是简明地指示调剂人员对该味药饮片应采取的特殊处理方法。脚注的内容一般包括炮制法、煎煮法、服用法等。常见的脚注术语有先煎、后下、包煎、另煎、冲服、烊化、打碎、炮制等。

23. 调剂时需要特殊处理的中药饮片品种有哪些?

答: 处方调剂时需要特殊处理的中药饮片品种有:

先煎

(1) 矿石类、贝壳类、动物角甲类饮片:如生石膏、生磁石、生赭石、生紫石英、生寒水石、生自然铜、生龙骨、生龙齿、寒水石、生禹粮石、石燕、石蟹、滑石块、生紫贝齿、白海巴、生瓦楞子、生石决明、生牡蛎、生蛤壳、珍珠母、生龟甲、生鳖甲、水牛角片、金礞石(布包先煎)等。

(2) 一些毒性中药炮制饮片:如川乌、草乌、附子等。

后下

(1) 气味芳香、含挥发性成分的饮片:如薄荷及鲜薄荷、紫苏叶、砂仁、豆蔻、沉香等,还有鲜藿香、鲜佩兰。

(2) 含有久煎后易破坏有效成分的饮片:如钩藤、番泻叶等。

包煎

(1) 含黏液质较多的饮片:如车前子、葶苈子。

(2) 富含绒毛的饮片:如旋覆花、辛夷等。

(3) 微小粉末饮片:如青黛、黛蛤散、益元散、蒲黄(生、炭)、海金沙、滑石粉、儿茶、马勃、六一散等。

另煎

一些贵重中药要另煎:如人参、西洋参、高丽参、鹿茸片、冬虫夏草、西红花、羚羊角等。

冲服

一些用量少、贵重中药粉碎成细粉要冲服：如牛黄、人工牛黄、体外培育牛黄、三七粉、鹿茸粉、羚羊角粉、珍珠粉、紫河车粉、琥珀粉、玳瑁粉、马宝粉、猴枣粉、狗宝粉、水牛角浓缩粉、沉香粉等。

烊化

一些胶类中药要烊化：如阿胶、鹿角胶、鳖甲胶、龟鹿二仙胶等。

兑服

有些液体药物，如黄酒、生姜汁、竹沥水、竹沥膏、蜂蜜等，与煎好的药汁混合后即可服用。过去有汤药与中成药混合服用的，服用时把中成药用水化开，兑入汤药中服用。

煎汤代水

先将处方中的一种中药加水煎煮，用其煎出液代替水煎煮其他药物。如银翘散，先用鲜芦根取汁，再用其汁煮散服用。

另外，古籍中还记载有"磨汁"，就是把药置研钵中，加水研磨成汁供服用。这种方法现在基本不再使用。

24. 哪些中药饮片需要临时捣碎？哪些可以预先捣碎？

答： 临时捣碎的中药饮片有法半夏、砂仁、肉豆蔻、沉香、红豆蔻、豆蔻、草豆蔻、草果、荔枝核、薏仁、胡椒、肉桂、郁李仁、橘核、瓜蒌子、亚麻子、苍耳子、石莲子、使君子、榧子、芥子、紫苏子、莱菔子、牛蒡子、芸薹子、诃子、马蔺子、苘麻子、冬瓜子、补骨脂、刀豆、大风子、胡芦巴、紫河车、益智、黑芝麻、公丁香、母丁香、白果、酸枣仁、苦杏仁、核桃仁、桃仁、枳椇子、两头尖、猪牙皂、大皂角、辛夷、儿茶、没食子、川贝母、阿胶、龟甲胶、鹿角胶、鳖甲胶、木鳖子、皂角子。

可预先捣碎的中药饮片：三七、土贝母、延胡索、山慈菇、娑罗子、川楝子、决明子、赤小豆、白扁豆、牵牛子、雄黑豆、鹅眼枳实、木腰子、金果榄、光慈菇、龟甲、鳖甲、鱼脑石、海螵蛸、穿山甲、蛤壳、生蛤壳、生瓦楞子、生紫贝齿、生石决明、生牡蛎、生龙骨、珍珠母、生磁石、生赭石、生海浮石、阳起石、白矾、秋石、禹余粮、白海巴、生龙齿、金礞石、青礞石、生石膏、生寒水石、滑石块、胆矾、生紫石英、生白石英、炉甘石、钟乳石、煅自然铜、煅赤石脂、五倍子、茯苓块、雷丸、预知子、甜瓜子、石燕、石蟹。

25. 煎药器具如何选择?

答：传统煎药以砂锅为好，因为砂锅的材质稳定不会与药物成分发生化学反应，其传热均匀缓和。此外，也可选用搪瓷锅、不锈钢锅和玻璃煎器。但是不能使用铁锅。主要是因为铁锅的化学性质不稳定，易与中药饮片中所含的某些成分发生化学反应。

26. 煎药的基本操作程序和方法有哪些?

（1）按照中药剂数、所煎药物重量、药物质地、煎煮时间及煎药量计算加水量，浸泡药物30分钟。

（2）一般宜先武火（大火）后文火（小火），沸前用大火，沸后用小火保持微沸状态。煎药时间取决于不同药物的性质和质地，通常解表药及其他芳香性药物，用武火迅速煮沸，改用文火维持10～15分钟，避免久煮而致香气挥散，药性损失；

滋补药则在煮沸之后，用文火维持 30 ～ 40 分钟，使有效成分充分溶出。

（3）注意需要先煎、后下等特殊操作的饮片，保留传统煎药特点，满足不同处方需求。

（4）每剂中药宜煎煮两次（或三次），充分煎出药物的有效成分，提高疗效；饮片应当充分煎透，做到无糊状块、无白心、无硬心。

（5）煎药时应当防止药液溢出、煎干或煮焦。煎干或煮焦者禁止药用。

（6）内服药与外用药应当使用不同的标识区分。

（7）煎煮好的药液应当装入经过清洗和消毒并符合盛放要求的容器内，防止污染。

（8）使用煎药机煎煮中药，煎药机的煎药功能应当符合煎药规范的相关要求。应当在常压状态下煎煮药物，煎药温度一般不超过 100℃。煎出的药液量应当与方剂的剂量相符，分装剂量应当均匀。

（9）包装药液的材料应当符合药品包装材料国家标准。

煎药用水一般使用符合国家卫生标准的饮用水（如自来水），也可用井水、泉水等。

古代的煎药用水比较讲究。根据古籍记载，煎药水有以下几种，供参考：

（1）长流水：出自《灵枢》。古人认为，水性长流，能决渎壅塞，通经络，气入阴。

（2）井花水：出自《金匮要略》。为早晨打出的第一桶井水。井水经一夜静沉，具有清静阴气，可用于治疗风热之邪。

（3）地浆水：出自《金匮要略》。"掘地深三尺，取其土三升，以水五升煮数沸，澄清汁……"饮用。古代用于治疗食物中毒。

还有甘澜水、潦水、麻沸汤、浆水等。

煎药时加水多少根据饮片质地、吸水性能、煎煮时间长短、煎煮过程中蒸发量及煎煮后所需药液量计算。应以水浸过药材面2～3cm为宜，或用手轻轻摁住药材，水面刚好漫过手背。通常一些花草类的药物吸水量较大，在浸泡半小时后水位下降，可以另加凉水至标准水位，再开始煎煮。

饮片煎煮前需要浸泡多长时间？

饮片煎煮前先用凉水浸泡约半小时，可以使水溶性成分析出在汤水中，同时也能增加汤药的浓度。冬天可以用20～30℃的温水浸泡，以便于饮片中成分的煎出，但不能用开水浸泡，以免某些植物细胞中的蛋白质受热凝固或是部分高分子物质形成胶体，不利于有效成分煎出。注意在夏天浸泡时间不宜过长，以免引起酸败。

27. 煎煮汤剂都可以浓缩吗？

答：很多人认为中药汤剂浓度越高治疗效果越好，这种认识有片面性。有些中药可以浓缩，有些中药不宜浓缩，如解表药因含有挥发性成分，如加热时间长，成分挥发，会导致疗效降低；有的中药所含成分不耐热在煎煮过程中会分解破坏也不宜长时间加热浓缩。患者所服中药是否可以浓缩建议咨询中医师或中药师。

28. 内服中药的服用方法有哪些？

答：在日常生活中，经常能看到中成药的药品说明书上有

"冲服""调服""送服"等方法。冲服就是将药物用热开水或温开水溶化或呈混悬状后服用。人们在服用颗粒剂、糖浆剂、膏滋时常需冲服，人们在服用汤剂时一些贵重中药如三七粉、珍珠粉等也需冲服。

调服指将药物用温开水调成糊状后服用，不能吞咽的病人或小儿在服用散剂、丸剂、片剂时常采用此种方法。

含化即将药物含于口中缓缓溶解再慢慢咽下。草珊瑚含片、金嗓子喉宝、六神丸等治疗急慢性咽炎、扁桃体炎的中成药需含化。

送服习称吞服，为常用的内服方法。大部分内服中成药需要用温开水送服。大部分内服中成药如丸剂、胶囊剂、片剂等采用此法服用。其中丸剂又分为蜜丸（大、小蜜丸，水蜜丸）、滴丸、水丸、浓缩丸等。小颗粒的丸剂服用时，只需温开水送服，大蜜丸因丸大不能整丸吞下，应嚼碎后或用手掰小后再用温开水送服。

29. 外用中药的使用方法有哪些？

答：外用中药的用法有很多种，根据医师的要求或药品说明书使用。

（1）贴法（贴患处）：如伤湿止痛膏、通络祛痛膏等直接贴患处；狗皮膏加热软化后贴患处。

（2）调敷法：将中药散剂用适合的液体辅料（酒、醋、香油等）调成糊状敷于患处。如"七厘散"外用白酒调成糊状敷患处。过去夏日常用清茶和蜜调"如意金黄散"外用敷于患处；如欲化脓者用药以葱汁和蜜调敷；丹毒、漆疮等用大青叶泡水调敷，加蜜亦可；火伤用麻油（香油）调敷。

（3）撒布法：如"生肌散"外用取药少许，撒布患处。

（4）吹布法：如"西瓜霜"每用少许吹入咽喉。

（5）涂法：外用油膏多用此法。

（6）搐鼻法：如"立止头痛散"外用搐鼻少许。

（7）熏洗法：如外科洗药、"足浴液"等。

中药外用方法还有点眼、滴鼻等。

30. 服用中药什么时间比较合适?

答:《千金要方·序例》记载:"病在胸膈以上者，先食后服药；病在胸膈以下者，先服药后食；病在四肢血脉者，宜空服而在旦；病在骨髓者，宜饱满而在夜。"服药时间应根据患者的病情、病位及药物的特点不同而有区别。急性病不拘时即服，慢性病应定时服。

（1）饭前服：一般在饭前 30～60 分钟服药。补益药饭前服有利于药物充分吸收；病位在下，应在饭前服药，以使药性容易下达，如肝肾虚损或腰以下的疾病。治疗肠道疾病，也宜在饭前服药，因为在胃空状态下，药液能直接与消化道黏膜接触，较快地通过胃入肠，从而较多地被吸收而发挥作用，不致受胃内食物稀释而影响药效。

（2）饭后服：一般在饭后 15～30 分钟服药。多数慢性病均采用此服法，病位在上，应在饭后服药。如治疗心肺胸膈、胃脘以上的病症，在饭后服用，可使药性上行。对胃肠有刺激作用的药，在饭后服用可减少对胃肠黏膜的损害。毒性较大的药，也宜在饭后服用，避免因吸收太快而发生副作用。

（3）餐间服：即在两餐之间服药，避免食物对药物的影响，治疗脾胃病的药宜餐间服。

（4）空腹服：滋补药宜早晨空腹服用，以利于充分吸收。凡是需要借助人体阳气驱邪的疾病均应空腹服药，用于驱虫或治疗四肢血脉病的药物也宜空腹服，这样可使药物迅速入肠，并保持较高浓度而迅速发挥药效。具有泻下作用的汤药也亦如此，以增强药效。

（5）睡前服：一般在睡前15～30分钟服用。中医认为"阴气旺于夜"，故安神药、滋阴药应在睡前服，以借人体之阴气而助药力。

补心脾、安心神、镇静安眠的药物，以及有积滞、胸膈病等，服药后宜仰卧；有头、口、耳病等，服药后宜去枕而卧；有左右两肋病症时，服药后应按药性的升降作用选择睡姿，如药性升发，应择健侧卧，如药性沉降，应择患侧卧。

（6）隔夜服：主要是指驱虫药，睡前服1次，第二天早晨空腹再服用1次，以便将虫杀死排出体外。

注意急性重病应不拘时间尽快服药或频服（每隔1～2小时服一次），慢性病则要按时服药。

服中药的时间要根据病情和药物性质来定。以尽量发挥药物的预防、治疗作用，减少不良反应为原则。

31. 服用中药时的"病证禁忌"有哪些？

答：病证禁忌是指一些病证不可使用某些中药。如虚寒病证不宜用寒凉药。实热病证不宜用温热药、温补药、收敛固涩药。虚热病证不宜用发散药、攻下药。此外，如生石膏性寒凉，阴虚内热、脾胃虚寒者忌用；麻黄发汗力较强，自汗、盗汗者忌服；牡丹皮活血作用明显，血虚有寒及月经过多者不宜用；地黄性寒，脾虚湿滞、腹满便溏者不宜用；黄连苦寒，凡胃寒呕吐、脾虚泄泻之证忌用。

32. 服用中药时的"饮食禁忌"有什么？

答：（1）服中药时不要喝浓茶，因为茶叶里含有鞣酸等成分，与中药同服时会影响人体对中药中一些有效成分的吸收，降低疗效。

（2）服用西洋参、人参、鹿茸、阿胶等滋补类中药时，不宜吃萝卜，有消食、破气等功能，会降低补益功能。

（3）服中药汤剂及中成药时，忌生冷、辛辣、油腻食物。因为生冷类刺激胃肠，油腻食物不易消化和吸收，而且油腻食物与药物混合阻碍胃肠对中药有效成分的吸收，降低疗效。患有疮疖、皮肤病者忌食鱼、虾、蟹及羊肉等食物。水肿患者忌食食盐。患有消化道疾病，如肝炎、慢性胃肠炎的病人，不宜吃大蒜、辣椒等辛辣、油腻食物。

33. 中药"药引"有哪些？

答：（1）中药类药引：这类药引又可分为引药归经类，如太阳病用防风、羌活、藁本为引（既是其他药物的"向导"，又能发挥自己的药效）；调和诸药类，如甘草、生姜、大枣等（麻黄汤中炙甘草调和诸药）；此外，中药类药引还有灯心草、荷梗、荷叶、西瓜翠衣、芦根、薄荷、荆芥、紫苏叶等。

（2）食物、饮品及调料类药引：有粳米、米汤、蛋黄、蛋清、蜂蜜、西瓜汁、葱白、藕汁、酒、醋、食盐、饴糖、冰糖、茶叶等。如白虎汤用粳米益胃养阴；凉膈散用白蜜既可缓和硝黄峻下之力，又能存胃津、润燥结，收"以下代清"之妙；仙方活命饮加酒煎服，取酒性善走，既可散瘀，又能协诸药以达病所；失笑散用醋调服，引药入肝经等。

34. 儿童患者服用汤剂时可以加糖吗？

答： 加糖一定要慎重，糖类具有润肺和中、补脾功能，可用来治疗肺燥咳嗽、胃痛、腹痛，因此中医也把糖类作为一味中药，若是肥胖、痰湿体质或糖尿病的儿童，需要控制糖的食用量。

由于汤药味道苦涩，儿童患者可以在药液中适当少加点糖矫味以利于服用。

现在有一些儿科中医师在给儿童患者开中药处方时开点"甜叶菊"，甜叶菊也是儿童用药中常见的矫味剂。

儿童患者用药自行加糖还是加其他甜味剂，需要咨询中医师或中药师。

35. 什么是"中药配方颗粒"？

答： 中药配方颗粒是由单味中药饮片经提取浓缩制成的，供中医临床配方用的颗粒。国内以前称单味中药浓缩颗粒剂，商品名及民间称呼还有免煎中药饮片、新饮片、精制饮片、饮料型饮片、科学中药等。它是以传统中药饮片为原料，经过提取、分离、浓缩、干燥、制粒、包装等生产工艺，加工制成的一种统一规格、统一质量标准的新型配方用药。基本保证了原中药饮片的特征，能够满足医师进行辨证论治，随证加减，同时又具有不需要煎煮、直接冲服、服用量少、作用迅速、成分完全、疗效确切、安全卫生、携带保存方便、易于调制和适合工业化生产等优点。

与传统汤剂相比不足的方面是缺少了群药"共煎"的环节。

36. 什么是"中药微粉化"？

答：中药微粉化是指在遵循中医药理论的前提下，采用现代微粉技术，将中药材微粉化。有研究结果表明，中药微粉化后药物粒子细微均匀，比表面积增加，药物能更好地分散、溶解在胃肠液里，与胃肠黏膜的接触面积增大，易被胃肠道吸收，能够增加中药的溶出率和生物利用度，减少中药的用量。

37. 什么是"药嘱"？

答：药嘱是药师对患者临床用药的指示，俗称"发药交代"。一人一方一指导，个体化用药指导是患者实现安全用药、正确用药的重要一环，用简洁的语言文字将患者所配药品的用法、用量、禁忌及注意事项等内容做明确交代，确保患者用药安全有效。

38. 中药饮片处方点评的依据是什么？

答：中药饮片处方点评的依据是《中华人民共和国药典》《处方管理办法》《中药处方格式及书写规范》《医院处方点评管理规范（试行）》。

各 论

39. 中药处方"四查十对"的内容是什么?

答: 查处方,对科别,对姓名,对年龄;查药品,对药名,对剂型,对规格,对数量;查配伍禁忌,对药品性状,对用法用量;查用药合理性,对临床诊断。

40. 中药处方中常用的"并开药"有哪些? 处方如何应付?

答: "并开药"是历代中医临床配伍用药经验,是中药"药对"临床应用的总结,是中医临床用药的一个特色。但是由于其不符合现代药事管理的要求,属于"非正规处方名"。不少老中医对此有多年的用药习惯,为了使中医及中药调剂人员了解,现将"并开药"及北京地区 2011 年以前的并开药处方应付方法介绍如下:

处方中常用并开药与处方应付简表

并开药名称	处方应付
于（於）白术	于（於）术、麸炒白术
茯苓神	茯苓、茯神
苏藿梗	紫苏梗、广藿香梗
全紫苏	紫苏叶、紫苏梗、炒紫苏子
苏子叶	炒紫苏子、紫苏叶
苏子梗	炒紫苏子、紫苏梗
苏梗叶	紫苏梗、紫苏叶
橘红络	橘红、橘络
青陈皮	醋炙青皮、陈皮
生熟薏米	生薏苡仁、麸炒薏苡仁
生熟大黄	生大黄、熟大黄
生熟枣仁	生酸枣仁、炒酸枣仁
杏苡仁	炒苦杏仁、麸炒薏苡仁
砂蔻皮	砂仁壳、豆蔻壳
砂蔻仁	砂仁、蔻仁
乳没药	炙乳香、炙没药
猪茯苓	猪苓、茯苓
赤猪苓	赤茯苓、猪苓
藿佩兰	广藿香、佩兰
砂蔻仁	砂仁、豆蔻仁
桃杏仁	桃仁、苦杏仁
知柏	知母、黄柏
盐知柏或炒知柏	盐炙知母、盐炙黄柏
酒知柏	酒炙知母、酒炙黄柏
二地丁	蒲公英、苦地丁
二决明	炒决明子、石决明

续表

并开药名称	处方应付
南北沙参	南沙参、北沙参
全荆芥	荆芥、荆芥穗
桑枝叶	桑枝、桑叶
棱术	醋炙三棱、醋炙莪术
芦茅根	芦根、白茅根
荷叶梗	荷叶、荷梗
生炒蒲黄	生蒲黄、蒲黄炭
生熟谷芽	生谷芽、炒谷芽
生熟稻芽	生稻芽、炒稻芽
炒稻麦	炒稻芽、炒麦芽
焦稻麦	焦稻芽、焦麦芽
炒曲麦	炒神曲、炒麦芽
焦曲麦	焦神曲、焦麦芽
焦楂麦	焦山楂、焦麦芽
生熟麦芽	生麦芽、炒麦芽
全藿香	广藿香、广藿香梗、广藿香叶
红白豆蔻	红豆蔻、白豆蔻
腹皮子	大腹皮、槟榔
冬瓜皮子	冬瓜皮、麸炒冬瓜子
忍冬花藤	金银花、金银藤
金银花藤	金银花、金银藤
二花藤	金银花、金银藤
川怀膝	川牛膝、牛膝
二蒺藜或潼白蒺藜	盐炙蒺藜、沙苑子
生龙牡	生龙骨、生牡蛎
煅龙牡	煅龙骨、煅牡蛎

续表

并开药名称	处方应付
龙齿骨	煅龙骨、煅龙齿
炒三仙	麸炒神曲、麸炒山楂、麸炒麦芽
焦三仙	焦神曲、焦山楂、焦麦芽
枳壳实	麸炒枳壳、麸炒枳实
荆防	荆芥、防风
"苍白术"或"二术"	麸炒苍术、麸炒白术
"赤白苓"或"二苓"	赤茯苓、茯苓
"川草乌"或"二乌"	制川乌、制草乌
"羌独活"或"二活"	羌活、独活
"谷麦芽"或"二芽"	炒谷芽、炒麦芽
"天麦冬"或"二冬"	天冬、麦冬
"柴前胡"或"二胡"	柴胡、前胡
"知贝母"或"二母"	知母、浙贝母
"防风己"或"二防"	防风、防己
"生熟地"或"二地"	生地黄、熟地黄
"赤白芍"或"二芍"	赤芍、白芍
"杭赤芍"或"赤杭芍"	杭白芍、赤芍
"二枫藤"或"青海枫藤"	青风藤、海风藤
焦四仙	焦神曲、焦山楂、焦麦芽、焦槟榔

"并开药"的调剂方法：

"并开药"的剂量调剂时按"等量均分"分别调剂，如处方中写"二地 12g"，调剂时"生地黄""熟地黄"各按 6g 应付；如处方中写"羌独活各 10g"，调剂时"羌活""独活"各按 10g 应付。

41. 常用的鲜药有哪些？如何调剂？

答： 北京地区常用的鲜药有生姜、鲜薄荷、鲜芦根、鲜地黄、鲜白茅根、鲜石斛、鲜藿香、鲜佩兰等。

以前使用过的鲜药还有鲜荷叶、鲜菖蒲、鲜枇杷叶等。

过去北京老药店中鲜药使用最多的是鹤年堂药店经营的鲜药，除上述品种外还有鲜藕、鲜佛手、鲜苦竹叶、鲜香橼等。

调剂时处方药味注明用鲜药时，处方应付鲜品，分剂单包，不得与其他群药混包，并向患者交代清楚冷藏储存，以防霉变腐烂。

42. 处方中超量使用中药饮片的原因是什么？调剂时如何处理？

答： 处方中出现超剂量使用中药饮片有多方面原因：

（1）中医不同流派用药有自己的特点，如扶阳派，俗称火神派，是指以郑钦安为开山宗师，理论上推崇阳气，临床上强调温扶阳气，以擅用附子、姜、桂辛热药物著称的一个医学流派。在诸多热药之中，扶阳派尤以善用附子著称。对于附子剂量，历来争议颇多，有畏其毒性，主张应用 3 ～ 15g；有坚持附子非大剂而不能回阳救逆、散寒止痛，主张应用至少 30g 以上，甚至多则上百克。在扶阳派医家看来一般 15g 以下称为小剂量，30g 以上为大剂量，之间为中等剂量。附子剂量的大小不同，其功效主治有别，扶阳医家运用附子的量效特点是小剂量补火助阳，中剂量散寒止痛，大剂量回阳救逆。

又如石膏被誉为"降火之神剂，泻热之圣药"，历代医家对生石膏内服时的应用剂量常有争论和分歧。有的医家认为石膏辛甘大寒而伤脾胃用量宜轻，亦有人认为石膏为辛甘微寒之品不伤胃气，用量宜大。生石膏发挥解肌透表功效时主要配伍麻黄、薄荷、荆芥、防风等药物，用量较小，常用剂量范围为3～18g；生石膏发挥清肺平喘功效时主要配伍麻黄、杏仁、法半夏等药物，以中剂量和大剂量为主，剂量范围为4.5～30g；生石膏发挥透疹化斑功效时主要配伍生地、升麻、玄参、蝉蜕等药物，以中剂量和大剂量为主，剂量范围为6～45g；生石膏发挥解毒逐疫功效时主要配伍知母、大青叶、水牛角、生地等药物，应用剂量较大，最低不少于30g，最大用量达到250g；生石膏发挥生津止渴功效时主要配伍天花粉、石斛、麦冬等药物用量以小剂量为主，也有少量中剂量和大剂量，但最大用量不超过30g。京城名医施今墨认为，生石膏，味甘、辛，性大寒，入胃经，善清肺胃之热，又偏走气分，以清气分实热。另外，施老认为，邪实其正气必虚，毋使邪退而正气随之俱去，致犯贼去城空之诫。故在使用大量石膏、知母时，会仿人参白虎汤之意，配伍西洋参，除养阴生津外，还能增强药力，治病且兼顾本元。石膏经历代医家应用证实，其清热功效显著，广泛用于外感热病及内伤杂病。用之得当能救危重之候，用之不当有寒中亡阳之变。因此，临床使用辨证必须准确。施老曾言："治疑难杂症，必须集中优势兵力，一鼓作气，始能奏效，因循应付，非医德也。"足够的剂量及对症的药物正是施老应对疑难大症治疗优势的体现。

（2）根据临床医师和中医专家们反映，很多病症按有关标准规定的剂量使用治疗效果不佳，皆因患者受所患疾病不同、病情的轻重不同及患者年龄、性别等个体差异等因素影响，导致用药剂量会有所不同，出现一些中药超量使用的情况。

按照有关规定调剂人员不得擅自修改处方，若遇到超出规定剂量的处方应及时与该医师联系，在该医师进行更改并重新签字后方可调配；如因患者治疗需要必须超量使用时，医师应在该药味剂量旁签字才能进行调配。

43. 什么是"陈药"？中药的"六陈"指哪些中药？

答：陈药，即存放时间陈久的中药，陈药的应用也是中药的一个特色，其应用有上千年的历史。陶弘景提出，陈皮、半夏宜陈久用之，如著名的方剂"二陈汤"，即使用陈橘皮、陈半夏。很多本草典籍中收载的陈醋，陶弘景曰"愈久愈良"，苏颂曰"醋二三年者入药"。《本草纲目》记载有古宣州将陈木瓜进贡御药房，"取具陈久无木气"。北京的老药店如同仁堂、鹤年堂，在中华人民共和国成立前生产加工的"紫金锭"（由山慈菇、红大戟、五倍子、千金子霜、朱砂、雄黄、麝香七味药组成）制成后要存放 5 年才能出售。

关于陈药的品种，《药性赋》中记载六陈歌："枳壳陈皮半夏齐，麻黄狼毒及茱萸，六般之药宜陈久，入药方知奏效齐。"所谓"六陈"，指枳壳、陈皮、半夏、麻黄、狼毒及吴茱萸。

陈药是古代医家在医疗实践中逐步总结出来的。一些中药的"陈化"也是一种特殊的加工方法。陈药在存放过程中，有些成分挥发或降解，有些成分会与空气中的氧发生氧化还原反应，生成新的化合物。以"六陈"为例，枳壳含有挥发油成分，有燥性，炮制时麸炒是为了减少部分挥发油，减少燥性。而储存时间长的"陈枳壳"含有的挥发油成分也会挥发一部分，达到缓和燥性的效果；吴茱萸含有挥发性成分等，现代应用多不用生品，而用经甘草水炮制的炮制品，在炮制过程中，其挥发性成分含量降低，而吴茱萸通过"陈化"作用也可以降低其挥发性成分含量；同理，陈皮经过长时间放置，同样可以起到降低"燥性"的效果，"广陈皮"就名扬海内外。另外，半夏和狼毒均为有毒中药，古人用其"陈药"是否与减少其毒性有关，值得研究。

此外，陈药还有"陈仓米""陈香橼"等中药。

鉴于"陈药"是中药应用的一个特点，应注意这方面的研究，特别注意临床方面的研究；加强对中药有效期的研究，针对"陈药"究竟应"陈化"多长时间比较适宜，制定出科学合理的有效期。

44. 含马兜铃酸的中药饮片有哪些？临床应用时应注意什么？

答：含马兜铃酸成分的中药饮片主要有：

（1）马兜铃：《中国药典》2020 年版未收载，来源为马兜铃科植物北马兜铃 *Aristolochia contorta* Bge. 或马兜铃 *Aristolochia debilis* Sieb.et Zucc. 的干燥成熟果实。味苦，性微寒。归肺、大肠经。功能清肺降气，止咳平喘，清肠消痔。用于肺热喘咳，痰中带血，肠热痔血，痔疮肿痛。用量 3 ~ 9g。

北京地区习用"蜜炙马兜铃"，按《北京市中药饮片调剂规程》（2011 年版）规定，处方写"马兜铃""炙马兜铃""炙兜铃""蜜兜铃"调剂应付蜜炙马兜铃。

（2）天仙藤：《中国药典》2020 年版未收载，来源为马兜铃科植物马兜铃 *Aristolochia debilis* Sieb. et Zucc. 或北马兜铃 *Aristolochia contorta* Bge. 的干燥地上部分。味苦，性温。归肝、脾、肾经。功能行气活血，通络止痛。用于脘腹刺痛，风湿痹痛。用量 3～6g。

（3）细辛:《中国药典》收载品种，来源为马兜铃科植物北细辛 *Asarum heterotropoides* Fr. Schmidt var. *mandshuricum*（Maxim.）Kitag.、汉城细辛 *Asarum sieboldii* Miq. var. *seoulense* Nakai 或华细辛 *Asarum sieboldii* Miq. 的根及根茎。细辛以前用药部位为带根全草，后改为"根及根茎"，原因是地上部分马兜铃酸含量高于根及根茎。味辛，性温。归心、肺、肾经。功能解表散寒，祛风止痛，通窍，温肺化饮。用于风寒感冒，头痛，牙痛，鼻塞流涕，鼻鼽，鼻渊，风湿痹痛，痰饮喘咳。用量 1～3g。散剂每次服 0.5～1g。外用适量。注意不宜与藜芦同用。

（4）青木香：2005 年以后取消《中国药典》标准。来源为马兜铃科植物马兜铃 *Aristolochia debilis* Sieb. et Zucc. 的干燥根。功能平肝止痛，解毒消肿。北京地区过去不用此种。

（5）广防己：2005 年以后取消《中国药典》标准。来源为马兜铃科植物广防己 *Aristolochia fangchi* Y. C. Wu ex L. D. Chou et S. M. Hwang 的干燥根。功能祛风止痛，清热利水。北京地区不习用。

（6）寻骨风:《北京市中药饮片炮制规范》（2008 年版）收载，来源为马兜铃科植物绵毛马兜铃 *Aristolochia mollissima* Hancc. 的干燥全草。味辛、苦，性平。功能祛风活络，止痛。用于风湿痹痛。用量 9～15g。

（7）关木通：已经禁用。来源为马兜铃科植物东北马兜铃 *Aristolochia manshuriensis* Kom. 的干燥藤茎。

临床使用注意：马兜铃、天仙藤、寻骨风含马兜铃酸，可引起肾脏损害等不良反应，儿童及老年人慎用，孕妇、婴幼儿及肾功能不全者禁用。

45. 洋金花及含莨菪碱类成分植物中毒如何解救？

答：洋金花为毒性中药，来源为茄科植物白花曼陀罗 *Datura metel* L. 的干燥花。其主要含东莨菪碱（$C_{17}H_{21}NO_4$）等成分。茄科植物中除洋金花外，在一些地区作为药用的还有"曼陀罗（北京过去曾作为"洋金花"药用）""毛曼陀罗"；而"木本曼陀罗"常作为观赏植物栽培，这些植物含有与"洋金花"类似的成分，误食也会发生中毒。北京就曾经发生过误食"曼陀罗叶"中毒的实例。

中毒症状：颜面及皮肤潮红、躁动不安、脉率增快、步态不稳、头晕、幻觉幻听、口干渴、口发麻、呕吐、言语不清、瞳孔散大、光反射消失，甚至高烧、昏迷、大小便失禁、阵发性抽搐等。

救治方法：洗胃、导泻、输液；解毒剂可用毛果芸香碱或新斯的明；中药治疗可用防风 6g，桂枝 6g，生甘草 12g，水煎服；甘草绿豆汤或浓茶汁煮豆腐服下亦可；还可以配合用冷敷法或冷浴法救治。

洋金花中药房（店）按毒性中药管理。

46. 乌头类（附子、川乌、草乌等）中药中毒如何解救？

答：乌头类包括附子、川乌、草乌、关白附等，这类中药具有毒性，主要含有乌头碱类成分，因炮制不当、用量过大或因患者个体差异等因素患者服用后会发生不良反应甚至中毒。

中毒症状：一般在过量服用后 10 ～ 15 分钟出现症状。患者先感觉口舌有辛辣麻木感，继而肢端及全身麻木、有蚁走感，伴头晕、视力模糊、恶心、呕吐、流涎、腹痛、腹泻、瞳孔缩小、心动过缓、心律不齐等，严重者出现昏迷、肌肉强直、抽搐、呼吸与循环衰竭，危及生命。

救治方法：立即催吐，用 1/5000 高锰酸钾液洗胃，硫酸钠导泻；输液促进排泄；阻断迷走神经兴奋作用，用阿托品 12mg 皮下或肌肉注射，每日 4～6 次，必要时静脉注射，有心律失常者加利多卡因；轻度中毒的患者可以中药治疗：生姜 15g，金银花 15g，甘草 15g，或绿豆 20g，甘草 60g，水煎服。

生川乌、生草乌、生附子中药房（店）按毒性中药管理。

47. 半夏中毒如何解救？

答： 半夏为毒性中药，来源为天南星科植物半夏 *Pinellia ternata*（Thunb.）Breit. 的干燥块茎。生半夏有大毒，生食 0.1～1.8g 即可引起中毒。临床多用半夏炮制品"法半夏""姜半夏""清半夏"。

中毒症状：中毒多在服药 30 分钟至 2 小时出现。主要是对口腔、喉头、消化道黏膜的强烈刺激症状：生半夏口服少量可使口舌麻木，多量则烧痛肿胀，不能发音，流涎、呕吐，全身麻木，呼吸迟缓而不整、痉挛，呼吸困难，最后麻痹而死亡。据报道，有因服用生半夏多量而永久失音者。外用生半夏可致过敏性坏死性皮炎。

救治方法：①洗胃，饮服蛋清，面糊，或少量稀醋以阻止吸收。②中药治疗：用白矾末 10g，生姜汁 5mL，调匀，一次服下，或生姜、绿豆各 30g，防风 60g，甘草 15g，水煎 300mL，先含漱一半，后内服一半。③对症治疗：痉挛者可给解痉剂，同时针刺人中、合谷、涌泉穴，有呼吸麻痹者，应予吸氧，给予中枢兴奋药。④皮肤沾染可用甘草水泡洗或用稀醋清洗。

预防中毒方法：①生半夏须煎煮半小时后方可内服；②控制用量，以煎服为宜；③注意对血证燥咳、津伤等证，当忌用或慎用。

生半夏中药房（店）按毒性中药管理。

48. 天南星中毒如何解救？

答：天南星为毒性中药，来源为天南星科植物天南星 *Arisaema erubescens*（Wall.）Schott、异叶天南星 *Arisaema heterophyllum* Bl. 或东北天南星 *Arisaema amurense* Maxim. 的干燥块茎。本品鲜品毒性强烈，误食常致中毒反应，曾报道1例四岁儿童中毒，导致神经智力发育障碍。

中毒症状：对皮肤有强烈的刺激作用，初为瘙痒，而后麻木，误食后口腔咽喉发痒、灼辣、麻木、舌疼痛肿大，言语不清。味觉丧失，张口困难，大量流涎，口腔黏膜糜烂以致坏死脱落。全身反应有头昏、心慌、四肢发麻，呼吸开始缓慢不均而后麻痹。严重者昏迷、窒息或惊厥，甚至因呼吸衰竭而死亡。

救治方法：急用生姜汁含漱，并内服5mL，或用食醋30～50mL加生姜汁含嗽，并内服5mL，或生姜30g，防风60g，甘草15g，清水煎煮，先含嗽后内服，可连服数日，至痊愈为止。

对症治疗：口腔糜烂者注意保护口腔黏膜；误食中毒者迅速洗胃、导泻。服稀醋、浓茶、蛋清等；可给予输液，补充维生素及 10% 葡萄糖酸钙。呼吸困难者可吸氧，静滴呼吸中枢兴奋剂，必要时行气管切开；天南星外用引起皮肤瘙痒者，可用稀白醋洗涤。

生天南星中药房（店）按毒性中药管理。

49. 白附子中毒如何解救？

答：白附子为毒性中药，别名"禹白附"，来源为天南星科植物独角莲 *Typhonium giganteum* Engl. 的干燥块茎。本品生用有毒。曾有报道称，用生白附子 7 枚（约 37g），加黄酒煎煮，一次服下可致人中毒死亡。

中毒主要症状：患者口舌发麻，四肢及全身紧束感，全身大汗，口渴舌干，心慌，躁动不安，后出现谵语、呕吐、腹泻、颜面青紫，终至呼吸、循环衰竭而死亡。尸检发现，口腔及鼻腔周围呈大量黑色瘀血，前胸及后背有大片水疱，内脏（肝、脾、肾、胃肠等）均充血，肺充血水肿。

救治方法：①立即以高锰酸钾溶液或 2% 鞣酸溶液洗胃、催吐；②生姜汁和白米醋口腔含嗽及内服。其他方法可以参照半夏的救治方法治疗。

预防：生品一般外用敷贴，内服不得过量。孕妇忌服。

50. 马钱子中毒如何解救？

答：马钱子为毒性中药，别名"番木鳖"，来源为马钱科植物马钱 *Strychnos nux-vomica* L 的干燥成熟种子。主要含士的宁（$C_{21}H_{22}N_2O_2$）、马钱子碱（$C_{23}H_{26}N_2O_4$）等生物碱。

中毒症状：早期头痛、头晕、烦躁不安、呼吸增强、全身紧束感，继而出现抽搐、角弓反张、瞳孔散大、心动过速、血压上升，发作停止后极度疲乏，可反复发作。严重者可导致呼吸循环衰竭、昏迷，直至死亡。

救治方法：将病人置于安静的暗室中，避免各种刺激；用1%～2%鞣酸或0.05%高锰酸钾液洗胃；给予镇静、抗惊厥药，如静注阿米妥钠、安定，或用水合氯醛灌肠，必要时给乙醚或氯仿轻度麻醉。

中药治疗：可用甘草120g煎汤即服，每4小时1次；惊厥时，用蜈蚣3条，全蝎6g，研末一次冲服；或僵蚕4g，天麻12g，全蝎9g，甘草12g，水煎服。

生马钱子中药房（店）按毒性中药管理。

51. 商陆中毒如何解救？

答：商陆为有毒中药，来源为商陆科植物商陆 *Phytolacca acinosa* Roxb. 或垂序商陆 *Phytolacca americana* L. 的干燥根。主要含商陆皂苷甲等成分。民间常有人将其误认作"人参"或"西洋参"服用而引起中毒。

中毒症状：服用20分钟至3小时后发病，出现发热、心动过速、恶心呕吐、腹痛腹泻，甚至脓血便，继而语言不清、烦躁、站立不稳、肌肉抽搐、神志恍惚，甚至昏迷、瞳孔散大、对光反射消失、腱反射亢进。大剂量则引起严重中毒，出现血压下降、心动过缓、循环呼吸衰竭。孕妇可引起流产。

救治方法：洗胃，导泻，服活性炭；给予小剂量镇静剂，抗抽搐惊厥，用强心剂、呼吸兴奋剂治疗循环呼吸衰竭。心动过缓者用阿托品及异丙基肾上腺素。

52. 巴豆中毒如何解救？

答：巴豆为毒性中药，来源为大戟科植物巴豆 *Croton tiglium* L. 的干燥成熟果实。主要含巴豆苷（$C_{19}H_{13}N_5O_5$）、巴豆油等成分。

中毒症状：内服可引起恶心、呕吐，1～3小时即有多次腹泻，伴腹痛和里急后重等类似急性胃肠炎症状。严重者见口腔黏膜红肿、水疱、局部烧灼感、上腹剧痛、头痛、剧烈腹泻呈米泔样便，个别可见呕血、便血、蛋白尿，甚至急性肾功能衰竭、休克、抽搐、昏迷。外用可产生急性接触性皮炎，局部见红斑、烧灼感和瘙痒，甚至发生水肿、水疱、脓疱。

救治方法：温水洗胃，口服冷牛奶、蛋清或豆浆；给予抗休克、解痉、止呕等对症治疗；中药治疗可服黄连黄柏汤或甘草绿豆汤解毒。

巴豆中药房（店）按毒性中药管理。

53. 雄黄类中毒如何解救？

答：雄黄类中药包括雄黄（毒性中药）、雌黄（毒性中药）等含砷的中药。雌黄在临床使用中少见，但有些人常将其作为收藏品进行收藏。

雄黄、雌黄口服用量过大或持续服用可致中毒，雄黄火煅或入汤剂则更易中毒。外用浓度过高亦可中毒。

中毒症状：急性中毒首先出现口干咽燥、流涎、剧烈呕吐、头晕、头痛、烦躁不安、腹痛、腹泻，重则多部位出血、惊厥、意识消失、发绀、呼吸困难，呈休克状态，多死于出血、肝肾功能衰竭和呼吸中枢麻痹。

慢性中毒可出现皮疹、脱甲、麻木、疼痛，可有口腔炎、鼻炎、结膜炎、结肠炎的相应表现。严重者可有肌肉萎缩、剧烈疼痛及膈神经麻痹所致的呼吸暂停。

另有报道，雄黄还可诱发肿瘤，对胎儿也有影响。一妇女妊娠 3 个月，内服约 30mL 含有 1.3% 砷的制剂，4 天后生下一早产儿，婴儿 11 小时后死亡，尸检婴儿肝、肾、脑组织均有高浓度砷存在。亦有报道，口服雄黄 5g 引致中毒性肝炎，雄黄口服可引致砷角化病及砷黑变病等。

救治方法：可用 1:5000 高锰酸钾液或活性炭混悬液洗胃，口服氯氧化铁、肌注二巯基丙醇或二巯基丙磺酸钠，及对症治疗。

口服中毒者可饮米醋 2 碗，使其呕吐，吐尽后，再服 5~6 只鸡蛋的蛋清或豆浆 2 碗。轻度中毒者，可用防己 10g，甘草 10g，绿豆 100g，煎服。

预防：严格控制雄黄的炮制方法、用量及用法。供药用的雄黄必须经过水飞法处理，不宜火煅或煎煮，内服每日不宜超过 0.4g，外用涂抹面积不宜过大。内服、外用疗程均不宜过长。

雄黄中药房（店）按毒性中药管理。

54. 蟾酥及蟾蜍类中药中毒如何解救？

答：二者动物来源相同，药用部位不同，均为毒性中药。均来源于蟾蜍科动物中华大蟾蜍 *Bufo bufo gargarizans* Cantor 或黑眶蟾蜍 *Bufo melanostictus* Schneider。蟾酥为干燥分泌物（皮肤腺及耳后腺的干燥分泌物），含华蟾酥毒基（$C_{26}H_{34}O_6$）和脂蟾毒配基（$C_{24}H_{32}O_4$）等成分；蟾蜍为干燥体。有报道称，用蟾蜍作为"偏方"服用后导致死亡。

中毒症状：初见恶心、呕吐、流涎、腹胀、腹痛、腹泻、心悸、心率减慢，也可出现窦性心动过速、心律不齐、房室传导阻滞及头痛、头晕、口唇及四肢麻木，严重者见呼吸抑制、抽搐、昏迷、休克，还可发生剥脱性皮炎。

救治方法：洗胃、导泻、输液；心律失常者可用阿托品肌肉注射，应用激素或其他对症治疗。

蟾酥中药房（店）按毒性中药管理。

55. 含汞中药中毒的解救？

答：含汞的中药有水银、红粉、轻粉、白降丹、红升丹、朱砂、银珠，均为毒性中药。

中毒症状：急性中毒见恶心、呕吐、腹泻、口内有金属味、头痛、易激动、震颤、昏迷、少尿、血尿，甚至危及生命。

慢性中毒见头痛、头晕、失眠、多梦、心悸、易兴奋震颤、口腔炎症、蛋白尿、肢体感觉障碍等。

救治方法：洗胃，口服蛋清、牛奶或豆浆；驱汞治疗首选二巯基丙磺酸钠或二巯基丁二酸钠，其次可选青霉胺；补液、抗休克、保护肾功能。

水银、红粉、轻粉、白降丹、红升丹中药房（店）按毒性中药管理。

56. "山参""林下山参""园参"有何不同？

答："山参""林下山参""园参"来源相同，均为五加科植物人参 *Panax ginseng* C. A. Mey. 的干燥根及根茎。

三者属于同一来源中药材的不同商品规格。野生者称"山参"或"野山参"，资源稀少，价格昂贵；播种在山林野生状态下自然生长的称"林下山参",习称"籽海"（一般生长 20 年以上采挖）；栽培者习称"园参"。

57. 人参调剂时需要"去芦"吗？

答：现在不需要"去芦"。《中国药典》规定人参的药用部位为"根及根茎（即芦）"。过去处方调剂人参时"去芦"是因为人参芦有"催吐"之说法，故而"去芦"。经多年的临床研究证明，人参芦无"催吐"作用。

《北京市中药饮片调剂规程》（2011 年版）仍然保留了人参调剂时"去芦"的做法。目前医院中药房和中药店饮片调剂为人参片，炮制加工时人参的"芦头"已经去掉。

58. "别直参"处方如何应付？

答："别直参"为朝鲜参（高丽参）的别名，在加工时用特制的工具把蒸后的主根压制成整齐的长方柱形，由此得名"别直参"。朝鲜参的来源与人参相同为同一种植物，过去朝鲜参栽培时间长（8 年以上）、栽培方法和加工方法与国内的人参有所不同，其价格高于国内人参，国内习称"朝鲜红参（高丽红参）"。现在国内有的地方销售名"别直参"为国内种植和加工的产品。

59. "红参""糖参""掐皮参""白干参""大力参""生晒参""皮尾参"有何不同？

答："红参""糖参""掐皮参""白干参""大力参""生晒参""皮尾参"为栽培人参加工的不同商品规格。

（1）红参：人参主根经蒸制后干燥而成。分为"红参"和

"边条红参"，其中支根较短者为"红参"。"边条红参"质佳，过去具有"三长"特征，即"芦长""身（主根）长""腿（支根）长"者。

（2）糖参：人参针扎后用糖汁浸后的干燥品，体形较好者为"白人参"，体形较差者为"糖参"。

（3）掐皮参：人参针扎后主根用糖汁浸，支根用水煮，用竹刀掐皮成点状。

（4）白干参：人参主根刮去外皮，晒干者。

（5）大力参：人参主根沸水浸煮片刻，晒干者。

（6）生晒参：人参晒干用者。为防止须根掉落，将须根部用白线缠绕为"全须生晒参"质佳；去掉须根及部分支根为"生晒参"。

（7）皮尾参：人参支根晒干用者。

此外，人参须可加工成"红直须"，即将人参支根蒸煮后干燥；"白直须"，即人参支根搓去外皮晒干；"红弯须"，即人参须根蒸煮后干燥；"白弯须"，即人参须根晒干。

现在有的规格已经见不到商品。20 世纪 80 年代以后人参又出现一些新的商品规格，如"活性人参"等。

60. "华山参"的来源及功效主治是什么？

答： 华山参为根类中药，《中国药典》收载品种。来源为茄科植物漏斗泡囊 *Physochlaina infundibularis* Kuang 的干燥根。含东莨菪内酯（$C_{10}H_8O_4$）等成分。味甘、微苦，性温；有毒。归肺、心经。功能温肺祛痰，平喘止咳，安神镇惊。用于寒痰喘咳，心悸失眠。用量 0.1～0.2g。注意不宜多服，以免中毒；青光眼患者禁用；孕妇及前列腺重度肥大者慎用。

北京地区不习用。

61. "西洋参"的来源及功效主治是什么？"粉光洋参""原皮洋参"有何不同？

答：西洋参为贵重根及根茎类中药，《中国药典》收载品种。来源为五加科植物西洋参 *Panax quinquefolium* L. 的干燥根。味甘、微苦，性凉。归心、肺、肾经。功能补气养阴，清热生津。用于气虚阴亏，虚热烦倦，咳喘痰血，内热消渴，口燥咽干。用量 3 ～ 6g，另煎兑服。注意不宜与藜芦同用。

西洋参别名"洋参""花旗参"。原产于美国和加拿大。西洋参有进口西洋参和国产西洋参。"粉光洋参""原皮洋参"是进口西洋参的商品规格。进口栽培西洋参产地经湿润撞去表皮干燥后色白起粉，习称"粉光西洋参（粉皮西洋参）"；进口栽培西洋参在产地直接干燥者习称"原皮西洋参（原皮洋参）"。

此外，西洋参商品根据主根的长短又分为"长枝"和"短枝"，一般认为"短枝"的质佳。

关于西洋参的植物来源 20 世纪 60 年代以前多数文献认为，西洋参与人参是同一种植物，70 年代以后经研究认为与人参不是同一种植物。

62. "东洋参"的来源及功效主治是什么？

答：北京地区在抗战时期曾经营过"东洋参"又称"日本红参"，原植物与人参相同，其功能与国产红参基本相同。自 20 世纪 50 年代国内商品绝迹。

63. "三七粉"与"熟三七粉"的来源及功效主治是什么？"春七""冬七""剪口三七""筋条""三七须"是什么？"参三七""田七""山漆""旱三七"处方如何应付？

答："三七粉"即三七研粉使用。三七为贵重的根及根茎类中药，《中国药典》收载品种。来源为五加科植物三七 *Panax notoginseng*（Burk.）F. H. Chen 的干燥根及根茎。味甘、微苦，性温。归肝、胃经。功能散瘀止血，消肿定痛。用于咯血，吐血，衄血，便血，崩漏，外伤出血，胸腹刺痛，跌打肿痛。用量 3～9g；研粉吞服，一次 1～3g。外用适量。注意孕妇慎用。

"熟三七粉"来源于三七，根据国家食药监总局标准为"熟三七散"。制法：取三七，洗净，用蒸汽蒸 3 小时，干燥，粉碎成细粉，过筛，分装。功能补血和血。用于贫血，失血虚弱，月经不调，产后恶血不禁。

"春七""冬七""剪口三七"为三七的不同商品规格，在秋季开花前采收称为"春七"，质佳；在冬季结籽后采挖称为"冬七"，质稍逊。三七采挖后需经产地加工，剪下芦头（根茎）称"剪口三七"，主根称"三七"，支根称"筋条"，须根称"三七须（七须、绒根）"，临床使用为主根（"三七"）。

"参三七""田七""山漆""旱三七"为三七的处方别名。处方应付按《北京市中药饮片调剂规程》（2011 年版）规定，处方写"三七""参三七""田七""山漆""旱三七"调剂应付三七（生品），打碎。

北京多习用三七（生品），现在临床多用"三七粉"，服用时冲服。

64. "菊三七"的来源及功效主治是什么？ "菊三七"是"三七"吗？ 处方应付是什么？

答：菊三七别名"水三七"，为少用中药，《北京市中药炮制规范》（1986 年版）以"水三七"收载。来源为菊科植物菊三七 *Gyrura segetum*（Lour.）Merr. 的干燥根茎。味甘，性平。功效破血散瘀，止血消肿。用于金疮出血，疮疡肿痛，吐血，衄血，血痢，产后瘀血不下。用量 3 ~ 9g，研粉吞服，每次 1 ~ 3g，外用适量。

菊三七不是三七。来源不同，功效与三七不同。

《北京市中药调剂规程》（1983 年版）收载，处方写"水三七""菊三七"调剂应付水三七。

临床使用"菊三七"注意，近年来已经发生多起因内服"菊三七"致患者肝肾功能严重受损的病例。

65. "白首乌""何首乌"的来源及功效主治有何不同？ "何首乌"处方如何应付？

答：白首乌北京地区不习用，《北京市中药炮制规范》两版中均未收载。河北、河南、江苏等地的地方标准收载。来源为萝藦科植物白首乌（戟叶牛皮消）*Cynanchum bungei* Decne. 的干燥块根，功效与制何首乌相似。一些地区使用的白首乌来源复杂，为萝藦科牛皮消等多种植物，民间使用发现有副作用，有过敏疾病患者慎用。

何首乌为常用中药，《中国药典》收载品种。来源为蓼科植物何首乌 *Polygonum multijiorum* Thunb. 的干燥块根。味苦、甘、涩，性温。归肝、心、肾经。生何首乌解毒，消痈，截疟，润肠通便。用于疮痈，瘰疬，风疹瘙痒，久疟体虚，肠燥便秘。制何首乌补肝肾，益精血，乌须发，强筋骨，化浊降脂。用于血虚萎黄，眩晕耳鸣，须发早白，腰膝酸软，肢体麻木，崩漏带下，高脂血症。用量：生何首乌 3～6g，制何首乌 6～12g。

"白首乌""何首乌"为两种不同的根类中药，来源不同，临床应用的是何首乌。北京地区虽然有少量白首乌资源分布，但是未见使用。

按《北京市中药饮片调剂规程》（2011 年版）规定，处方写"何首乌""制何首乌""首乌""炙何首乌""首乌咀"，调剂应付制何首乌；处方写"生何首乌""生首乌"，调剂应付何首乌"生品"。

66. "远志"的来源及功效主治是什么？"朱远志""炙远志""焦远志"处方如何应付？

答：远志为常用中药，《中国药典》收载品种。来源为远志科植物远志 *Polygala tenui folia* Willd. 或卵叶远志 *Polygala sibirica* L. 的干燥根（实为根皮）。味苦、辛，性温。归心、肾、肺经。功能安神益智，交通心肾，祛痰，消肿。用于心肾不交引起的失眠多梦、健忘惊悸、神志恍惚，咳痰不爽，疮疡肿毒，乳房肿痛。用量 3～10g。

"朱远志""炙远志""焦远志"为远志的饮片炮制规格。

按《北京市中药饮片调剂规程》（2011 年版）规定，处方写"远志""远志肉""炙远志"，调剂应付甘草水炙远志；处方写"朱远志"，调剂应付朱砂拌远志。

临床处方写"蜜炙远志"按处方要求调剂应付；过去有"焦远志"，现在基本见不到了。

67. "白术"的来源及功效主治是什么？"白术""於术"有何不同？处方如何应付？

答： 白术为常用根茎类中药，《中国药典》收载品种。来源为菊科植物白术 *Atractylodes macrocephala* Koidz. 的干燥根茎。味苦、甘，性温。归脾、胃经。功能健脾益气，燥湿利水，止汗，安胎。用于脾虚食少，腹胀泄泻，痰饮眩悸，水肿，自汗，胎动不安。用量 6 ～ 12g。

"於术"之名见于清代《本草纲目拾遗》，认为其虽属术类，但健脾益气之力胜于其他术类，有"无力用参，重用於术"之说。原产于浙江於潜县故称"於术"。过去品种多，20 世纪 50 年代前，北京使用的於术有三种"鹤形於术""金线於术""种术"。因已经绝迹，有人曾于 50 年代用白术种子在浙江於潜县种植，但是现在已经多年未见。

於术，据《本草纲目拾遗》记载"补气生血，无汗能发，有汗能止，开胃补脾，去劳倦，止肌热，化癥癖，和中能止呕吐。定痛安胎，燥湿利小便，生津液，止泄泻。化胃经痰水，理心下急满，利腰脐血结，去周身湿痹"，故有"无力用参，重用於术"之说。

按《北京市中药饮片调剂规程》（2011 年版）规定，处方写"白术""炒白术""贡白术""麸炒白术"调剂应付麸炒白术片；处方写"生白术"调剂应付白术片（生品）；处方写"焦白术"调剂应付焦白术片；处方写"土白术""土炒白术"调剂应付土炒白术片。处方写"於术""于术""金线於术""於潜术"调剂应付於术（生品）。

68. "莪术"的来源及功效主治是什么？"莪术""文术"是一种药吗？处方如何应付？

答：莪术为常用根茎类中药，《中国药典》收载品种。来源为姜科植物蓬莪术 *Curcuma phae- ocaulis* VaL、广西莪术 *Curcuma kwangsiensis* S. G. Lee et C. F. Liang 或温郁金 *Curcuma wenyujin* Y. H. Chen et C. Ling 的干燥根茎。后者习称"温莪术"。味辛、苦，性温。归肝、脾经。功能行气破血，消积止痛。用于癥瘕痞块，瘀血经闭，胸痹心痛，食积胀痛。用量 6～9g。注意孕妇禁用。

"文术"为莪术的处方别名。

按《北京市中药饮片调剂规程》（2011 年版）规定，处方写"莪术""炙莪术""醋炙莪术""蓬莪术""温莪术"，调剂应付醋炙莪术片。

69. "郁金"的来源及功效主治是什么？"黄郁金""黑郁金"是一种药吗？处方如何应付？

答：郁金是常用根类中药，《中国药典》收载品种。来源为姜科植物温郁金 *Curcuma wenyujin* Y. H. Chen et C. Ling、姜黄 *Curcuma longa* L.、广西莪术 *Curcuma kwangsiensis* S. G. Lee et C. F. Liang 或蓬莪术 *Curcuma phaeocaulis* Val. 的干燥块根。前两者分别习称"温郁金"和"黄丝郁金（北京习称'黄郁金'）"，其余按性状不同习称"桂郁金"或"绿丝郁金"。味辛、苦，性寒。归肝、心、肺经。功能活血止痛，行气解郁，清心凉血，利胆退黄。用于胸胁刺痛，胸痹心痛，经闭痛经，乳房胀痛，热病神昏，癫痫发狂，血热吐衄，黄疸尿赤。用量 3～10g。

注意不宜与丁香、母丁香同用。

"黄郁金""黑郁金"均为郁金的处方别名。"黄郁金"质佳。

按《北京市中药饮片调剂规程》（2011 年版）规定，处方写"郁金""郁金片""黄郁金""广郁金""川郁金""黑郁金""温郁金"，调剂应付郁金片（生品）。《北京市中药调剂规程》（1983 年版）收载，处方写"广玉金""温玉金""川玉金""黑玉金"，处方应付郁金片，"玉"为错别字。

70. "南板蓝根""板蓝根"的来源及功效主治是什么？有何不同？处方如何应付？

答：南板蓝根北京地区不习用，《中国药典》收载品种。来源为爵床科植物马蓝 *Baphicacanthus cusia*（Nees）Bremek. 的干燥根茎及根。功能清热解毒，凉血消斑。用于温疫时毒，发热咽痛，温毒发斑，丹毒。

板蓝根为常用根类中药，《中国药典》收载品种。来源为十字花科植物菘蓝 *Isatis indigotica* Fort. 的干燥根。功能清热解毒，凉血利咽。用于温疫时毒，发热咽痛，温毒发斑，痄腮，烂喉丹痧，大头瘟疫，丹毒，痈肿。

"南板蓝根""板蓝根"为两种中药。味苦，性寒，归心、胃经，功能相似。用量 9 ～ 15g。

按《北京市中药饮片调剂规程》（2011 年版）规定，处方写"板蓝根"，调剂应付板蓝根片（生品）。《北京市中药调剂规程》（1983 年版）收载，处方写"板蓝根片""蓝根"，调剂应付板蓝根片（生品）。

71. "红大戟""京大戟""草大戟"的来源及功效主治是什么？有何不同？处方如何应付？

答：红大戟为根类毒性中药，《中国药典》收载品种。来源为茜草科植物红大戟 *Knoxia valerianoides* Thorel et Pitard 的干燥块根。味苦，性寒；有小毒。归肺、脾、肾经。功能泻水逐饮，攻毒散结。用于水肿胀满，胸腹积水，痰饮积聚，气逆咳喘，二便不利，痈肿疮毒，瘰疬痰核。用量 1.5～3g，入丸散服，每次 1g；内服醋制品。外用适量，生用。注意孕妇禁用。

京大戟为根类毒性中药，《中国药典》收载品种。来源为大戟科植物大戟 *Euphorbia pekinensis* Rupr. 的干燥根。味苦，性寒；有毒。归肺、脾、肾经。功能泻水逐饮，消肿散结。用于水肿胀满，胸腹积水，痰饮积聚，气逆喘咳，二便不利，痈肿疮毒，瘰疬痰核。用量 1.5～3g。入丸散服，每次 1g；内服醋制品。外用适量，生用。注意孕妇禁用。不宜与甘草同用。

草大戟为根皮类中药，《北京市中药炮制规范》（1986 年版）收载。来源为豆科植物美丽胡枝子 *Lespedeza formosa*（vog.）Koehne. 和大叶胡枝子 *Lespedeza davidii* Franch. 的干燥根皮。味甘，性平。归心、肝经。功能利水消肿，化痰行瘀。用于蛊毒水肿，痰饮积聚，二便不利。用量 15～30g。

"草大戟""京大戟""红大戟"三者来源不同，北京地区习用"红大戟"，有小毒，炮制后使用；"草大戟"无毒，北京地区过去曾使用过，现在已经多年未见；"京大戟"有毒，北京地区也很少使用。

按《北京市中药饮片调剂规程》（2011 年版）规定，处方写"红大戟""红芽大戟"，调剂应付醋炙红大戟。京大戟处方写"京大戟""醋炙大戟""大戟""炙大戟",调剂应付醋炙京大戟。

72. "威灵仙"的来源及功效主治是什么？"威灵仙""酒威灵仙""铁杆灵仙""铁丝灵仙"是一种药吗？处方如何应付？

答：威灵仙为常用中药,《中国药典》收载品种。来源为毛茛科植物威灵仙 *Clematis chinensis* Osbeck、棉团铁线莲 *Clematis hexapetala* Pall. 或东北铁线莲 *Clematis manshurica* Rupr. 的干燥根和根茎。味辛、咸,性温。归膀胱经。功能祛风湿,通经络。用于风湿痹痛,肢体麻木,筋脉拘挛,屈伸不利。酒威灵仙用于风湿痹痛,腰膝疼痛、脚气。用量 6 ～ 10g。

"酒威灵仙""铁杆灵仙""铁丝灵仙"为威灵仙的处方别名。

按《北京市中药饮片调剂规程》(2011 年版)规定,处方写"威灵仙""灵仙",调剂应付威灵仙;处方写"酒炒(或酒炙)威灵仙",即付酒威灵仙。按《北京市中药调剂规程》(1983 年版)收载,处方写"铁杆灵仙""铁丝灵仙",处方调剂应付威灵仙。

北京地区 20 世纪 80 年代中期以前使用的威灵仙是"铁丝威灵仙",《北京市中药炮制规范》(1986 年版)收载,来源为百合科植物黑刺菝葜 *Smilax scobicaulis* C. H. Wright 或鲇鱼须 *Smilax sieboldi* Miq 的干燥根及根茎,饮片实际主要为根。自 80 年代中期"铁丝威灵仙"与《中国药典》品种同时在北京地区使用,90 年代中期以后"铁丝威灵仙"由于资源问题不再使用。

73. "北沙参""南沙参"的来源及功效主治是什么？"米北沙参""米南沙参"有何不同，处方如何应付？

答： 北沙参为常用根类中药，《中国药典》收载品种。来源为伞形科植物珊瑚菜 *Glehnia littoralis* Fr. Schmidt ex Miq. 的干燥根。

南沙参为常用根类中药，《中国药典》收载品种。来源为桔梗科植物轮叶沙参 *Adenophora tetraphylla*（Thunb.）Fisch 或沙参 *Adenophora stricta* Miq. 的干燥根。二者均具有养阴清肺，益胃生津作用。用于肺热燥咳，劳嗽痰血，胃阴不足，热病津伤，咽干口渴。南沙参还兼有化痰，益气功效。用于治疗干咳痰黏，食少呕吐，气阴不足。但临床应用以北沙参用量大。《北京市中药炮制规范》（1986 版）收载，"米北沙参"益胃健脾，用于热病津伤。"米南沙参"用米炒取其和脾胃。

"北沙参""南沙参"来源不同，功效相似。为常用中药。

按《北京市中药饮片调剂规程》（2011 年版）规定：处方写"北沙参""辽沙参""东沙参""沙参"，调剂应付北沙参片（生品）；处方写"南沙参""空南沙参"，调剂应付南沙参片（生品）；处方写"米炒北沙参"，即付米北沙参；处方写"米炒南沙参"，即付米炒南沙参。

74. "骨碎补"的来源及功效主治是什么？"申姜"处方如何应付？

答： 骨碎补为根茎类中药，《中国药典》收载品种。来源为水龙骨科植物槲蕨 *Drynaria fortunei*（Kunze）J. Sm. 的干燥根茎。味苦，性温。归肾、肝经。功能疗伤止痛，补肾强骨。外用消风祛斑。用于跌打闪挫，筋骨折伤，肾虚腰痛，筋骨痿软，耳鸣耳聋，牙齿松动；外治斑秃，白癜风。用量 3 ～ 9g。

"申姜"为骨碎补的处方别名。

按《北京市中药饮片调剂规程》（2011 年版）规定，处方写"骨碎补""碎补""炙申姜"，调剂应付砂烫骨碎补。

按北京的调剂习惯，处方写"申姜"，调剂应付骨碎补（生品）。

75. "桔梗"的来源及功效主治是什么？ "甜桔梗""苦桔梗""北桔梗"处方如何应付？

答：桔梗为常用根类中药，《中国药典》收载品种。来源为桔梗科植物桔梗 *Platycodon grandiflorum*（Jacq.）A. DC. 的干燥根。味苦、辛，性平。归肺经。功能宣肺，利咽，祛痰，排脓。用于咳嗽痰多，胸闷不畅，咽痛音哑，肺痈吐脓。用量 3 ～ 10g。

"甜桔梗""苦桔梗""北桔梗"为桔梗的处方别名。

按《北京市中药饮片调剂规程》（2011 年版）规定，处方写"桔梗""桔梗片""苦桔梗""甜桔梗""南桔梗""苦梗""北桔梗"，调剂应付桔梗片（生品）。

《北京市中药调剂规程》（1983 年版）收载，处方写"荠苨"，调剂应付桔梗片，这是北京地区的调剂习惯，但是"荠苨"与"桔梗"不是一物，不应混用。

76. "党参""明党参""川明参"的来源及功效主治是什么？处方如何应付？

答：党参为常用根类中药，《中国药典》收载品种。来源为桔梗科植物党参 *Codonopsis pilosula*（Franch.）Nannf.、素花

党参 *Codonopsis pilosula* Nannf. var. *Modesta*（Nannf.）L. T. Shen 或川党参 *Codonopsis tangshen* Oliv. 的干燥根。味甘，性平。归脾、肺经。功能健脾益肺，养血生津。用于脾肺气虚，食少倦怠，咳嗽虚喘，气血不足，面色萎黄，心悸气短，津伤口渴，内热消渴。米炒党参能增强健脾功能。用量 9～30g。注意不宜与藜芦同用。

明党参为少用根类品种，《中国药典》收载品种。来源为伞形科植物明党参 *Changium smyrnioides* Wolff 的干燥根。味甘、微苦，性微寒。归肺、脾、肝经。功能润肺化痰，养阴和胃，平肝，解毒。用于肺热咳嗽，呕吐反胃，食少口干，目赤眩晕，疔毒疮疡。用量 6～12g。

川明参别名明党、明沙参，为地方用根类中药，来源为伞形科植物川明参 *Chuanminshen violaceum* Sheh et Shan. 的干燥根。味甘、微苦，性凉。归肺、胃、肝经。功能滋阴补肺，健脾。用于热病伤阴，肺燥咳嗽，脾虚食少，病后体虚。用量 6～15g。注意风寒咳嗽者慎用。"党参""明党参""川明参"为根类中药，来源不同，功能不同。川明参北京地区不用，明党参过去北京用过但是已经多年未见。

按《北京市中药饮片调剂规程》（2011 年版）规定，处方写"党参""台党参""潞党参""西党参"，调剂应付党参片（生品）；处方写"米党参"，应付米炒党参。处方写"明党参""明党"，调剂应付明党参（生品）。

77. "银柴胡""鳖血银柴胡"的来源及功效主治是什么？处方如何应付？

答：银柴胡为常用根类中药，《中国药典》收载品种。来源为石竹科植物银柴胡 *Stellaria dichotoma* L. *var.* lanceolata Bge. 的干燥根。味甘，性微寒。归肝、胃经。功能清虚热，除疳热。用于阴虚发热，骨蒸劳热，小儿疳热。"鳖血银柴胡"是"银柴胡"的饮片炮制规格。"鳖血银柴胡"养阴之力强，治虚劳骨蒸更效。用量 3 ～ 10g。

按《北京市中药饮片调剂规程》（2011 年版）规定，处方写"银柴胡"，调剂应付银柴胡片（生品）；《北京中药调剂规程》（1983 年版）收载，处方写"西银柴"，调剂应付银柴胡片；处方写"鳖血银柴胡（鳖银柴）"，调剂应付鳖血银柴胡。

78. "川芎"的来源及功效主治是什么？"川芎""抚芎"有何不同？处方如何应付？

答：川芎为常用根茎类中药，《中国药典》收载品种。来源为伞形科植物川芎 *Ligusticum chuanxiong* Hort. 的干燥根茎。味辛，性温。归肝、胆、心包经。功能活血行气，祛风止痛。用于胸痹心痛，胸胁刺痛，跌打肿痛，月经不调，经闭痛经，癥瘕腹痛，头痛，风湿痹痛。用量 3 ～ 10g。

"川芎""抚芎"二者功能相似，分别入药。"抚芎"功能弱于川芎，北京地区已经多年未用。

《金世元中药材传统鉴别经验》记载，抚芎与川芎不同，抚芎有两种规格，一种是"山川芎"，即川芎在山上育种时剪下"芎苓子"后剩下的根茎"母子"，为"山川芎"，又称抚芎。本品较川芎个小，疙瘩显著，凹凸不平，油性小，质地枯燥，不丰满，故有"山疙瘩"之名。香气淡，质量次。过去这种北京地区不作药用，主要作香料使用。另一种是茶芎，江西、湖南、湖北等省栽培的一种抚芎，为同科植物抚芎 *Ligusticum chaxiong*

Hort. cv. Fuxiong，系川芎的栽培变种。其根茎呈结节状团块，并有许多须根，表面灰黄色至黄棕色，有数个瘤状突起，顶端中央有凸起的圆形茎痕，不凹陷。此种北京地区过去使用过，与川芎分别入药。

在 1984 年国家医药管理局和卫生部颁发的《七十六种药材商品规格标准》中收载的"川芎"项内有"山川芎"规格。

按《北京市中药饮片调剂规程》（2011 年版）规定，处方写"川芎""川芎片""芎藭"，调剂应付川芎片（生品）。

"刁芎"一名收载于《北京市中药调剂规程》（1983 年版），调剂应付川芎片（生品），"刁芎"为产地名称。

处方写"酒川芎"，按北京地区调剂习惯应付酒川芎片。处方写"抚芎（茶芎）"，按北京地区调剂习惯调剂应付抚芎。

79. "木香""川木香""青木香"的来源及功效主治是什么？有何不同？处方如何应付？

答： 木香为常用根类中药，《中国药典》收载品种。来源为菊科植物木香 *Aucklandia lappa* Decne. 的干燥根。味辛、苦，性温。归脾、胃、大肠、三焦、胆经。功能行气止痛，健脾消食。用于胸胁、脘腹胀痛，泻痢后重，食积不消，不思饮食。煨木香实肠止泻作用较强，用于泄泻腹痛。用量 3～6g。

川木香为少用根类中药，《中国药典》收载品种。来源为菊科植物川木香 *Vladimiria souliei*（Franch.）Ling 或灰毛川木香 *Vladimiria souliei*（Franch.）Ling var. *cinerea* Ling 的干燥根。味辛、苦，性温。归脾、胃、大肠、胆经。功能行气止痛。用于胸胁、脘腹胀痛，肠鸣腹泻，里急后重。用量 3～9g。

土木香为北京地区习用，又称"青木香"，《中国药典》收载品种。来源为菊科植物土木香 *Inula helenium* L. 的干燥根，过去习称"祁木香"。味辛、苦，性温。归肝、脾经。功能健脾和胃，行气止痛，安胎。用于胸胁、脘腹胀痛，呕吐泻痢，胸胁挫伤，岔气作痛，胎动不安。用量 3 ～ 9g，多入丸散服。

"木香""川木香""青木香"均为根类中药，具有理气功能。"青木香"为"土木香"的别名；"木香"行气功能较强；"川木香""土木香"行气功能缓和，北京地区多用木香，目前"川木香""土木香"很少使用。

木香原为进口中药，过去多从广州港口进入国内故名"广木香"，20 世纪 30 ～ 40 年代有药商从产地购入木香种子（实为果实）在云南种植成功，仍然以"广木香"之名在北京等地销售，中华人民共和国成立后，该成果公开故称"云木香"。

按《北京市中药饮片调剂规程》（2011 年版）规定，处方写"木香""云木香""广木香"，调剂应付木香片（生品）；处方写"煨木香"，调剂应付煨木香。处方写"川木香"，调剂应付川木香（生品）。处方写"祁木香""土木香"，处方应付土木香（生品）。

"青木香"一名收载于《北京中药调剂规程》（1983 年版），调剂应付青木香片（土木香）。

过去南方使用的"青木香"为马兜铃科植物马兜铃 *Aristolochia debilis* Sieb. et Zucchini. 的干燥根。已经取消《中国药典》标准，北京地区不用。

80. "生姜""干姜""炮姜""姜炭""姜皮"功效有何不同？处方如何应付？

答：姜为常用根茎类中药，"生姜""干姜""炮姜""姜炭"

"姜皮"的来源均为姜科植物姜 *Zingiber Officinale* Rosc. 的干燥根茎。"生姜""干姜""炮姜"均为《中国药典》收载品种。

生姜味辛，性微温。归肺、脾、胃经。功能解表散寒，温中止呕，化痰止咳，解鱼蟹毒。用于风寒感冒，胃寒呕吐，寒痰咳嗽，鱼蟹中毒。用量 3～10g。

干姜味辛，性热。归脾、胃、肾、心、肺经。功能温中散寒，回阳通脉，燥湿消痰。用于脘腹冷痛，呕吐泄泻，肢冷脉微，寒饮喘咳。用量 3～10g。

炮姜为用干姜沙烫至鼓起表面棕褐色。味辛，性热。归脾、胃、肾经。功能温经止血，温中止痛。用于阳虚失血，吐衄崩漏，脾胃虚寒，腹痛吐泻。用量 3～10g。

姜炭收载于《中国药典》"干姜"项内，用干姜块按炒炭法炒至表面黑色、内部棕褐色。功能为止血温经，用于各种虚寒性出血证。

姜皮为姜的干燥外皮。收载于《中国药典》"生姜"项内，功能行水消肿，用于治水肿胀满。

按《北京市中药饮片调剂规程》（2011 年版）规定，处方写"生姜""鲜姜"，调剂应付鲜姜（生姜）片；处方写"煨生姜"，调剂应付煨生姜。处方写"干姜""干姜片"，调剂应付干姜片。处方写"炮姜"，调剂应付炮姜。处方写"姜炭""干姜炭""炮姜炭"，调剂应付姜炭。处方写"姜皮"，按北京地区的调剂习惯应付姜皮。

20 世纪 90 年代以前北京地区不习惯用"炮姜"，当时的"炮姜"实为"姜炭"，所以过去调剂习惯与现在有所不同，"黑姜"在《北京市中药饮片调剂规程》（2011 年版）列为炮姜的不规范药名，但在《北京市中药调剂规程》（1983 年版）有收载，处方写"炮姜""炮姜炭""姜炭""黑姜""干姜炭"，调剂应付炮姜炭（姜炭）。

81. "麦冬""山麦冬"的来源及功效主治是什么？处方如何应付？调剂时麦冬是否需要"去心"？

答： 麦冬为常用根类中药，《中国药典》收载品种。来源为百合科植物麦冬 *Ophiopogon japonicus*（L.f）Ker–Gawl 的干燥块根。以浙江产者质佳，称"浙麦冬（杭麦冬）"，现在饮片主要为四川产"川麦冬"。味甘、微苦，性微寒。归心、肺、胃经。功能养阴生津，润肺清心。用于肺燥干咳，阴虚痨咳，喉痹咽痛，津伤口渴，内热消渴，心烦失眠，肠燥便秘。朱麦冬滋养心阴，除烦清心。用量 6～12g。

山麦冬为北京少用根类中药，《中国药典》收载品种。来源为百合科植物湖北麦冬 *Liriope spicata*（Thunb.）Lour. var. *prolifera* Y. T. Ma 或短葶山麦冬 *Liriope muscari*（Decne.）Baily 的干燥块根。性味归经、功能与麦冬相同，但其药力不及麦冬。用量 9～15g。北京饮片调剂不用山麦冬。

"麦冬""山麦冬"为两种根类中药，均为《中国药典》收载品种，功效近似但是来源不同，注意鉴别。

按《北京市中药饮片调剂规程》（2011 年版）规定，处方写"麦冬""麦门冬""杭麦冬""川麦冬""寸冬"，调剂应付麦冬（生品）；处方写"朱麦冬"，调剂应付朱砂拌麦冬。"沿阶草"一名收载于《北京市中药调剂规程》（1983 年版），应付麦冬（生品）。

麦冬去心之说最早见于陶弘景《名医别录》，谓麦冬如不去心可令人心烦。然后世医家反对者众多，如吴鞠通每用麦冬则注明不去心，谓麦冬有心可以心入心，直清心经之热。清养肺胃之阴多去心用，滋阴清心多连心用。自 20 世纪 60 年代以后北京地区麦冬处方调剂已经不用去掉"木心"。

82. "拳参""重楼"的来源及功效主治是什么？处方如何应付？

答：拳参为常用根茎类中药，《中国药典》收载品种。来源为蓼科植物拳参 *Polygonum bistorta* L. 的干燥根茎。味苦、涩，性微寒。归肺、肝、大肠经。功能清热解毒，消肿，止血。用于赤痢热泻，肺热咳嗽，痈肿瘰疬，口舌生疮，血热吐衄，痔疮出血，蛇虫咬伤。用量 5 ～ 10g。外用适量。

重楼为少用根茎类中药，来源为百合科植物云南重楼 *Paris polyphylla* Smith var. *yunnanensis*（Franch.）Hand. –Mazz. 或 七叶一枝花 *Paris polyphylla* Smith var. *chinensis*（Franch.）Hara 的干燥根茎。味苦，性微寒；有小毒。归肝经。功能清热解毒，消肿止痛，凉肝定惊。用于疔疮痈肿，咽喉肿痛，蛇虫咬伤，跌打伤痛，惊风抽搐。用量 3 ～ 9g。外用适量，研末调敷。

"草河车"是拳参的处方别名；"蚤休"为重楼的处方别名。二者为根茎类中药，来源不同，功效相似，均具有清热解毒，消肿的功效。

按《北京市中药饮片调剂规程》（2011 年版）规定，处方写"拳参""紫参"调剂应付拳参片（生品）。《北京中药调剂规程》（1983 年版）收载，处方写"草河车"，调剂应付拳参片（生品）。

按《北京市中药饮片调剂规程》（2011 年版）规定，处方写"重楼""蚤休""七叶一枝花""金线重楼"，调剂应付重楼。根据北京地区的调剂习惯过去处方开"红蚤休",调剂应付拳参片。据《北京市中药炮制规范》(1986年版)"重楼"附注中记载,北京过去把云南重楼和七叶一枝花的根茎称为"独角莲"。

拳参和重楼历代本草记载均具有"草河车""蚤休"的别名。临床用药注意名称的区别。拳参在北京地区用量大,而重楼用量很小。

83. "姜黄""片姜黄"的来源及功效主治是什么?处方如何应付?

答:"姜黄""片姜黄"为两种根茎类中药,《中国药典》收载品种。姜黄来源为姜科植物姜黄 *Curcuma longa* L. 的干燥根茎。味辛、苦,性温。归脾、肝经。功能破血行气,通经止痛。用于胸胁刺痛,闭经,癥瘕,风湿肩臂疼痛,跌打肿痛。用量3～10g。外用适量。

片姜黄为姜科植物温郁金 *Curcuma wenyujin* Y. H. Chen et C. Ling 的干燥根茎。味辛、苦,性温。归肝、脾经。功能破血行气,通经止痛。用于血滞经闭,行经腹痛,胸胁刺痛,风湿肩臂疼痛,跌打肿痛。用量3～9g。注意孕妇慎用。

两药药名相似注意区别。

按《北京市中药饮片调剂规程》(2011年版)规定,处方写"姜黄""姜黄片",调剂应付姜黄片(生品)。处方写"片姜黄"调剂应付片姜黄片。

84. "川贝母""浙贝母""平贝母""伊贝母""湖北贝母"的来源及功效主治是什么？"尖贝母""生贝""大贝""元宝贝""象贝母""象贝"处方如何应付？

答："川贝母""浙贝母""平贝母""伊贝母""湖北贝母"均为根茎类中药，药用部分为鳞茎，《中国药典》收载品种。川贝母来源为百合科植物川贝母 *Fritillaria cirrhosa* D. Don、暗紫贝母 *Fritillaria unibracteata* Hsiao et K. C. Hsia、甘肃贝母 *Fritillaria przewalskii* Maxim.、梭砂贝母 *Fritillaria delavayi* Franch.、太白贝母 *Fritillaria taipaiensis* P. Y. Li 或瓦布贝母 *Fritillaria unibracteata* Hsiao et K. C. Hsia var *wabuensis*（S. Y. Tang et S. C. Yue）Z. D. Liu, S. Wang et S. C. Chen 的干燥鳞茎。按性状不同分别习称"松贝""青贝""炉贝"和"栽培品"。以"松贝"质佳。味苦、甘，性微寒。归肺、心经。功能清热润肺，化痰止咳，散结消痈。用于肺热燥咳，干咳少痰，阴虚劳嗽，痰中带血，瘰疬，乳痈，肺痈。用量 3～10g；研粉冲服，一次 1～2g。

浙贝母来源为百合科植物浙贝母 *Fritillaria thunbergii* Miq. 的干燥鳞茎。初夏植株枯萎时采挖，洗净。大小分开，大者除去心芽，习称"大贝"；小者不去心芽，习称"珠贝"。以"大贝"质佳。味苦，性寒。归肺、心经。功能清热化痰止咳，解毒散结消痈。用于风热咳嗽，痰火咳嗽，肺痈，乳痈，瘰疬，疮毒。用量 5～10g。

平贝母来源为百合科植物平贝母 *Fritillaria ussuriensis* Maxim. 的干燥鳞茎。味苦、甘，性微寒。归肺、心经。功能清热润肺，化痰止咳。用于肺热燥咳，干咳少痰，阴虚劳嗽，咳痰带血。用量 3～9g；研粉冲服，一次 1～2g。平贝母 20 世纪

80～90年代因川贝母短缺曾以平贝母替代川贝母药用，但当时饮片调剂很少使用。平贝母北京基本不用，因"小平贝母"形似"松贝"，常有混充"松贝"的现象，注意鉴别。

伊贝母来源为百合科植物新疆贝母 *Fritillaria walujewii* Regel 或伊犁贝母 *Fritillaria pallidiflora* Schrenk 的干燥鳞茎。味苦、甘，性微寒。归肺、心经。功能清热润肺，化痰止咳。用于肺热咳嗽，干咳少痰，阴虚劳嗽，咳痰带血。用量3～9g。20世纪70～80年代，因川贝母短缺伊贝母在饮片调剂中替代川贝母使用。现在有少数医疗单位使用。

湖北贝母来源为百合科植物湖北贝母 *Fritillaria hupehensis* Hsiao et K. C. Hsia 的干燥鳞茎。味微苦，性凉。归肺、心经。功能清热化痰，止咳，散结。用于热痰咳嗽，痰核瘰疬，痈肿疮毒。用量3～9g，研粉冲服。此种北京地区不用。

"尖贝母"为川贝母中"松贝"的别名；"大贝""元宝贝""象贝母""象贝"为浙贝母的别名，"元宝贝"是因其药材的形状似元宝故名，"象贝母""象贝"是因过去浙贝母产于浙江象山故名；"生贝"为伊贝母的别名。使用时注意均不宜与川乌、制川乌、草乌、制草乌、附子同用。

按《北京市中药饮片调剂规程》（2011年版）规定，处方写"川贝母""川贝""松贝""尖贝""青贝""炉贝"，调剂应付川贝母（生品），捣碎。处方写"浙贝母""贝母""浙贝""象贝母""象贝"，调剂应付浙贝母片（生品）。

《北京市中药调剂规程》（1983年版）收载，处方写"平贝母""平贝"，调剂应付平贝母（生品）。处方写"伊贝母""生贝"，按北京地区调剂习惯应付伊贝母（生品）。

据了解20世纪50年代以前，由于"松贝"价格高，处方药味注明"松贝",调剂应付松贝;处方写"川贝母",调剂应付"炉贝"。

85. "石菖蒲""九节菖蒲""水菖蒲""钱菖蒲""藏菖蒲"的来源及功效主治是什么? 有何不同? 处方如何应付? "鲜菖蒲"处方如何应付?

答: 石菖蒲为常用根茎类中药,《中国药典》收载品种。来源为天南星科植物石菖蒲 *Acorus tatarinowii* Schott 的干燥根茎。味辛、苦,性温。归心、胃经。功能开窍豁痰,醒神益智,化湿开胃。用于神昏癫痫,健忘失眠,耳鸣耳聋,脘痞不饥,噤口下痢。用量 3 ～ 10g。

九节菖蒲别名"节菖蒲",古代文献称菖蒲以"一寸九节者良",故本品称"九节菖蒲",但石菖蒲与九节菖蒲为两种中药。为少用根茎类中药,《北京市中药饮片炮制规范》(2008 年版)收载,来源为毛茛科植物阿尔泰银莲花 *Anemone altaica* Fisch. ex. C. A. Mey. 的根茎。味辛,性温。归心、胃经。功能开窍化痰,醒脾安神。用于热病神昏,癫痫,耳鸣耳聋,胸闷腹胀,食欲不振。外治疮疖疥癣。用量 1.5 ～ 6g。北京地区使用。

水菖蒲别名"白菖蒲""臭蒲",为少用根茎类中药,《北京市中药炮制规范》(1986 年版)收载,来源为天南星科植物菖蒲 *Acorus calamus* L. 的根茎。味甘、辛,性温。功能散风祛湿,解毒。用于风寒湿痹。外治痈疽湿疮。用量 3 ～ 6g。北京不用。饮片因与石菖蒲相似,易与石菖蒲混淆,注意鉴别。

钱菖蒲收载于《北京市中药炮制规范》(1986 年版)"石菖蒲"项内,来源为天南星科植物钱菖蒲 *Acrorus gramineus soland.* var. *pusillus*(siebold)Engl. 的鲜全草(实际是去掉一部分叶），过去处方写"鲜菖蒲"调剂应付本品，北京地区已经多年未用。

藏菖蒲系藏族习用药材，《中国药典》收载品种。其植物来源与水菖蒲为同一种植物，为天南星科植物藏菖蒲 *Acorus calamus* L. 的干燥根茎。但是因生长环境不同功能有所不同。味苦、辛，性温、燥、锐。功能温胃，消炎止痛。用于补胃阳，消化不良，食物积滞，白喉，炭疽等。用量 3 ～ 6g。藏菖蒲北京地区不用。

"石菖蒲""九菖蒲""水菖蒲""钱菖蒲""藏菖蒲"来源不同，功能不同，临床应用和饮片调剂注意区别。

按《北京市中药饮片调剂规程》（2011 年版）规定，处方写"石菖蒲""菖蒲"，调剂应付石菖蒲片（生品）。处方写"鲜石菖蒲"，调剂应付鲜石菖蒲。

《北京市中药调剂规程》（1983 年版）收载，处方写"朱菖蒲"，调剂应付朱砂拌石菖蒲。九节菖蒲按北京地区中药饮片调剂习惯，应付九节菖蒲（生品）。

86. "甘草"的来源及功效主治是什么？"粉甘草""炙皮草""炙粉草""炙草""炙国老""甘草梢"处方如何应付？

答：甘草为常用根及根茎类中药，《中国药典》收载品种。来源为豆科植物甘草 *Glycyrrhiza uralensis* Fisch.、胀果甘草 *Glycyrrhiza inflata* Bat. 或光果甘草 *Glycyrrhiza glabra* L. 的干燥根和根茎。性味甘，性平。归心、肺、脾、胃经。功能补脾益气，清热解毒，祛痰止咳，缓急止痛，调和诸药。用于脾胃虚弱，倦怠乏力，心悸气短，咳嗽痰多，脘腹、四肢挛急疼痛，痈肿疮毒，缓解药物毒性、烈性。蜜炙甘草性味归经和甘草相同，功能为补脾和胃，益气复脉。用于脾胃虚弱，倦怠乏力，心动悸，脉结代。甘草梢临床多用于治疗热淋，小便短赤，尿道作痛。用量 2～10g。

"粉甘草""炙皮草""炙粉草""炙草""炙国老"为甘草的处方别名。

按《北京市中药饮片调剂规程》（2011 年版）规定，处方写"甘草""粉甘草""甜甘草""生草""生甘草"，调剂应付甘草；处方写"炙甘草""炙草"，调剂应付蜜炙甘草。

按《北京中药调剂规程》（1983 年版）收载，处方写"蜜炙甘草""炙皮草""炙粉草""炙国老"，调剂应付蜜炙甘草。

据《北京市中药炮制规范》（1986 年版）收载，"甘草梢"为甘草的根梢部切片。处方写"甘草梢"，调剂应付甘草梢。

"粉甘草"是过去甘草的一种规格，在产地选择粗壮、质量好的甘草去掉外皮，饮片加工时切片。过去临床常用，现在已多年未见。

"皮草"是中药行业内名称，是指未去皮的甘草。在处方中为不规范药名。

87. "黄芪""红芪""黄芪皮"的来源及功效主治是什么？有何不同？"箭芪""口芪""北芪"处方如何应付？

答：黄芪为常用根类中药，《中国药典》收载品种。来源为豆科植物蒙古黄芪 *Astragalus membranaceus*（Fisch.）Bge. var. *mongholicus*（Bge.）Hsiao 或膜荚黄芪 *Astragalus membranaceus*（Fisch.）Bge. 的干燥根。味甘，性微温。归肺、脾经。功能补

气升阳，固表止汗，利水消肿，生津养血，行滞通痹，托毒排脓，敛疮生肌。用于气虚乏力，食少便溏，中气下陷，久泻脱肛，便血崩漏，表虚自汗，气虚水肿，内热消渴，血虚萎黄，半身不遂，痹痛麻木，痈疽难溃，久溃不敛。蜜炙黄芪益气补中。用于气虚乏力，食少便溏。用量 9～30g。

红芪来源为豆科植物多序岩黄芪 *Hedysarum polybotrys* Hand.–Mazz. 的干燥根。性味归经、功能、用法用量同黄芪。

黄芪皮为少用中药，收载于《北京市中药炮制规范》（1986年版）"黄芪"项内，来源为黄芪药材上部的老枯心部的外皮。功能为补气利水。用于气虚水肿。用量同黄芪。北京地区已经多年未用。

黄芪别名"绵黄芪""绵芪"。"黄芪""红芪"均为根类中药，"红芪"以前为黄芪的一个商品规格，《中国药典》（1990年版）将"黄芪"与"红芪"分列为两种中药一直沿续至今。两者来源不同，功能基本相同。但过去北京地区不习惯使用"红芪"，近年来有少数单位使用。

按《北京市中药饮片调剂规程》（2011年版）规定，处方写"黄芪""生黄芪""生芪""绵黄芪""口芪""北芪""黄耆"，调剂应付黄芪片（生品）；处方写"炙黄芪""炙芪"，调剂应付蜜炙黄芪。处方写"红芪"，调剂应付红芪片（生品）。

黄芪皮按北京地区调剂习惯，应付黄芪皮段（生品）。

黄芪的处方应付2011年以前为，处方写"黄芪""箭芪""口芪""北芪""黄耆"调剂应付蜜炙黄芪（《北京市中药调剂规程》（1983年版）。

88. "紫菀"的来源及功效主治是什么？ "炙紫菀""炒紫菀""炙紫菀茸"处方如何应付？

答： 紫菀为常用根及根茎类中药，《中国药典》收载品种。来源为菊科植物紫菀 *Aster tataricus* L. f. 的干燥根和根茎。味辛、苦，性温。归肺经。功能润肺下气，消痰止咳。用于痰多喘咳，新久咳嗽，劳嗽咳血。用量 5 ～ 10g。"炙紫菀""炒紫菀""炙紫菀茸"为蜜炙紫菀的处方别名。

按《北京市中药饮片调剂规程》（2011 年版）规定，处方写"炙紫菀""炒紫菀""蜜炙紫菀""蜜炙紫菀茸"，调剂应付蜜炙紫菀段；处方写"紫菀""紫菀茸"，调剂应付紫菀段（生品）。

以前有的医生在处方中习惯写"子苑"为错别字，应注意纠正。

北京地区过去饮片习用紫菀根。

89. "黄芩"的来源及功效主治是什么？ "枯黄芩""条芩"有何不同？处方如何应付？

答： 黄芩为根类中药，《中国药典》收载品种。来源为唇形科植物黄芩 *Scutellaria baicalensis* Georgi 的干燥根。味苦，性寒。归肺、胆、脾、大肠、小肠经。功能清热燥湿，泻火解毒，止血，安胎。用于湿温、暑温，胸闷呕恶，湿热痞满，泻痢，黄疸，肺热咳嗽，高热烦渴，血热吐衄，痈肿疮毒，胎动不安。酒黄芩清热解毒，止血，止咳。用于目赤肿痛，瘀血壅盛，上部积血失血，上焦肺热咳嗽；黄芩炭清热止血，用于吐血，衄血。用量 3 ～ 10g。

以产于河北承德地区的质佳。"枯黄芩""条芩"为黄芩的不同饮片规格，枯黄芩为生长年限长、根粗片大、中间枯心的饮片；条黄芩为片圆无枯心的饮片。古有枯芩长于泻肺火，条芩长于泻大肠火之说。《药品化义》："黄芩中枯者名枯芩，条细者名条芩，一品宜分两用。盖枯芩体轻主浮，专泻肺胃上焦之火，主治胸中逆气，隔上热痰，咳嗽喘急，目赤齿痛，吐衄失血，发斑发黄，痘疹疮毒，以其大能凉膈也。其条芩体重主降，专泻大肠下焦之火，主治大便闭结，小便淋浊，小腹急胀，肠红痢疾，血热崩中，胎漏下血，夹热腹痛，谵语狂言，以其能清大肠也。"

按《北京市中药饮片调剂规程》（2011年版）规定，处方写"黄芩""枯黄芩"，调剂应付黄芩（枯黄芩生品）；处方写"条黄芩""细黄芩""子黄芩""条芩"，调剂应付条黄芩片（生品）；处方写"酒黄芩""酒炙黄芩""酒芩"，调剂应付酒黄芩片；处方写"黄芩炭""枯芩炭""芩炭"，调剂应付黄芩炭。

90. "当归"的来源及功效主治是什么？"全当归""当归头""当归身""当归尾"有何不同？处方如何应付？

答：当归为常用根类中药，《中国药典》收载品种。来源为伞形科植物当归 *Angelica sinensis*（Oliv.）Diels 的干燥根。味甘、辛，性温。归肝、心、脾经。功能补血活血，调经止痛，润肠通便。用于血虚萎黄，眩晕心悸，月经不调，经闭痛经，虚寒腹痛，风湿痹痛，跌打损伤，痈疽疮疡，肠燥便秘。酒当归活血通经。用于经闭痛经，风湿痹痛，跌打损伤。用量6～12g。

依据历代本草记载，当归各部位有不同的功能。如《医学启源》记载："尾能破血，身和血。"《汤液本草》："当归，入手少阴，以其心主血也；入足太阴，以其脾裹血也；入足厥阴，以其肝藏血也。头能破血，身能养血，尾能行血。"元代李东垣曰："当归头止血上行，当归身补血中守，当归尾破血下流，全当归补血活血。"

按《北京市中药饮片调剂规程》（2011 年版）规定，处方写"当归""秦当归""西当归""川当归"，调剂应付全当归片（生品）；处方写"当归头""归头"，调剂应付当归头片（生品）；处方写"当归身"，调剂应付当归身片（生品）；处方写"当归尾"，调剂应付当归尾（生品），处方写"酒当归"，调剂应付酒当归片。

"油当归"收载于《北京市中药炮制规范》（1986 年版），为加工时从用水闷润好的当归中挑红色渗出油脂者切薄片，此种已经多年不用。

"当归头"近几十年北京没有这个品种。

91. "防己""木防己""广防己"的来源及功效主治是什么？有何不同？处方如何应付？

答：防己为常用根类中药，《中国药典》收载品种。来源为防己科植物粉防己 *Stephania tetrandra* S. Moore 的干燥根。味苦，性寒。归膀胱、肺经。功能祛风止痛，利水消肿。用于风湿痹痛，水肿脚气，小便不利，湿疹疮毒。用量 5 ～ 10g。

广防己已经取消《中国药典》标准。来源为马兜铃科植物广防己 *Aristolochia fangchi* Y. C. Wu ex L. D. Chou et S. M. Hwang 的干燥根。功能与防己相似。

木防己为防己科植物木防己 *Cocculus orbiculatus*（L.）DC. 的

根。功能与防己近似。

"防己""木防己""广防己"三者来源不同，北京习惯用防己（粉防己）；"木防己""广防己"北京地区不用。

按《北京市中药饮片调剂规程》（2011 年版）规定，处方写"防己""汉防己""防己片""粉防己"，调剂应付防己片（生品）。

92. "地黄"的来源及功效主治是什么？"熟地黄""熟地""大熟地""酒熟地""大生地""细生地"处方如何应付？

答：地黄为常用根类中药，《中国药典》收载品种。来源为玄参科植物地黄 *Rehmannia glutinosa* Libosch. 的新鲜或干燥块根。

鲜地黄，味甘、苦，性寒。归心、肝、肾经。功能清热生津，凉血，止血。用于热病伤阴，舌绛烦渴，温毒发斑，吐血，衄血，咽喉肿痛。用量 12 ～ 30g。

生地黄，味甘，性寒。归心、肝、肾经。功能清热凉血，养阴生津。用于热入营血，温毒发斑，吐血衄血，热病伤阴，舌绛烦渴，津伤便秘，阴虚发热，骨蒸劳热，内热消渴。用量 10 ～ 15g。

熟地黄，为生地黄加黄酒蒸制而成。味甘，性微温。归肝、肾经。功能补血滋阴，益精填髓。用于血虚萎黄，心悸怔忡，月经不调，崩漏下血，肝肾阴虚，腰膝酸软，骨蒸潮热，盗汗遗精，内热消渴，眩晕，耳鸣，须发早白。用量 9 ～ 15g。

地黄为"四大怀药"之一，以河南焦作地区产者为佳。"大生地""细生地"为地黄的药材规格名，地黄以大者为佳，但种植的地黄大小不一，过去药店购进"大生地"，药商将"大生地"和"细生地"按比例搭配供货。功能方面吴鞠通说"细生地能发血中之表也"，所以在外感病同时阴虚的情况下使用得较多。熟地黄为地黄的炮制品，功能与地黄不同。

按《北京市中药饮片调剂规程》（2011 年版）规定，处方写"地黄""生地""大生地""生地黄""干地黄"，调剂应付地黄片（生品）；处方写"细生地""小地黄"，调剂应付细生地（生品）；处方写"鲜地黄"，调剂应付鲜地黄片。处方写"熟地黄""熟地""大熟地""酒熟地"，调剂应付酒制地黄。

过去北京地区使用过"野生地黄"的块根，鲜用。功效同鲜地黄，但由于根比较细小，栽培地黄能够满足药用需求，近几十年来不再使用。

93. "土大黄""羊蹄根"的来源及功效主治是什么？

答："羊蹄根"为土大黄的处方别名，为少用的根类中药，《北京市中药饮片炮制规范》（2008 年版）收载。来源为蓼科植物皱叶酸模 *Rumex crispus* L.、巴天酸模 *Rumex patienta* L. 的根。味苦、辛，性凉。归心、肺经。功能凉血止血，杀虫治癣。用于衄血，咯血，便血，子宫出血，疥癣。用量 9 ～ 15g。

按《北京市中药饮片调剂规程》（2011 年版）规定，处方写"土大黄""羊蹄根"，调剂应付土大黄片（生品）。

一些地区使用的"土大黄"与北京地区使用的不同，如同属植物羊蹄 *Rumex japonicus* Houtt.、牛耳大黄 *Rumex nepalensis* Spreng. 及华北大黄（山大黄）*Rheum franzenbachii* Munt 等，临床使用时应注意。

94. "清宁片"处方如何应付?

答: 清宁片为大黄的一种炮制规格,《北京市中药炮制规范》(1986 年版)在"大黄"项内收载,为大黄加黄酒炼蜜炮制品,取其性缓,适合脾胃虚弱者服用。功能泻热通便,多用于饮食停滞,口干舌燥,大便秘结。

《北京市中药调剂规程》(1983 年版)收载,处方写"清宁片""酒炙清宁片",调剂应付清宁片。

95. "大黄"的来源及功效主治是什么? "醋川军""醋锦纹""熟大黄""熟军咀""熟锦纹""炙军""军咀"处方如何应付?

答: 大黄为常用根及根茎类中药,《中国药典》收载品种。来源为蓼科植物掌叶大黄 *Rheum palmatum* L. 唐古特大黄 *Rheum tanguticum* Maxim.ex Balf. 或药用大黄 *Rheum officinale* Baill. 的干燥根和根茎。味苦,性寒。归脾、胃、大肠、肝、心包经。功能泻下攻积,清热泻火,凉血解毒,逐瘀通经,利湿退黄。用于实热积滞便秘,血热吐衄,目赤咽肿,痈肿疔疮,肠痈腹痛,瘀血经闭,产后瘀阻,跌打损伤,湿热痢疾,黄疸尿赤,淋证,水肿;外治烧烫伤。酒大黄善清上焦血分热毒,用于目赤咽肿、齿龈肿痛。熟大黄泻下力缓,泻火解毒,用于火毒疮疡。大黄炭凉血化瘀止血,用于血热有瘀出血证。用量3 ~ 15g;用于泻下不宜久煎。外用适量,研末敷于患处。

"醋川军""醋锦纹""熟大黄""熟军咀""熟锦纹""炙军""军咀"为大黄的不同炮制规格的处方别名。

按《北京市中药饮片调剂规程》(2011 年版)规定,处方写"醋大黄""醋炙大黄""醋川军""醋锦纹"，调剂应付醋炙大黄；处方写"熟大黄""熟军""熟军咀""熟锦纹""炙大黄"，调剂应付酒蒸大黄；处方写"酒大黄""酒军""酒锦纹""炒锦纹""炒大黄"，调剂应付酒炙大黄；处方写"大黄炭""川军炭""锦纹炭""军炭"，调剂应付大黄炭；处方写"大黄""川大黄""锦纹""川锦纹""川军""生大黄"，调剂应付大黄（生品）。

按《北京中药调剂规程》（1983年版）收载，处方写"炙军""军咀"，调剂应付酒炙熟大黄。

大黄炮制品中"醋大黄"为少用品种。

96. "丹参"的来源及功效主治是什么？"米丹参""酒丹参"处方如何应付？

答：丹参为常用根及根茎类中药，《中国药典》收载品种。来源为唇形科植物丹参 *Salvia miltiorrhiza* Bge. 的干燥根及根茎。味苦，性微寒。归心、肝经。功能活血祛瘀，通经止痛，清心除烦，凉血消痈。用于胸痹心痛，脘腹胁痛，癥瘕积聚，热痹疼痛，心烦不眠，月经不调，痛经经闭，疮疡肿痛。用量10～15g。注意不宜与藜芦同用。

"米丹参""酒丹参"为丹参的饮片炮制规格。米丹参是丹参用小米炮制而成，取其和胃之效，但临床很少使用，已经多年未用。酒丹参祛瘀止痛功能更强，但临床很少使用。

按《北京市中药饮片调剂规程》（2011年版）规定，处方写"丹参""紫丹参"，调剂应付丹参片（生品）。"米丹参"按处方要求应付米炒丹参；酒丹参按处方要求应付酒丹参。

97. "牛膝""川牛膝"的来源及功效主治是什么？处方如何应付？

答：牛膝为常用根类中药，别名"怀牛膝"，以产于河南焦作地区者质佳，《中国药典》收载品种。来源为苋科植物牛膝 *Achyranthes bidentata* Bl. 的干燥根。味苦、甘酸，性平。归肝、肾经。功能逐瘀通经，补肝肾，强筋骨，利尿通淋，引血下行。用于经闭，痛经，腰膝酸痛，筋骨无力，淋证，水肿，头痛，眩晕，牙痛，口疮，吐血，衄血。用量 5 ～ 12g。注意孕妇慎用。

川牛膝为常用根类中药，《中国药典》收载品种。来源为苋科植物川牛膝 *Cyathula officinalis* Kuan 的干燥根。味甘、微苦，性平。归肝、肾经。功能逐瘀通经，通利关节，利尿通淋。用于经闭癥瘕，胞衣不下，跌打损伤，风湿痹痛，足痿筋挛，尿血血淋。用量 5 ～ 10g。注意孕妇慎用。

按《北京市中药饮片调剂规程》（2011 年版）规定，处方写"牛膝""怀牛膝"，调剂应付牛膝段（生品）。"酒牛膝"按处方要求应付。

按《北京市中药饮片调剂规程》（2011 年版）规定，处方写"川牛膝"，调剂应付川牛膝片（生品）。"酒川牛膝"按处方要求应付。

一些地区以"土牛膝"之名药用的种类复杂，除苋科植物土牛膝 *Achyranthes aspera* L. 外，还有同科多种植物如柳叶牛膝 *Achyranthes longifclia* Makino 、尖叶牛膝 *Achyranthes japonica* Nakai. 红褐粗毛牛膝 *Achyranthes aspera* L. var. *rubrofusca* Hook.f. 等，"土牛膝"北京地区不用，临床使用时注意名称不

要混淆。

98. "半夏""水半夏"的来源及功效主治是什么？ "半夏曲""仙露半夏""京半夏""姜半夏""清半夏""黄法夏"处方如何应付？

答：半夏为常用块茎类中药，生品有毒，《中国药典》收载品种。来源为天南星科植物半夏 *Pinellia ternata*（Thunb.）Breit. 的干燥块茎。味辛，性温；有毒。归脾、胃、肺经。功能燥湿化痰，降逆止呕，消痞散结。用于湿痰寒痰，咳喘痰多，痰饮眩悸，风痰眩晕，痰厥头痛，呕吐反胃，胸脘痞闷，梅核气；法半夏偏于燥湿化痰。用于痰多咳喘，痰饮眩悸，风痰眩晕，痰厥头痛。姜半夏偏于温中化痰，降逆止呕。用于痰饮呕吐，胃脘痞满。清半夏偏于燥湿化痰。用于湿痰咳嗽，胃脘痞满，痰涎凝聚，咯吐不出。内服一般炮制后使用，用量 3～9g。外用适量，磨汁涂或研末以酒调敷患处。注意不宜与川乌、制川乌、草乌、制草乌、附子同用。"水半夏"《卫生部药品标准·中药材》（1992 年版）收载，20 世纪 80 年代初期北京市半夏紧缺用"水半夏"替代半夏使用，80 年代中期全国第一次中药质量大检查中"水半夏"作为半夏伪品被查处，但是水半夏混充半夏情况常有出现，注意鉴别。

水半夏为天南星科植物鞭檐犁头尖 *Typhonium flagellforme*（Lodd.）Blume. 的干燥块茎。味辛，性温；有毒。功能燥湿，化痰。用于咳嗽痰多，支气管炎。用量 6～15g。炮制用生姜、白矾炮制。

半夏曲被《北京市中药饮片炮制规范》（2008 年版）收载，为法半夏与面粉、苦杏仁、赤小豆、鲜青蒿、鲜苍耳秧、鲜辣蓼经发酵制成的曲块。味苦、辛，性平。归脾、胃、肺经。功能降逆止呕，止咳化痰。用于恶心呕吐，食欲不振，咳喘痰多。用量 9 ～ 15g。

仙露半夏（仙半夏）被《北京市中药炮制规范》（1986 年版）收载，为半夏与甘草、薄荷、陈皮、青皮、砂仁、五味子等十几种中药炮制加工而成。味苦、辛，性温。功能清痰开郁，和胃止呕，行气理脾。用于痰疾中风不语，胃中停湿呕吐，咳嗽痰涎清稀。用量 4.5 ～ 9g；或入丸散。此种北京地区已经多年未见。

生半夏按毒性中药管理。按《北京市中药饮片调剂规程》（2011 年版）规定，处方写"半夏""法夏""京半夏""制半夏""炙半夏"，调剂应付法半夏，捣碎；处方写"姜半夏""姜夏"，调剂应付姜制半夏；处方写"清半夏"，均应给付清半夏。处方写"半夏曲""麸炒半夏曲""炒半夏曲""夏曲""夏釉"应给付麸炒半夏曲。

"黄法夏"被《北京市中药调剂规程》（1983 年版）收载，调剂应付炙半夏（法半夏），捣碎；处方写"炙清半夏""清夏"，调剂应付炙清半夏（清半夏）；由于当时半夏短缺处方写"清水半夏"，也调剂应付炙清半夏（清半夏），在随后的全国中药饮片大检查中得到纠正。

99. "天冬"的来源及功效主治是什么？"明天冬""米天冬"处方如何应付？

答：天冬别名"天门冬"，为常用根类中药，《中国药典》收载品种。来源为百合科植物天冬 *Asparagus cochinchinensis*（Lour.）Merr. 的干燥块根。味甘、苦，性寒。归肺、肾经。功能养阴润燥，清肺生津。用于肺燥干咳，顿咳痰黏，腰膝酸痛，骨蒸潮热，内热消渴，热病津伤，咽干口渴，肠燥便秘。用量6～12g。

"明天冬"为天冬的处方别名。按《北京市中药饮片调剂规程》（2011年版）规定，处方写"天冬""天门冬""明天冬"调剂应付天冬片或段（生品）；"米天冬"为临时炮制品，按医师处方应付。

100. "玄参""苦玄参"的来源及功效主治是什么？处方如何应付？

答：玄参为常用根类中药，《中国药典》收载品种。来源为玄参科植物玄参 *Scrophularia ningpoensis* Hemsl. 的干燥根。味甘、苦、咸，性微寒。归肺、胃、肾经。功能清热凉血，滋阴降火，解毒散结。用于热病营血，温毒发斑，热病伤阴，舌绛烦渴，津伤便秘，骨蒸劳嗽，目赤，咽痛，白喉，瘰疬，痈肿疮毒。用量9～15g。注意不宜与藜芦同用。

苦玄参为少用全草类中药，来源为玄参科植物苦玄参 *Picria fel-terrae* Lour. 的干燥全草。味苦，性寒。归肺、胃、肝经。功能清热解毒，消肿止痛，用于风热感冒，咽喉肿痛，喉痹，痄腮，脘腹疼痛，痢疾，跌打损伤，疖肿，毒蛇咬伤。用量9～15g；外用适量。

两者来源不同，功能不同，注意不要混淆。"苦玄参"北京地区很少使用。

按《北京市中药饮片调剂规程》（2011年版）规定，处方写"玄参""元参""黑元参""乌元参"，调剂应付玄参片（生品）。

按北京地区调剂习惯，处方写"苦玄参"，调剂应付苦玄参段。

101. "龙胆""金龙胆草"的来源及功效主治是什么？有何不同？处方如何应付？

答：龙胆别名"龙胆草""胆草"，为常用根及根茎类中药，《中国药典》收载品种。来源为龙胆科植物条叶龙胆 *Gentiana manshurica* Kitag.、龙胆 *Gentiana scabra* Bge.、三花龙胆 *Gentiana triflora* Pall. 或滇龙胆 *Gentiana rigescens* Franch. 的干燥根及根茎。前三种习称"龙胆"，后一种习称"坚龙胆"。以东北产的"关龙胆"质佳。味苦，性寒。归肝、胆经。功能清热燥湿，泻肝胆火。用于湿热黄疸，阴肿阴痒，带下，湿疹瘙痒，肝火目赤，耳鸣耳聋，胁痛口苦，强中，惊风抽搐。用量 3～6g。

金龙胆草为菊科植物苦蒿 *Conyza blinii* Levl. 的干燥地上部分。味苦，性寒。归肺、肝经。功能清热化痰，止咳平喘，解毒利湿，凉血止血。用于肺热咳嗽，痰多气喘，咽痛，口疮，湿热黄疸，衄血，便血，崩漏，外伤出血。用量 6～9g。

"龙胆""金龙胆草"，来源不同，功能不同，注意不要混淆。金龙胆草北京地区很少使用。

按《北京市中药饮片调剂规程》（2011 年版）规定，处方写"龙胆""龙胆草""胆草"，调剂应付龙胆段（生品）；处方写"龙胆草炭""胆草炭""龙胆炭"，调剂应付龙胆炭。按北京地区调剂习惯，处方写"金龙胆草"，调剂应付金龙胆草段。

102. "葛根""粉葛"的来源及功效主治是什么？ "葛根""野葛""粉葛""甘葛"处方如何应付？

答： 葛根为常用根类中药，《中国药典》收载品种。来源为豆科植物野葛 *Pueraria lobata*（Willd.）Ohwi 的干燥根。葛根素（$C_{21}H_{20}O_9$）含量较高。味甘、辛，性凉。归脾、胃、肺经。功能解肌退热，生津止渴，透疹，升阳止泻，通经活络，解酒毒。用于外感发热头痛、项背强痛，口渴，消渴，麻疹不透，热痢，泄泻，眩晕头痛，中风偏瘫，胸痹心痛，酒毒伤中。用量 10～15g。

粉葛为常用根类中药，《中国药典》收载品种。来源为豆科植物甘葛藤 *Pueraria thomsonii* Benth 的干燥根。葛根素（$C_{21}H_{20}O_9$）较低。味甘、辛，凉。归脾、胃经。功能、用法用量同葛根。

"野葛"为葛根的处方别名，"野葛"因其原植物而得名；"甘葛"为粉葛的处方别名。二者原同为葛根的饮片规格，后《中国药典》将其分列为两种中药。来源不同，功能相同。

按《北京市中药饮片调剂规程》（2011 年版）规定，处方写"葛根""野葛"，调剂应付葛根丁（生品）；处方写"煨葛根"，调剂应付煨葛根；处方写"粉葛""甘葛""粉葛根"，调剂应付粉葛（生品）。

北京地区一直习惯使用葛根，临床治疗心脑血管病宜用葛根。

103. "山慈菇""光慈菇"的来源及功效主治是什么？ 处方如何应付？

答： 山慈菇为少用的根及根茎类中药，《中国药典》收载品种。来源为兰科植物杜鹃兰 *Cremastra appendiculata*（D. Don）Makino、独蒜兰 *Pleione bulbocodioides*（Franch.）Rolfe 或云南独蒜兰 *Pleione yunnanensis* Rolfe 的干燥假鳞茎。前者习称"毛慈菇"，后二者习称"冰球子"。味甘、微辛，性凉。归肝、脾经。功能清热解毒，化痰散结。用于痈肿疔毒，瘰疬痰核，蛇虫咬伤，癥瘕痞块。用量 3～9g。外用适量。

光慈菇为少用根茎类中药，《北京市中药饮片炮制规范》（2008 年版）收载，来源为百合科植物老鸦瓣 *Tulipa edulis* Baker 的干燥鳞茎，味辛，甘，性寒；有小毒。归肝、胃经。功能消肿散结，解毒。用于瘰疬结核，痈肿。用量 3～6g。用时捣碎。

"毛慈菇""冰球子"为山慈菇的药材规格。"山慈菇""光慈菇"为两种中药，来源不同。光慈菇毒性较强，过量服用可引起中毒，使用中应特别注意，严格控制用法用量。

按《北京市中药饮片调剂规程》（2011 年版）规定，处方写"毛慈菇""茅慈菇"，调剂应付山慈菇（生品），捣碎。处方写"光慈菇"，调剂应付光慈菇（生品），捣碎。

"光慈菇"常混充"川贝母"或"山慈菇"，注意鉴别。

104. "山药""黄山药"的来源及功效主治是什么？有何不同？处方如何应付？

答：山药为常用根茎类中药，《中国药典》收载品种。来源为薯蓣科植物薯蓣 *Dioscorea opposita* Thunb. 的干燥根茎。根据加工方法不同饮片分为"毛山药""光山药""无硫山药"。传统饮片规格以"光山药"质佳；"无硫山药"是近年来出现的，已经收入《中国药典》"山药"项内。味甘，性平。归脾、肺、肾经。功能补脾养胃，生津益肺，补肾涩精。用于脾虚食少，久泻不止，肺虚喘咳，肾虚遗精，带下，尿频，虚热消渴。麸炒山药补脾健胃。用于脾虚食少，泄泻便溏，白带过多。用量15～30g。

黄山药为根茎类中药，《中国药典》收载品种。来源为薯蓣科植物黄山药 *Dioscorea panthaica* Prain et Burk. 的干燥根茎。味苦、微辛，性平。归胃、心经。功能理气止痛，解毒消肿。用于胃痛，吐泻腹痛，跌打损伤；外治疮痈肿毒，瘰疬痰核。用量15～30g。外用适量，捣烂敷患处。

"山药""黄山药"的来源不同，功能不同，注意不要混淆。"黄山药"北京地区基本不用。

按《北京市中药饮片调剂规程》（2011年版）规定，处方写"山药""淮山药""薯蓣""生山药""怀山药"，调剂应付山药片（生品）；处方写"麸炒山药"，调剂应付麸炒山药片；处方写"土炒山药""土山药"，调剂应付土炒山药片。"黄山药"按处方要求调剂。

105. "白附子片""白附片""关白附"的来源及功效主治是什么？处方如何应付？

答：白附子为毒性块茎类中药，《中国药典》收载品种。别名"白附子片"，来源为天南星科植物独角莲 *Typhonium giganteum* Engl. 的干燥块茎。味辛，性温；有毒。归胃、肝经。功能祛风痰，定惊搐，解毒散结，止痛。用于中风痰壅，口眼㖞斜，语言謇涩，惊风癫痫，破伤风，痰厥头痛，偏正头痛，瘰疬痰核，毒蛇咬伤。用量3～6g。一般炮制后用，外用生品适量捣烂，熬膏或研末以酒调敷患处。注意孕妇慎用。生品内服宜慎。

附子为毒性根类中药,《中国药典》收载品种。其炮制饮片有"白附片""黑顺片"等规格,来源为毛茛科植物乌头 *Aconitum carmichaelii* Debx. 的子根。含双酯型生物碱新乌头碱($C_{33}H_{45}NO_{11}$)、次乌头碱($C_{33}H_{45}NO_{10}$)和乌头碱($C_{34}H_{47}NO_{11}$)等生物碱。味辛、甘,性大热;有毒。归心、肾、脾经。功能回阳救逆,补火助阳,散寒止痛。用于亡阳虚脱,肢冷脉微,心阳不足,胸痹心痛,虚寒吐泻,脘腹冷痛,肾阳虚衰,阳痿宫冷,阴寒水肿,阳虚外感,寒湿痹痛。用量 3 ~ 15g,先煎,久煎。注意孕妇慎用,不宜与半夏、瓜蒌、瓜蒌子、瓜蒌皮、天花粉、川贝母、浙贝母、平贝母、伊贝母、湖北贝母、白蔹、白及同用。

关白附为毒性根类中药,为毛茛科乌头属植物黄花乌头 *Aconitum coranum*(Levl.)Raipaics 的干燥块根。关白附又名白附子、黄花乌头、竹节白附,因主产于山海关外东三省而故名"关白附"。味辛、甘,性热;有毒。归胃、肝经。功能祛风痰,定惊搐,散寒止痛。用于中风痰壅,口眼㖞斜,癫痫,偏正头痛,风痰眩晕,破伤风,小儿惊风,风湿痹痛,疮疡疥癣,皮肤湿疹。内服煎汤,用量 1.5 ~ 6g;或入丸散。外用适量,煎汤洗,或研末调敷。注意阴虚或热盛之证及孕妇禁用。过量易中毒,中毒症状同川乌。"关白附"北京不用。

"白附片"为附子的饮片炮制规格名和处方别名。"白附子片""独角莲""鸡心白附"为白附子的别名,"独角莲"是因植物名而得名,在历史上以河南禹州为集散地而故名禹白附,又因形如鸡心,故又名"鸡心白附";"白附子""附子""关白附"为三种不同的根及根茎类中药,生品均有毒。

"生白附子""生附子"按毒性中药管理。

按《北京市中药饮片调剂规程》（2011年版）规定，处方写"白附子""白附子片""炙白附子""制白附子"，调剂应付白附子（制）。处方写"白附片"，调剂应付制白附片（制）；处方写"附子""附片""黑附子""黑顺片""黑附片"，调剂应付附子（制）。

在古代医方以"白附子"为名入药者中，明代以前医方中白附子为毛茛科植物"关白附"，明清以后医方中白附子应是天南星科植物"白附子（禹白附）"为主。1963年版《中国药典》一部首次以禹白附和关白附分别收载，1977年版将禹白附改为白附子，又另外列有"关白附"，1985年版至2020年版删除了关白附，只收载天南星科的白附子。

附子在夏季采收，炮制加工在产地进行（过去北京也用"盐附子"进行炮制），规格还有"盐附子（有毒，需进行炮制后入药）""黄附片""炮附片""熟片""卦片""刨片"等，北京习惯用"黑顺片""白附片"。

106. "草乌""川乌"的来源及功效主治是什么？处方如何应付？

答： 川乌为毒性根类中药，《中国药典》收载品种。来源为毛茛科植物乌头 *Aconitum carmichaelii* Debx. 的干燥母根。草乌来源为毛茛科植物北乌头 *Aconitum kusnezoffii* Reichb. 的干燥块根。二者味辛、苦，性热；有大毒。归心、肝、肾、脾经。均具有祛风除湿，温经止痛的功效。用于风寒湿痹，关节疼痛，心腹冷痛，寒疝作痛及麻醉止痛。一般炮制后用，用量1.5～3g，先煎、久煎。

二者来源不同，功效相似。生品为毒性中药，习惯认为草乌的毒性大于川乌。注意均为孕妇禁用；不宜与半夏、瓜蒌、瓜蒌子、瓜蒌皮、天花粉、川贝母、浙贝母、平贝母、伊贝母、湖北贝母、白蔹、白及同用。

生川乌、生草乌按毒性中药管理。

按《北京市中药饮片调剂规程》（2011年版）规定，处方写"川乌""川乌头""乌头""制川乌""炙川乌"，调剂应付制川乌；处方写"草乌""草乌头""炙草乌""制草乌"，调剂应付制草乌。

北京及全国大部分地区以前使用的"川乌"多为"小附子"，与《中国药典》规定的来源不同。北京使用的"制川乌""制草乌"为"甘草金银花水制"，与《中国药典》的方法不同。

据临床医生反映"制川乌""制草乌"《中国药典》规定的用量过小，根据患者的病情常需加大剂量使用。

107. "天葵子""冬葵子"的来源及功效主治是什么？处方如何应付？"紫背天葵"处方如何应付？

答： 天葵子为少用根类中药，来源为毛茛科植物天葵 *Semiaquilegia adoxoides*（DC.）Makino 的干燥块根。味甘、苦，性寒。归肝、胃经。功能清热解毒，消肿散结。用于痈肿疔疮，乳痈，瘰疬，蛇虫咬伤。用量 9～15g。

"冬葵子"北京地区使用的是"苘麻子"，"冬葵子"为其处方别名。苘麻子为种子类中药，来源为锦葵科植物苘麻 *Abutilon theophrastii* Medic. 的干燥成熟种子。味苦，性平。归大肠、小肠、膀胱经。功能清热解毒，利湿，退翳。用于赤白痢疾，淋病涩痛，痈肿疮毒，目生翳膜。用量 3 ～ 9g。

天葵子《医宗汇编》中被称为紫背天葵，《本草纲目拾遗》中称千年老鼠屎，其他别名有天葵根、散血珠等。"天葵子""苘麻子"均为《中国药典》收载品种。来源不同，功能不同。注意不要混淆。

按《北京市中药饮片调剂规程》（2011 年版）规定，处方写"天葵子"，调剂应付天葵子（生品）。处方写"苘麻子"，调剂应付苘麻子（生品）。

"紫背天葵子""紫贝天葵"收载于《北京市中药调剂规程》（1983 年版），调剂应付天葵子（生品）。"冬葵子""蕡麻子"，调剂应付苘麻子（生品）。

108. "天麻"的来源及功效主治是什么？ "赤箭""定风草"处方如何应付？

答：天麻为常用中药，《中国药典》收载品种。来源为兰科植物天麻 *Gastrodia elata* Bl. 的干燥块茎。味甘，性平。归肝经。功能息风止痉，平抑肝阳，祛风通络。用于小儿惊风，癫痫抽搐，破伤风，头痛眩晕，手足不遂，肢体麻木，风湿痹痛。用量 3 ～ 10g。

"赤箭""定风草"为天麻处方别名。

按《北京市中药饮片调剂规程》（2011 年版）规定，处方写"天麻""天麻片""明天麻"，调剂应付天麻片。

《北京中药调剂规程》（1983 年版）收载，处方写"赤箭""定风草"，调剂应付天麻片。

109. "土贝母"的来源及功效主治是什么？"假贝母"处方如何应付？

答：土贝母为少用的根茎类中药，《中国药典》收载品种。来源为葫芦科植物土贝母 *Bolbostemma paniculatum*（Maxim.）Franquet 的干燥块茎。味苦，性微寒。归肺、脾经。功能解毒，散结，消肿。用于乳痈，瘰疬痰核。用量 5 ～ 10g。"假贝母"为土贝母的处方别名。

按《北京市中药饮片调剂规程》（2011 年版）规定，处方写"土贝母"，应付土贝母，捣碎。

"假贝母"一名收载于《北京市中药调剂规程》（1983 年版），调剂应付土贝母，捣碎用。

110. "天花粉"的来源及功效主治是什么？"花粉""栝楼根"处方如何应付？

答：天花粉为常用根类中药，《中国药典》收载品种。来源为葫芦科植物栝楼 *Trichosanthes kirilowii* Maxim. 或双边栝楼 *Trichosanthes rosthornii* Harms 的干燥根。味甘、微苦，性微寒。归肺、胃经。功能清热泻火，生津止渴，消肿排脓。用于热病烦渴，肺热燥咳，内热消渴，疮疡肿毒。用量 10 ～ 15g。注意孕妇慎用；不宜与川乌、制川乌、草乌、制草乌、附子同用。

"花粉""栝楼根"为天花粉的处方别名。

按《北京市中药饮片调剂规程》（2011 年版）规定，处方写"天花粉""天花粉片""栝楼根""花粉"，调剂应付天花粉片。

111. "白药子""红药子""黄药子"的来源及功效主治是什么？"朱砂七""黄独"处方如何应付？

答："白药子""红药子""黄药子"均为少用的根及根茎类中药，为《北京市中药饮片炮制规范》（2008 年版）收载品种。来源不同。"朱砂七"为红药子的处方别名；"黄独"为黄药子的处方别名。

白药子为防己科植物头花千金藤 *StePhania cepharantha* Hayata 的干燥块根。味苦、辛，性凉。归脾、肺、肾经。功能清热消肿，凉血解毒，止痛。用于咽痛喉痹，咳嗽，吐血、衄血，金疮出血，热毒痈肿，瘰疬。用量 2～5g。外用适量。研末涂敷患处。

红药子为蓼科植物毛脉蓼 *polygonum cillinerve*（Nakai）Ohwi 的干燥根。味苦、微涩，性凉。归肺、大肠、肝经。功能清热解毒，凉血止血。用于胃肠炎，菌痢，扁桃体炎，月经不调；外用治外伤出血、烫伤、痈疖。用量 2～5g。外用适量。

黄药子为薯蓣科植物黄独 *Dioscoera bulbifera* L. 的干燥块茎。味苦，性平。归心、肝经。功能消痰软坚，散结消瘿，清热解毒。用于瘿瘤痰核，癥瘕痞块，疮痈肿毒，咽喉肿痛，毒蛇咬伤。用量 2～5g。外用适量。研末涂敷患处。

从功能上来看，白药子、红药子、黄药子均具有清热解毒的作用，白药子长于消肿、凉血、止痛；红药子长于凉血止血；黄药子长于消痰软坚，散结消瘿。

按《北京市中药饮片调剂规程》（2011 年版）规定，处方写"白药子"，调剂应付白药子片（生品）；处方写"红药子"，调剂应付红药子片；处方写"黄药子"，调剂应付黄药子片（生品）。"朱砂七"被《北京市中药调剂规程》（1983 年版）收载，调剂应付红药子片（生品）；"黄独"调剂应付黄药子片（生品）。

112. "黄连""胡黄连""马尾黄连"的来源及功效主治是什么？处方如何应付？

答："黄连""胡黄连""马尾黄连"均为根及根茎类中药，来源不同。"马尾黄连"为"马尾连"的处方别名，北京地区在 20 世纪 60 年代中期至 80 年代末期因黄连短缺，"马尾连"常代替黄连使用，近些年来"马尾连"临床很少使用。

黄连为常用根茎类中药，《中国药典》收载品种。来源为毛茛科植物黄连 *Coptis chinensis* Franch.、三角叶黄连 *Coptis deltoidea* C.Y.Cheng et Hsiao 或云连 *Coptis teeta* Wall. 的干燥根茎。以上三种分别习称"味连""雅连""云连"。味苦，性寒。归心、脾、胃、肝、胆、大肠经。功能清热燥湿，泻火解毒。用于湿热痞满，呕吐吞酸，泻痢，黄疸，高热神昏，心火亢盛，心烦不寐，心悸不宁，血热吐衄，目赤，牙痛，消渴，痈肿疔疮；外治湿疹，湿疮，耳道流脓。酒黄连善清上焦火热。用于目赤，口疮。姜黄连清胃和胃止呕。用于寒热互结，湿热中阻，痞满呕吐。萸黄连舒肝和胃止呕。用于肝胃不和，呕吐吞酸。黄连炭止血。用量 2 ～ 5g。外用适量。

胡黄连为少用中药，《中国药典》收载品种。来源为玄参科植物胡黄连 *Picrorhiza scrophulariiflora* Pennell 的干燥根茎。味苦，性寒。归肝、胃、大肠经。功能退虚热，除疳热，清湿热。用于骨蒸潮热，小儿疳热，湿热泻痢，黄疸尿赤，痔疮肿痛。用量 3 ～ 10g。

马尾连被《北京市中药饮片炮制规范》（2008 年版）收载，来源为毛茛科唐松草属植物金丝马尾连 *Thalictrum glandulosissimum*（Fin.et Gagn.）W. T. Wang et S. H. Wang、高原唐松草 *Thalictrum cultratum* Wall.、多叶唐松草 *Thalictrum foliolosum* DC. 的干燥根及根茎。味苦，性寒。归心、肝、大肠经。功能清热燥湿，泻火解毒。用于热盛心烦，痢疾，肠炎，结膜炎，喉炎，痈肿疮疖。用量 6 ~ 9g。

按《北京市中药饮片调剂规程》（2011 年版）规定，处方写"黄连""川黄连""川连""味连""云连""云南黄连""雅连""雅黄连"调剂应付黄连（生品）；处方写"酒黄连""酒炙黄连""酒连""酒川连"调剂应付酒炙黄连；处方写"姜黄连""姜连"调剂应付姜炙黄连；处方写"黄连炭""川连炭""川黄连炭"调剂应付黄连炭；处方写"萸黄连""萸连"调剂应付吴茱萸炙黄连。处方写"胡黄连""胡连"，调剂应付胡黄连片（生品）。处方写"马尾连""尾连"，调剂应付马尾连段（生品）。

过去北京地区"味连""雅连""云连"是分别应用的，《北京市中药调剂规程》（1983 年版）收载，处方写"黄连""川黄连""川连""味连""鸡爪黄连"，调剂应付黄连（味连）；处方写"雅连""雅黄连"，调剂应付雅连；处方写"云连""云黄连"调剂应付云连。近些年来"雅连"和"云连"由于资源问题已经多年未见。

113. "香附""两头尖"的来源及功效主治是什么？处方如何应付？

答：香附为常用根茎类中药，《中国药典》收载品种。来源

为莎草科植物莎草 *Cyperus rotundus* L. 的干燥根茎。味辛、微苦、微甘，性平。归肝、脾、三焦经。功能疏肝解郁，理气宽中，调经止痛。用于肝郁气滞，胸胁胀痛，疝气疼痛，乳房胀痛，脾胃气滞，胸脘痞闷，胀满疼痛，月经不调，经闭痛经。用量 6～9g。

两头尖为少用中药，来源为毛茛科植物多被银莲花 *Anemone raddeana* Regel 的干燥根茎。味辛，性热；有毒。归脾经。功能祛风湿，消痈肿。用于风寒湿痹，四肢拘挛，骨节疼痛，痈肿溃烂。用量 1～3g。外用适量。注意孕妇禁用。

"莎草根"为香附的处方别名，因香附的原植物是"莎草"而得名；"竹节香附"为两头尖的处方别名。"香附""两头尖"均为根茎类中药，为《中国药典》收载品种。来源不同，功能不同。"竹节香附"有小毒，临床使用宜谨慎。

按《北京市中药饮片调剂规程》（2011 年版）规定，处方写"香附""醋炙香附""醋香附""炙香附""香附子""香附米""炒香附""莎草根"，调剂应付醋炙香附；处方写"香附炭""香附子炭"，调剂应付香附炭。处方写"两头尖""竹节香附"调剂应付两头尖（生品）。

114. "百合"的来源及功效主治是什么？"南百合""炙百合""蜜炙百合""炙南百合"处方如何应付？

答：百合为常用中药，《中国药典》收载品种。来源为百合科植物卷丹 *Lilium lancifolium* Thunb.、百合 *Lilium brownii* F. E. Brown var. *viridulum* Baker 或细叶百合 *Lilium pumilum* DC. 的干燥肉质鳞叶。味甘，性寒。归心、肺经。功能养阴润肺，清

心安神。用于阴虚燥咳，劳嗽咳血，虚烦惊悸，失眠多梦，精神恍惚。用量 6 ～ 12g。"南百合"为百合的处方别名。

按《北京市中药饮片调剂规程》（2011 年版）规定，处方写"百合""南百合"，调剂应付百合（片）；处方写"炙百合""蜜炙百合""炙南百合"，调剂应付蜜炙百合。

115. "竹节参""珠子参"的来源及功效主治是什么？

答："竹节参""珠子参"均为根茎类中药，《中国药典》收载品种。北京地区很少使用。

竹节参为五加科植物竹节参 *Panax japonicus* C. A. Mey. 的干燥根茎。味甘、微苦，性温。归肝、脾、肺经。功能滋补止血，消肿止痛，祛痰止咳，补虚强壮。用于痨嗽咯血，跌打损伤，咳嗽痰多，病后虚弱。用量 6 ～ 9g。

珠子参为五加科植物珠子参 *Panax japonicus* C. A. Mey. var. *major*（Burk.）C. Y. Wu et K. M. Feng 或羽叶三七 *Panax japonicus* C. A. Mey. var. *bipinnatifidus*（Seem.）C. Y. Wu et K. M. Feng 的干燥根茎。味苦、甘，性微寒。归肝、肺、胃经。功能补肺养阴，祛瘀止痛，止血。用于气阴两虚，烦热口渴，虚劳咳嗽，跌打损伤，关节疼痛，咳血，吐血，血衄，外伤出血。用量 3 ～ 9g。外用适量，研末敷患处。

116. "前胡""紫花前胡"的来源及功效主治是什么？
处方如何应付？

答："前胡""紫花前胡"均为根类中药，"紫花前胡"原为"前胡"的来源之一，后《中国药典》将其分开单列。"前胡""紫花前胡"均为《中国药典》收载品种。来源不同，功能基本相同。现在北京地区多习用"前胡"。

前胡为伞形科植物白花前胡 *Peucedanum praeruptorum* Dunn 的干燥根。味苦、辛，性微寒。归肺经。功能降气化痰，散风清热。用于痰热喘满，咯痰黄稠，风热咳嗽痰多。用量 3 ～ 10g。

紫花前胡为伞形科植物紫花前胡 *Peucedanum decursivum*（Miq.）Maxim. 的干燥根。性味归经、功能、用法用量同前胡。

按《北京市中药饮片调剂规程》（2011 年版）规定，处方写"前胡""信前胡""南前胡"，调剂应付前胡片（生品）；处方写"炙前胡""蜜炙前胡""炙信前胡"调剂应付蜜炙前胡片。

"紫花前胡"目前在北京地区较少使用。

117. "漏芦""禹州漏芦"的来源及功效主治是什么？处方如何应付？

答："漏芦""禹州漏芦"均为根类中药，《中国药典》收载品种。来源不同，功能相近。现在北京地区多习用"漏芦"，"禹州漏芦"临床很少使用。

漏芦为菊科植物祁州漏芦 *Rhaponticum uniflorum*（L.）DC. 的干燥根。味苦，性寒。归胃经。功能清热解毒，消痈，下乳，舒筋通脉。用于乳痈肿痛，痈疽发背，瘰疬疮毒，乳汁不通，湿痹拘挛。用量 5 ～ 9g。注意孕妇慎用。

禹州漏芦《中国药典》（2020 年版）收载品种，来源为菊科植物驴欺口 *Ehimops latriflius* Tausch. 或华东蓝刺头 *Echinops grijsi* Hance 的干燥根。味苦，性寒。归胃经。功能同漏芦，用量 5 ～ 10g。注意孕妇慎用。

按《北京市中药饮片调剂规程》（2011 年版）规定，处方

写"漏芦""祁漏芦"，调剂应付漏芦片（生品）。

"禹州漏芦"基本不单独使用，常作漏芦使用。原因是以前"禹州漏芦"也是漏芦的基原之一，被《北京市中药炮制规范》（1986年版）收载。"漏芦"来源为菊科植物祁州漏芦 *Rhaponticum uniflorum*（L.）DC. 或蓝刺头 *Echinops latifolius* Tausch 的干燥根。《北京市中药饮片炮制规范》（2008年版）修改了"漏芦"的来源，为菊科植物祁州漏芦 *Rhaponticum uniflorum*（L.）的干燥根。《中国药典》（2020年版）对《中国药典》（2015年版）"禹州漏芦"的植物来源中的"蓝刺头"按《中国植物志》修改为"驴欺口"。原植物没有改变。

118. "粉萆薢""绵萆薢"的来源及功效主治是什么？处方如何应付？

答："粉萆薢""绵萆薢"均为根茎类中药，《中国药典》收载品种。来源不同，功能相近。现在北京地区多习用"绵萆薢"，"粉萆薢"临床很少使用。

粉萆薢来源为薯蓣科植物粉背薯蓣 *Diocorea hypoglauca* Palibin 的干燥根茎。味苦，性平。归肾、胃经。功能利湿去浊，祛风除痹。用于膏淋，白浊，白带过多，风湿痹痛，关节不利，腰膝疼痛。用量9～15g。

绵萆薢为薯蓣科植物绵萆薢 *Dioscorea spongiosa* J. Q. Xi, M. Mizuno et W. L. Zhao 或福州薯蓣 *Dioscorea futschauensis* Uline ex R. Kunth 的干燥根茎。性味归经、功能、用法用量同粉萆薢。

按《北京市中药饮片调剂规程》（2011年版）规定，处方写"萆薢""粉萆薢"，调剂应付粉萆薢（生品）；处方写"绵萆薢"调剂，应付绵萆薢丝（生品）。

"川萆薢""必夕"为《北京市中药调剂规程》（1983 年版）所收载，调剂应付粉萆薢。"必夕"为中华人民共和国成立初期的简化错别字。

目前北京地区"粉萆薢"饮片使用少的原因有两个方面：一是"粉萆薢"饮片性状与"土茯苓"饮片性状相似不易鉴别，而"绵萆薢"易于鉴别有利于控制质量，供货商愿意经营"绵萆薢"。二是"粉萆薢"市场供应不足。

119. "绵马贯众""紫萁贯众"的来源及功效主治是什么？处方如何应付？

答： "绵马贯众""紫萁贯众"为两种根及根茎类中药，均为《中国药典》收载品种。功能相似。

绵马贯众来源为鳞毛蕨科植物粗茎鳞毛蕨 *Dryopteris crassirhizoma* Nakai 的干燥根茎及叶柄残基。味苦，性微寒；有小毒。归肝、胃经。功能清热解毒，止血，杀虫。用于时疫感冒，风热头痛，温毒发斑，疮疡肿毒，崩漏下血，虫积腹痛。用量 5 ～ 10g。

紫萁贯众来源为紫萁科植物紫萁 *Osmunda japonica* Thunb. 的干燥根茎和叶柄残基。味辛，性微寒；有小毒。归肺、胃、肝经。功能清热解毒，止血，杀虫。用于疫毒感冒，热毒泻痢，疮疡肿毒，吐血，衄血，便血，崩漏，虫积腹痛。用量 5 ～ 9g。

北京地区多习用"绵马贯众"。紫萁贯众北京地区不习用。

按《北京市中药饮片调剂规程》（2011 年版）规定，处方写"绵马贯众""贯众""贯仲"，调剂应付绵马贯众（生品）；处方写"绵马贯众炭""贯众炭""贯仲炭"调剂应付绵马贯众炭。

《北京市中药调剂规程》（1983 年版）收载的处方正名是"贯众"，规定处方写"贯众""管仲""贯众瓣"，调剂应付贯众；处方写"贯众炭""管仲炭""贯仲炭"调剂应付贯众炭。

《北京市中药炮制规范》（1986 年版）收载，"贯众"的来源除"绵马贯众"外，还收载"荚果蕨贯众"，来源为球子蕨科植物荚果蕨 *Matteuccia struthiopteris*（L.）Todaro. 的干燥根茎及叶柄基部；《北京市中药饮片炮制规范》（2008 年版）只收载了"绵马贯众"。

2003 年北京"非典"疫情前"绵马贯众"习用"叶柄基部"而不用根茎；"非典"疫情期间由于绵马贯众紧缺，按《中国药典》规定使用"根茎和叶柄残基"。

120. "柴胡""竹叶柴胡"的来源及功效主治是什么？处方如何应付？

答："柴胡""竹叶柴胡"为两种中药，药用部分不同，鳖血柴胡为柴胡的炮制品。

柴胡为常用根类中药，《中国药典》收载品种。来源为伞形科植物柴胡 *Bupleurum chinense* DC. 或狭叶柴胡 *Bupleuram sxorconerifolium* Wild. 的干燥根。分别习称"北柴胡"和"南柴胡"。北京多用北柴胡。味辛、苦，性微寒。归肝、胆、肺经。功能疏散退热，疏肝解郁，升举阳气。用于感冒发热，寒热往来，胸胁胀痛，月经不调，子宫脱垂，脱肛。醋柴胡疏肝止痛；鳖血柴胡偏于养阴清虚热。用量 3 ～ 10g。

竹叶柴胡为全草类中药，《中国药典》没有收载。各地使用的"竹叶柴胡"来源不一，均为伞形科柴胡属植物，北京地区使用的是"北柴胡"的干燥全草，功能同柴胡但药性稍弱，20

世纪 60 年代中期至 80 年代中期，柴胡短缺时常代柴胡使用。

按《北京市中药饮片调剂规程》（2011 年版）规定，处方写"柴胡""北柴胡""南柴胡""软柴胡"，调剂应付柴胡片（生品）；处方写"醋柴胡""醋炙柴胡""炒柴胡"，调剂应付醋炙柴胡片；处方写"鳖血柴胡"，调剂应付鳖血柴胡片；处方写"竹叶柴胡""竹柴胡"，调剂应付竹叶柴胡段（生品）。

北京地区过去是"北柴胡""南柴胡"分别使用。《北京市中药调剂规程》（1983 年版）收载，处方写"柴胡""北柴胡"，调剂应付北柴胡片；处方写"南柴胡""软柴胡""香柴胡"，调剂应付南柴胡片。

121. "芍药"的来源及功效主治是什么？"杭芍""酒芍"处方如何应付？

答："芍药"为白芍的处方别名。白芍为常用根类中药，《中国药典》收载品种。来源为毛茛科植物芍药 *Paeonia ladiflora* Pall. 的干燥根。味苦、酸，性微寒。归肝、脾经。功能养血调经，敛阴止汗，柔肝止痛，平抑肝阳。用于血虚萎黄，月经不调，自汗，盗汗，胁痛，腹痛，四肢挛痛，头痛眩晕；酒白芍用于胁肋胀痛，腹痛，产后腹痛；土白芍用于肝阳脾虚泄泻，或泻痢日久，喜按喜温；炒白芍用于肝旺脾虚之肠鸣腹痛，泄泻。用量 6 ～ 15g。注意不宜与藜芦同用。

"杭芍""酒芍"为白芍的不同饮片炮制规格，"杭芍"指浙江产的白芍，质量最佳。

按《北京市中药饮片调剂规程》（2011 年版）规定，处方写"白芍""白芍片""白芍药""芍药""杭芍"，调剂应付芍药片（生品）；处方写"酒白芍""酒炒白芍""酒芍"，调剂应付酒炙白芍；处方写"土白芍""土炒白芍""土川芍""土杭芍"，调剂应付灶心土炒白芍；处方写"炒白芍"，调剂应付清炒白芍；处方写"焦白芍"，调剂应付焦白芍。

122. "赤芍"的来源及功效主治是什么？ "京赤芍" "山赤芍"处方如何应付？

答：赤芍为常用根类中药，《中国药典》收载品种。来源为毛茛科植物芍药 *Paeonia lactiflora* Pall. 或川赤芍 *Paeonia veitchii* Lynch 的干燥根。味苦，性微寒。归肝经。功能清热凉血，散瘀止痛。用于热入营血，温毒发斑，吐血衄血，目赤肿痛，肝郁胁痛，经闭痛经，癥瘕腹痛，跌打损伤，痈肿疮疡。用量 6 ～ 12g。注意不宜与藜芦同用。

"京赤芍""山赤芍"为赤芍的处方别名。

按《北京市中药饮片调剂规程》（2011 年版）规定，处方写"赤芍""京赤芍""山赤芍""赤芍药""赤芍片"，调剂应付赤芍片（生品）。

123. "射干""川射干"的来源和功效主治有何不同？ 处方如何应付？

答：射干、川射干为两种中药，均为《中国药典》收载品种。射干与川射干的来源不同，功效与用量略有差异。

射干为常用根茎类中药，来源为鸢尾科植物射干 *Belamcanda chinensis*（L.）DC. 的干燥根茎。川射干也为根茎类中药，但北京地区基本不用。来源为鸢尾科植物鸢尾 *Iris tectorum* Maxim. 的干燥根茎。

性味归经方面，射干与川射干相同，皆为味苦，性寒。归肺经。功能与主治方面，射干与川射干皆能清热解毒，利咽，有别之处在于射干消痰，川射干祛痰。皆可用于热毒痰火郁结，咽喉肿痛，痰涎壅盛，咳嗽气喘。用量射干 3 ～ 10g，用量川射干 6 ～ 10g。

按《北京市中药饮片调剂规程》（2011 年版）规定，处方写"射干""肥射干"，调剂应付射干片（生品);《北京市中药调剂规程》（1983 年版）收载，处方写"乌扇"，调剂应付射干片（生品）。

124. "泡参""南空沙参""空沙参""野泡"处方如何应付？

答:"泡参""南空沙参""空沙参"为南沙参的处方别名。"泡参""空沙参"因南沙参饮片断面有多数空隙，质地轻泡而得名。

按《北京市中药饮片调剂规程》（2011 年版）规定，写"南沙参""南空沙参"，调剂应付南沙参片（生品);《北京市中药调剂规程》（1983 年版）收载，处方写"泡参""空沙参"，调剂应付南沙参片（生品）。过去处方写"野泡"，调剂应付西洋参。因野生西洋参比栽培西洋参体轻，故名。

125. "山豆根""北豆根"的来源及功效主治有何不同？"广豆根""柔枝槐""蝙蝠葛根"处方如何应付？

答: 山豆根为豆科植物越南槐 *Sophora tonkinensis* Gagnep. 的干燥根及根茎。含苦参碱（$C_{15}H_{24}N_2O$）、氧化苦参碱（$C_{15}H_{24}N_2O$）等成分。味苦，性寒；有毒。归肺、胃经。功能清热解毒，消肿利咽。用于火毒蕴结，乳蛾喉痹，咽喉肿痛，齿龈肿痛，口舌生疮。用量 3 ～ 6g。

北豆根为防己科植物蝙蝠葛 *Menispermum dauricum* DC. 的干燥根茎。味苦，性寒；有小毒。归肺、胃、大肠经。功能清热解毒，祛风止痛。用于咽喉肿痛，肠炎痢疾，风湿痹痛。用量 3 ～ 9g。

二者均为根及根茎类中药，《中国药典》收载品种。来源不同，功能相似。山豆根毒性大，北豆根也有小毒，临床使用时注意控制剂量。

"广豆根""柔枝槐"为山豆根的处方别名，"广豆根"是指主产地为广西等地的山豆根，"柔枝槐"是因其原植物名故名，在 20 世纪 80 年代以前的文献中，山豆根的来源中文名为"柔枝槐"（"柔枝槐"与"越南槐"为同一种植物，现有关文献收载其植物名为"越南槐"）。

按《北京市中药饮片调剂规程》（2011 年版）规定，处方写"山豆根""南豆根""广豆根""南山豆根"，调剂应付山豆根片（生品）；处方写"北豆根""豆根""北山豆根""北豆根片"，调剂应付北豆根片（生品）。"蝙蝠葛根"被《北京市中药调剂规程》（1983 年版）收载，调剂应付北豆根片（生品）。

山豆根因资源短缺近些年来用量较少，临床多用"北豆根"。处方写"山豆根"常误调剂为"北豆根"，这种错误情况需注意纠正。

126. "一包针""年健"的来源及功效主治是什么？处方如何应付？

答："一包针""年健"为千年健的处方别名。千年健为少用根茎类中药，《中国药典》收载品种。来源为天南星科植物千

年健 *Homalomena occulta*(Lour.)Schott 的干燥根茎。味苦、辛，性温。归肝、肾经。功能祛风湿，健筋骨。用于风寒湿痹，腰膝冷痛，拘挛麻木，筋骨痿软。用量 5 ～ 10g。

按《北京市中药饮片调剂规程》（2011 年版）规定，处方写"千年健""年健"调剂应付千年健片（生品）;《北京市中药调剂规程》（1983 年版）收载，处方写"一包针"，调剂应付千年健片（生品）。

127. "万根草""茅根"的来源及功效主治是什么？处方如何应付？

答："万根草""茅根"为白茅根的处方别名。白茅根为常用根茎类中药，《中国药典》收载品种。来源为禾本科植物白茅 *Imperata cylindrica* Beauv. var. *major*（Nees）C. E. Hubb. 的干燥根茎。味甘，性寒。归肺、胃、膀胱经。功能凉血止血，清热利尿。用于血热吐血，衄血，尿血，热病烦渴，湿热黄疸，水肿尿少，热淋涩痛。用量 9 ～ 30g。

按《北京市中药饮片调剂规程》（2011 年版）规定，处方写"白茅根""茅根"调剂应付白茅根段（生品）；处方写"白茅根炭""毛根炭"调剂应付白茅根炭;《北京市中药饮片调剂规程》（1983 年版）收载，处方写"白毛根""毛根""万根草"处方应付白茅根段（生品）；处方注明用"鲜"，调剂应付"鲜白茅根"。

根据《常用中药名与别名手册》中记述，"万根草"为"白茅根"在辽宁、河北、福建地区的地方用名。

128. "茜草"的来源及功效主治是什么？"血见愁" "红茜根"处方如何应付？

答：茜草为常用根及根茎类中药，《中国药典》收载品种。来源为茜草科植物茜草 *Rubia cordifolia* L. 的干燥根及根茎。味苦，性寒。归肝经。功能凉血，祛瘀，止血，通经。用于吐血，衄血，崩漏，外伤出血，经闭瘀阻，关节痹痛，跌打肿痛。用量 6～10g。

"血见愁""红茜根"为茜草的处方别名。"茜"是红色，"茜草"是因药材的颜色而得名；"血见愁"是因其功能得名。

按《北京市中药饮片调剂规程》（2011 年版）规定，处方写"茜草""茜草片""红茜草""茜草根"调剂应付茜草片（生品）；处方写"茜草炭"调剂应付茜草炭；《北京市中药饮片调剂规程》（1983 年版）收载，处方写"红茜根""血见愁"，调剂应付茜草片（生品）。

"血见愁"一名极易被混淆，有多种中药别名都为"血见愁"。

据谢宗万《常用中药名与别名手册》记载，"血见愁"一名出自《土宿本草》；地锦草在《本草纲目》中名为"血见愁"；铁苋菜的地方名为"血见愁"（东北、陕西、山东、江苏、浙江、安徽、江西、福建、广东、河南、湖北）；筋骨草别名"血见愁"；蒺藜在安徽地区的地方名亦称"血见愁"。

129. "独活"的来源及功效主治是什么？"大活""西大活"处方如何应付？

答：独活为常用中药，《中国药典》收载品种。来源为伞形

科植物重齿毛当归 *Angelica pubescens* Maxim, f. *biserrata* Shan et Yuan 的干燥根。味辛、苦，性微温。归肾、膀胱经。功能祛风除湿，通痹止痛。用于风寒湿痹，腰膝疼痛，少阴伏风头痛，风寒夹湿头痛。用量 3～10g。

"大活""西大活"为独活的处方别名。

按《北京市中药饮片调剂规程》（2011 年版）规定，处方写"独活""独活片""川独活""香独活"调剂应付独活片（生品);《北京市中药调剂规程》（1983 年版）收载，处方写"大活""西大活""肉独活"，调剂应付"独活"。

据《常用中药名与别名手册》中记述，"大活"为"独活"在安徽、湖北地区的地方名。

130. "秦艽"的来源及功效主治是什么？"大艽""西大艽"处方如何应付？

答：秦艽为常用中药，《中国药典》收载品种。来源为龙胆科植物秦艽 *Gentiana macrophylla* Pall.、麻花秦艽 *Gentiana straminea* Maxim.、粗茎秦艽 *Gentiana crassicaulis* Duthie ex Burk. 或小秦艽 *Gentiana dahurica* Fisch. 的干燥根。味辛、苦，性平。归胃、肝、胆经。功能祛风湿，清湿热，止痹痛，退虚热。用于风湿痹痛，中风半身不遂，筋脉拘挛，骨节酸痛，湿热黄疸，骨蒸潮热，小儿疳积发热。用量 3～10g。

"大艽""西大艽"为秦艽的处方别名。

按《北京市中药饮片调剂规程》（2011 年版）规定，写"秦艽""左秦艽"调剂应付秦艽片（生品);《北京市中药调剂规程》（1983 年版）收载，处方写"秦艽片""大艽""西大艽"，调剂应付秦艽片（生品）。

131. "黄精"的来源及功效主治是什么？ "黄精咀" "炙黄精"处方如何应付？

答： 黄精为常用根茎类中药，《中国药典》收载品种。来源为百合科植物滇黄精 *Polygonatum kingianum* Coll. et Hemsl.、黄精 *Polygonatum sibiricum* Red. 或多花黄精 *Polygonatum cyrtonema* Hua 的干燥根茎。以产于北方的黄精（习称"鸡头黄精"）质佳。味甘，性平。归脾、肺、肾经。功能补气养阴，健脾，润肺，益肾。用于脾胃气虚，体倦乏力，胃阴不足，口干食少，肺虚燥咳，劳嗽咳血，精血不足，腰膝酸软，须发早白，内热消渴。用量 9 ～ 15g。

"黄精咀""炙黄精"为黄精的处方别名。北京地区不用生黄精。

按《北京市中药饮片调剂规程》（2011 年版）规定，处方写"黄精""酒炙黄精""炙黄精""黄精咀"，调剂应付酒制黄精。

132. "三颗针"的来源及功效主治是什么？ "刺黄连" 处方如何应付？

答： 三颗针为根类中药，《中国药典》收载品种。来源为小檗科植物拟豪猪刺 *Berberis soulieana* Schneid.、小黄连刺 *Berberis wilsonae* Hemsl.、细叶小檗 *Berberis poiretii* Schneid. 或匙叶小檗 *Berberis vernae* Schneid. 等同属数种植物的干燥根。味苦，性寒；有毒。归肝、胃、大肠经。功能清热燥湿，泻火解毒。用于湿热泻痢，黄疸，湿疹，咽痛目赤，聤耳流脓，痈肿疮毒。用量 9 ～ 15g。

"刺黄连"为三颗针的处方别名。

按《北京市中药饮片调剂规程》（2011年版）规定，处方写"三颗针"，调剂应付三颗针片；按《北京市中药调剂规程》（1983年版）收载，处方写"刺黄连"，调剂应付三颗针（生品）。

133. "白茄根"的来源及功效主治是什么？

答："白茄根"又称"茄根"，为少用根及茎类中药。《北京市中药炮制规范》（1986年版）和《北京市中药饮片调剂规程》（2011年版）收载，名为"白茄根"；《北京市中药炮制规范》（2008年版）收载，名为"茄根"。

茄根《北京市中药饮片炮制规范》（2008年版）收载，来源为茄科植物茄 Solanum melongena L. 的干燥根及茎。味甘、辛，性寒。归大肠经。功能散热，消肿，止血。用于久痢便血，脚气，齿痛，冻疮。用量 9～18g。外用适量，煎水洗或研末调敷患处。

134. "玉竹"的来源及功效主治是什么？ "萎蕤""葳蕤"处方如何应付？

答：玉竹为常用根茎类中药，《中国药典》收载品种。来源为百合科植物玉竹 Polygonatum odoratum（Mill.）Druce 的干燥根茎。味甘，性微寒。归肺、胃经。功能养阴润燥，生津止渴。用于肺胃阴伤，燥热咳嗽，咽干口渴，内热消渴。用量 6～12g。

"萎蕤""葳蕤"为玉竹的处方别名。

按《北京市中药饮片调剂规程》（2011年版）规定，处方写"玉竹""肥玉竹""明玉竹""萎蕤""葳蕤",调剂应付为玉竹片（生品）。

135. "墓头回"的来源及功效主治是什么？"墓头回""臭败酱"处方如何应付？

答："墓头回"为少用根类中药，《北京市中药饮片炮制规范》（2008 年版）收载。来源为败酱科糙叶败酱 *Patrinia scabra* Bge 及异叶败酱 *Patrinia heterophylla* Bge 的干燥根。味辛、苦，性微寒。归心、肝经。功能清热燥湿，祛瘀止痛。用于崩漏，赤白带下。用量 6 ~ 9g。外用适量，煎汤水洗。

"臭败酱"为墓头回的处方别名。

《北京市中药饮片调剂规程》（2011 年版）规定，处方写"墓头回""臭败酱"，调剂应付墓头回（生品）。

136. "藁本"的来源及功效主治是什么？"香藁本""辽藁本"处方如何应付？

答：藁本为根及根茎类中药，《中国药典》收载品种，来源为伞形科植物藁本 *Ligusticum sinense* Oliv. 或辽藁本 *Ligusticum jeholense* Nakai et Kitag. 的干燥根茎和根。味辛，性温。归膀胱经。功能祛风，散寒，除湿，止痛。用于风寒感冒，颠顶疼痛，风湿痹痛。用量 3 ~ 10g。

"香藁本"为藁本的处方别名；"辽藁本"为藁本的药材商品名。

按《北京市中药饮片调剂规程》（2011 年版）规定，处方写"藁本""香藁本"，调剂应付藁本片（生品）。

137. "稻草根"是"糯稻根"吗？来源及功效主治是什么？

答："稻草根"是"糯稻根"的处方别名。

糯稻根为少用根及根茎类中药，《北京市中药饮片炮制规范》（2008 年版）收载，来源为禾本科植物糯稻 *Oryza sativa* L. var. *glutinosa* Matsum. 的干燥根及根茎。味甘，性平。归心、肝经。功能固表止汗，养阴除热，益胃生津。用于自汗盗汗，阴虚发热，咽干口渴。用量 15 ～ 30g。

按《北京市中药饮片调剂规程》（2011 年版）规定，处方写"糯稻根""稻草根""稻根须"，调剂应付糯稻根（生品）；《北京市中药调剂规程》（1983 年版）收载，处方写"稻草须"，调剂应付糯稻根（生品）。

138. "徐长卿"的来源及功效主治是什么？

答：徐长卿为根及根茎类中药，《中国药典》收载品种。来源为萝藦科植物徐长卿 *Cynanchum paniculatum*（Bge.）Kitag. 的干燥根和根茎。临床多生用。味辛，性温。归肝、胃经。功能祛风，化湿，止痛，止痒。用于风湿痹痛，胃痛胀满，牙痛，腰痛，跌打伤痛，风疹、湿疹。用量 3 ～ 12g。后下。

过去北京地区有些单位曾使用过带根全草。现已经纠正。

139. "羊乳""四叶参""山海螺""白蟒肉"处方如何应付？来源及功效主治是什么？

答："羊乳"为少用根类中药，因其植株折断时流出白色乳汁，又能"通乳"，故名"羊乳"。"四叶参""山海螺""白蟒肉"是羊乳的处方别名。《北京市中药调剂规程》(1983 年版)收载,处方写"羊乳""四叶参""山海螺""白蟒肉",调剂应付羊乳(生品)。

羊乳据《北京市中药饮片炮制规范》(2008 年版)收载,来源为桔梗科植物羊乳 *Codonopsis lanceolata*(Sieb. et Zucc.)Trautv. 的干燥根。味甘,性温。归肝、脾、肺、大肠经。功能补血通乳,养阴润肺,清热解毒,消肿排脓。用于病后体虚,乳汁不足,肺阴不足,肺痈,乳痈,疮疡肿毒。用量 15 ~ 30g。

140. "仙遗粮""冷饭团"处方如何应付? 来源及功效主治是什么?

答:"仙遗粮""冷饭团"为土茯苓的处方别名。按《北京市中药饮片调剂规程》(2011 年版)规定,处方写"土茯苓",调剂应付土茯苓片(生品);(1983 年版)收载,处方写"仙遗粮""冷饭团",调剂应付土茯苓片(生品)。

土茯苓为常用根茎类中药,《中国药典》收载品种。来源为百合科植物光叶菝葜 *Smilax glabra* Roxb. 的干燥根茎。味甘、淡,性平。归肝、胃经。功能解毒,除湿,通利关节。用于梅毒及汞中毒所致的肢体拘挛,筋骨疼痛;湿热淋浊,带下,痈肿,瘰疬,疥癣。用量 15 ~ 60g。

141. "仙人头"的来源及功效主治是什么?

答:仙人头别名"地骷髅""枯萝卜",为少用根类中药。《北京市中药饮片炮制规范》(2008 年版)收载。来源为十字花科植物萝卜 *Raphanus sativus* L. 的干枯块根。味辛、甘,性

平。归肺经。功能利水消肿。用于气滞不舒，小便不利。用量
6～18g。

北京地区习用生仙人头（切块）。

142. "延寿果"的来源及功效主治是什么？

答：《中国药典》未收载该品种。《北京市中药炮制规
范》（1986年版）收载。"延寿果"为蔷薇科植物鹅绒委陵菜
Potentilla anserine L. 的干燥块根。味甘、性平。功能健脾益
胃，生津止渴，益气补血。用于脾虚腹泻，病后贫血，营养不
良。用量6～12g。《全国中草药汇编》记载，延寿果为蓖麻的
别名。

143. "狼毒""瑞香狼毒"有何不同？

答：二者来源不同，毒性强弱不同。生狼毒为毒性中药，
按毒性中药管理。

"狼毒"为少用根类中药，《中国药典》收载品种。来源为
大戟科植物月腺大戟 *Euphorbia ebracteolata* Hayata 或狼毒大戟
E. fischeriana Steud. 的干燥根。味辛，性平；有毒。归肝、脾
经。功能散结，杀虫。外用于淋巴结结核，皮癣；灭蛆。用法：
熬膏外敷。注意不宜与密陀僧同用。《北京市中药饮片炮制规
范》（2008年版）收载，其炮制方法为醋炙，用量0.3～1g，
或入丸散用。外用适量，熬膏外敷。

"瑞香狼毒"按《中药大辞典》记载，来源为瑞香科植物
瑞香狼毒 *Stellera chamaejasme* L. 的干燥根。味辛，性温；有
毒。功能清热解毒，消肿，止溃疡，祛腐生肌。熬膏内服用于
疥病，疖痈，瘰疬；外用治顽癣，溃疡。用量0.5～1g，通常

外用。

两种中药饮片有时混用，注意鉴别。

144. "鸡骨常山""黄常山"的来源及功效主治是什么？处方如何应付?

答:"鸡骨常山""黄常山"为常山的处方别名。"常山"为少用根类中药,《中国药典》收载品种。来源为虎耳草科植物常山 *Dichroa febrifuga* Lour. 的干燥根。味苦、辛，性寒；有毒。归肺、肝、心经。功能涌吐痰涎，截疟。用于痰饮停聚，胸膈痞塞，疟疾。用量 5～9g。注意有催吐的副作用，用量不宜过大，孕妇慎用。

按《北京市中药饮片调剂规程》（2011 年版）规定，处方写"常山""常山片""鸡骨常山""黄常山"，调剂应付常山（生品）。

"三颗针"的药材别名也称"黄常山"，注意鉴别。

145. "花商陆"的来源及功效主治是什么？处方如何应付?

答:"花商陆"为商陆的处方别名。"商陆"为少用根类中药,《中国药典》收载品种。来源为商陆科植物商陆 *Phytolacca acinosa* Roxb. 或垂序商陆 *P. americana* L. 的干燥根。味苦，性寒；有毒。归肺、脾、肾、大肠经。功能逐水消肿，通利二便；外用解毒散结。用于水肿胀满，二便不通；外治痈肿疮毒。用量 3～9g。外用适量，煎汤熏洗。孕妇禁用。

按《北京市中药饮片调剂规程》（2011 年版）规定，处方写"商陆""花商陆""炙商陆""醋炙商陆"，调剂应付醋制商陆。

146. "童参""孩儿参"的来源及功效主治是什么？处方如何应付？

答："童参""孩儿参"为太子参的处方别名。太子参为常用根类中药，《中国药典》收载品种。来源为石竹科植物孩儿参 *Pseudostellaria heterophylla*（Miq.）Pax ex Pax et Hoffm. 的干燥块根。味甘、微苦，性平。归脾、肺经。功能益气健脾，生津润肺。用于脾虚体倦，食欲不振，病后虚弱，气阴不足，自汗口渴，肺燥干咳。用量 9 ～ 30g。

按《北京市中药饮片调剂规程》（2011 年版）规定，处方写"太子参""童参""孩儿参"，调剂应付太子参（生品）。

147. "巴戟""炙巴戟""肥巴戟"的来源及功效主治是什么？处方如何应付？

答："巴戟""炙巴戟""肥巴戟"为巴戟天的处方别名。巴戟天为常用根类（实为根皮）中药，《中国药典》收载品种。来源为茜草科植物巴戟天 *Morinda officinalis* How 的干燥根。味甘、辛，性微温。归肾、肝经。功能补肾阳，强筋骨，祛风湿。用于阳痿遗精，宫冷不孕，月经不调，少腹冷痛，风湿痹痛，筋骨痿软。用量 3 ～ 10g。

按《北京市中药饮片调剂规程》（2011 年版）规定，处方写"巴戟天""炙巴戟天""制巴戟天""巴戟""炙巴戟""肥巴戟""巴戟肉"，调剂应付甘草水制巴戟天。

148. "京三棱""荆三棱""炒三棱"的来源及功效主治是什么？处方如何应付？

答："京三棱""荆三棱""炒三棱"为三棱的处方别名。三棱为常用根茎类中药，《中国药典》收载品种。来源为黑三棱科植物黑三棱 *Sparganium stoloniferum* Buch.–Ham. 的干燥块茎。味辛、苦，性平。归肝、脾经。功能破血行气，消积止痛。用于癥瘕痞块，痛经，瘀血经闭，胸痹心痛，食积胀痛。用量 5 ～ 10g。注意孕妇禁用；不宜与芒硝、玄明粉同用。

按《北京市中药饮片调剂规程》（2011 年版）规定，处方写"三棱""醋炙三棱""京三棱""荆三棱""炒三棱"，调剂应付醋炙三棱。

149. "川羌"的来源及功效主治是什么？处方如何应付？

答："川羌"为羌活的处方别名，因产地故名。羌活为常用根及根茎类中药，《中国药典》收载品种。来源为伞形科植物羌活 *Notopterygium incisum* Ting ex H. T. Chang 或宽叶羌活 *Notopterygium forbesii* Boiss. 的干燥根及根茎。味辛、苦，性温。归膀胱、肾经。功能解表散寒，祛风除湿，止痛。用于风寒感冒，头痛项强，风湿痹痛，肩背酸痛。用量 3 ～ 10g。

按《北京市中药饮片调剂规程》（2011 年版）规定，处方写"羌活""西羌活""川羌活""川羌"，调剂应付羌活（生品）。

150. "苦参"的来源及功效主治是什么？

答：苦参为常用根及根茎类中药，《中国药典》收载品种。

来源为豆科植物苦参 *Sophora, flavescens* Ait. 的干燥根。味苦，性寒。归心、肝、胃、大肠、膀胱经。功能清热燥湿，杀虫，利尿。用于热痢，便血，黄疸尿闭，赤白带下，阴肿阴痒，湿疹，湿疮，皮肤瘙痒，疥癣麻风，外治滴虫性阴道炎。用量4.5～9g。外用适量，煎汤洗患处。注意不宜与藜芦同用。

临床习用苦参片（生品）。

151. "白头翁"的来源与功效主治是什么？

答：白头翁为根类中药，《中国药典》收载品种。来源为毛茛科植物白头翁 *Pulsatilla chinensis*（Bge.）Regel 的干燥根。味苦，性寒。归胃、大肠经。功能清热解毒，凉血止痢。用于热毒血痢，阴痒带下。用量9～15g。

临床习用白头翁片（生品）。

152. "白薇"的来源与功效主治是什么？

答：白薇为常用根及根茎类中药，《中国药典》收载品种。来源为萝藦科植物白薇 *Cynanchum atratum* Bge. 或蔓生白薇 *Cynanchum versicolor* Bge. 的干燥根及根茎。味苦、咸，性寒。归胃、肝、肾经。功能清热凉血，利尿通淋，解毒疗疮。用于温邪伤营发热，阴虚发热，骨蒸劳热，产后血虚发热，热淋，血淋，痈疽肿毒。用量5～10g。

临床习用白薇段（生品）。

153. "白及"的来源及功效主治是什么？

答：白及为根茎类中药，《中国药典》收载品种。来源为兰科植物白及 *Bletilla striata*（Thunb.）Reichb. f. 的干燥块茎。味苦、甘、涩，性微寒。归肺、肝、胃经。功能收敛止血，消肿生肌。用于咯血，吐血，外伤出血，疮疡肿毒，皮肤皲裂。用量 6～15g；研粉吞服 3～6g。外用适量。注意不宜与川乌、制川乌、草乌、制草乌、附子同用。

154. "白芷"的来源及功效主治是什么？

答： 白芷为常用根类中药，《中国药典》收载品种。来源为伞形科植物白芷 *Angelica dahurica*（Fiseh. ex Hoffm.）Benth. et Hook. f. 或杭白芷 *Angelica dahurica*（Fisch. ex Hoffm.）Benth. et Hook. f. var. *formosana*（Boiss.）Shan et Yuan 的干燥根。味辛，性温。归胃、大肠、肺经。功能解表散寒，祛风止痛，宣通鼻窍，燥湿止痛，消肿排脓。用于感冒头痛，眉棱骨痛，鼻塞流涕，鼻衄，鼻渊，牙痛，带下，疮疡肿痛。用量 3～10g。

临床习用白芷片（生品），处方名"白芷""白芷片""香白芷"。"杭白芷"多年未见。北京地区习以"川白芷"为优，过去使用的"杭白芷"，现北京地区已基本不用。

155. "乌药"的来源及功效主治是什么？

答： 乌药为常用根类中药，《中国药典》收载品种。来源为樟科植物乌药 *Lindera aggregata*（Sims）Kosterm. 的干燥块根。味辛，性温。归肺、脾、肾、膀胱经。功能行气止痛，温肾散寒。用于寒凝气滞，胸腹胀痛，气逆喘急，膀胱虚冷，遗尿尿频，疝气疼痛，经寒腹痛。用量 6～10g。

临床习用乌药片（生品），处方名"乌药""乌药片""台乌药"。

156. "仙茅"的来源及功效主治是什么?

答: 仙茅为少用根类中药,《中国药典》收载品种。来源为石蒜科植物仙茅 *Curculigo orchioides* Gaertn 的干燥根茎。味辛,性热;有毒。归肾、肝、脾经。功能补肾阳,强筋骨,祛寒湿。用于阳痿精冷,筋骨痿软,腰膝冷痹,阳虚冷泻。用量 3 ~ 10g。

157. "虎杖"的来源及功效主治是什么?

答: 虎杖为常用根及根茎类中药,《中国药典》收载品种。来源为蓼科植物虎杖 *Polygonum cuspidatum* Sieb. et Zucc. 的干燥根及根茎。味微苦,性微寒。归肝、胆、肺经。功能祛风利湿,清热解毒,散瘀定痛,止咳化痰。用于湿热黄疸,淋浊,带下,风湿痹痛,痈肿疮毒,水火烫伤,经闭,癥瘕,跌打损伤,肺热咳嗽。用量 9 ~ 15g。外用适量,制成煎液或油膏涂敷。注意孕妇慎用。

临床习用虎杖片(生品)。

158. "金果榄"的来源及功效主治是什么?

答: 金果榄为少用根类中药,《中国药典》收载品种。来源为防己科植物青牛胆 *Tinospora sagittata*(Oliv.)Gagnep. 或金果榄 *Tinospora capillipes* Gagnep. 的干燥块根。味苦,性寒。归肺、大肠经。功能清热解毒,利咽,止痛。用于咽喉肿痛,痈疽疔毒,泄泻,痢疾,脘腹疼痛。用量 3 ~ 9g。外用适量,研末吹喉或醋磨涂敷患处。

临床习用金果榄片(生品)。

159. "猫爪草"的来源及功效主治是什么?

答：猫爪草为少用根类中药,《中国药典》收载品种。来源为毛茛科植物小毛茛 *Ranunculus ternatus* Thunb. 的干燥块根。味甘、辛,性温。归肝、肺经。功能化痰散结,解毒消肿。用于瘰疬痰核,疔疮肿毒,蛇虫咬伤。用量 15～30g,单味药可用至 120g。

临床习用猫爪草（生品）。

160. "高良姜"的来源及功效主治是什么?

答：高良姜为根茎类中药,《中国药典》收载品种。来源为姜科植物高良姜 *Alpinia officinarum* Hance 的干燥根茎。味辛,性热。归脾、胃经。功能温胃止呕,散寒止痛。用于脘腹冷痛,胃寒呕吐,嗳气吞酸。用量 3～6g。

临床习用高良姜片（生品）。处方名"高良姜""良姜"。

161. "山柰"的来源及功效主治是什么?

答：山柰为少用根茎类中药,《中国药典》收载品种。来源为姜科植物山柰 *Kaempferia galanga* L. 的干燥根茎。味辛,性温。归胃经。功能行气温中,消食,止痛。用于胸膈胀满,脘腹冷痛,饮食不消。用量 6～9g。

临床习用山柰片（生品）。

162. "苁蓉""甜大芸""淡大芸"的来源及功效主治是什么? 处方如何应付?

答："苁蓉""淡苁蓉""大芸""甜大芸""淡大芸""炙苁

蓉"均为酒炙肉苁蓉的处方别名。

肉苁蓉为常用中药,《中国药典》品种。其来源为列当科植物肉苁蓉 Cistanche deserticola Y.C.Ma 或管花肉苁蓉 Cistanche tubulosa（Schrenk）Wight 的干燥带鳞叶的肉质茎。味甘、咸,性温。归肾、大肠经。功能补肾阳,益精血,润肠通便。用于肾阳不足,精血亏虚,阳痿不孕,腰膝酸软,筋骨无力,肠燥便秘。用量 6 ~ 10g。

按《北京市中药饮片调剂规程》（2011 年版）规定,处方写"酒炙肉苁蓉""苁蓉""淡苁蓉""大芸""甜大芸""淡大芸""炙苁蓉",调剂均应付酒炙肉苁蓉片。

163. "锁阳"的来源与功效主治是什么？处方如何应付？

答: 锁阳为《中国药典》收载品种。其来源为锁阳科植物锁阳 Cynomorium songaricum Rupr. 的干燥肉质茎。味甘,性温。归脾、肾、大肠经。功能补肾阳,益精血,润肠通便。用于肾阳不足,精血亏虚,腰膝痿软,阳痿滑精,肠燥便秘。用量 5 ~ 10g。

按《北京市中药饮片调剂规程》（2011 年版）规定处方写"锁阳",调剂应付锁阳片（生品）。

164. "紫草茸""紫草""紫梢花"的来源及功效主治有何不同？处方如何应付？

答: 三者的来源不同, 功能也不同。

紫草茸为少用中药,《中国药典》没有收载。《北京市中药饮片炮制规范》（2008 年版）收载。来源为胶蚧科昆虫紫胶虫

Laccifer lacca Kerr 在树枝上分泌的干燥胶质。味苦，性寒。功能清热，凉血，解毒。用于麻疹、斑疹不易透发，疮疥肿毒，产后血晕，带下。用量 1.5 ～ 6g，外用适量，研末撒布患处。孕妇禁用。

紫草为常用中药，别名"西紫草""软紫草""硬紫草"。《中国药典》收载品种，来源为紫草科植物新疆紫草 *Arnebia euchroma*（Royle）Johnst. 或内蒙紫草 *Arnebia guttata* Bunge 的干燥根。味甘、咸，性寒。归心、肝经。功能清热凉血，活血解毒，透疹消斑。用于血热毒盛，斑疹紫黑，麻疹不透，疮疡，湿疹，水火烫伤。用量 5 ～ 10g。外用适量，熬膏或用植物油浸泡涂擦。

紫梢花为少用中药，《中国药典》没有收载。《北京市中药饮片炮制规范》（2008 年版）收载，来源为淡水海绵科动物脆针海绵 *Spongilla fragilis* Lecidy 或刻盘海绵 *Ephdatia muellericar. japonica*（Hilgendorf）的干燥群体。味甘，性温。归肾经。功能补肾助阳，固精缩尿。用于阳痿遗精，遗尿，带下。用量 1.5 ～ 4.5g，外用适量。

紫草茸，按《北京市中药饮片调剂规程》（2011 年版）规定，处方写"紫草茸"，调剂应付紫草茸。《北京市中药调剂规程》（1983 年版）记载，处方写"紫蛟""赤蛟""虫蛟"，调剂均应付紫草茸。

紫草，按《北京市中药饮片调剂规程》（2011 年版）规定，处方写"紫草""软紫草"，调剂应付紫草段;《北京市中药调剂规程》（1983 年版）记载，处方写"西紫草""南紫草"，调剂应付紫草段。

紫梢花，按《北京市中药饮片调剂规程》（2011 年版）规定，处方写"紫梢花"，调剂应付紫梢花。《北京市中药调剂规程》（1983 年版）记载，处方写"紫霄花"，调剂应付紫梢花。

165. "闽姜"的功效主治是什么？

答： 闽姜为少用中药，《北京市中药炮制规范》（1986 年版）中收载。来源为姜科植物姜 *Ziugiber officinale* Rose. 的鲜根茎经糖腌渍的制成品。最初为福建省所创制，故称"闽姜"。味甘、辛，性温。归肺、胃、脾经。功能散寒、止呕、化痰。用于胃寒，口中无味，饮食少进，肺虚痰多。用法为噙化、任意服用。用量每次 5～10g。

166. "知母"的来源及功效主治是什么？ "知母肉" "肥知母"处方如何应付？

答： 知母为常用根茎类中药，《中国药典》收载品种。来源为百合科植物知母 *Anemarrhena asphodeloides* Bge. 的干燥根茎。味苦、甘，性寒。归肺、胃、肾经。功能清热泻火，滋阴润燥。用于外感热病，高热烦渴，肺热燥咳，骨蒸潮热，内热消渴，肠燥便秘。用量 6～12g。

"知母肉""肥知母"为知母的处方别名。

饮片分为"毛知母片（不去外皮）"和"知母肉片（去除外皮）"，以"知母肉"质优。过去分别应用。

按《北京市中药饮片调剂规程》（2011 年版）记载，处方写"知母""肥知母""知母肉"，调剂应付知母片（生品）；"毛知母"一名《北京市中药调剂规程》（1983 年版）收载，调剂应付知母（生品）。处方写"炒知母"，调剂应付盐炙知母。

167. "苍术"的来源及功效主治是什么？"茅苍术""北苍术"处方如何应付？

答：苍术为常用根茎类中药，《中国药典》收载品种。来源为菊科植物茅苍术 *Atractylodes lancea*（Thunb.）DC. 或北苍术 *Atractylodes chinensis*（DC.）Koidz. 的干燥根茎。味辛、苦，性温。归脾、胃、肝经。功能燥湿健脾，祛风散寒，明目。用于湿阻中焦，脘腹胀满，泄泻，水肿，脚气痿躄，风湿痹痛，风寒感冒，夜盲，眼目昏涩。用量 3～9g。

"茅苍术""北苍术"为苍术的饮片规格名也是处方别名。

"茅苍术""北苍术"产地不同，"茅苍术"又称"南苍术"，以产于江苏茅山地区者质优。北京地区过去分别应用。

按《北京市中药饮片调剂规程》（2011 年版）规定，处方写"苍术""茅苍术""北苍术""炒苍术""南苍术"，调剂应付麸炒苍术；处方写"土炒苍术""土苍术"，调剂应付土炒苍术；处方写"焦苍术"，调剂应付焦苍术。

168. "百部"的来源及功效主治是什么？"百部草""百部根"处方如何应付？

答：百部为常用根类中药，《中国药典》收载品种。来源为百部科植物直立百部 *Stemona sessilifolia*（Miq.）Miq.、蔓生百部 *Stemona japonica*（B1.）Miq. 或对叶百部 *Stemona tuberosa* Lour. 的干燥块根。味甘、苦，性微温。归肺经。功能润肺下气止咳，杀虫灭虱。用于新久咳嗽，肺痨咳嗽，顿咳；外用于头虱，体虱，蛲虫病，阴痒。蜜百部润肺止咳。用于阴虚劳嗽。用量 3～9g。外用适量，水煎或酒浸。

"百部草""百部根"为百部的处方别名。

按《北京市中药饮片调剂规程》（2011 年版）规定，处方写"百部""百部草""百部根"，调剂应付百部片（生品）；处方写"炙百部""蜜炙百部""蜜炙百部草"，调剂应付蜜炙百部。

169. "芦根"的来源及功效主治是什么？"芦苇根""苇根"处方如何应付？

答：芦根为常用根茎类中药，《中国药典》收载品种。来源为禾本科植物芦苇 *Phragmites communis* Trin. 的新鲜或干燥根茎。味甘，性寒。归肺、胃经。功能清热泻火，生津止渴，除烦，止呕，利尿。用于热病烦渴，肺热咳嗽，肺痈吐脓，胃热呕哕，热淋涩痛。用量 15 ～ 30g；鲜品用量加倍，或捣汁用。

"芦苇根""苇根"为芦根的处方别名。

按《北京市中药饮片调剂规程》（2011 年版）规定，处方写"芦根""芦苇根""苇根""芦根咀"，调剂应付芦根段（生品）；处方写"鲜芦根"，调剂应付鲜芦根。

170. "防风"的来源及功效主治是什么？"北防风""东防风""软防风"处方如何应付？

答：防风为常用根类中药，《中国药典》收载品种。来源为伞形科植物防风 *Saposhnikovia divaricata*（Turcz.）Schischk. 的干燥根。味辛、甘，性温。归膀胱、肝、脾经。功能解表祛风，胜湿止痛，止痉。用于感冒头痛，风湿痹痛，风疹瘙痒，破伤风。用量 5 ～ 10g。

"北防风""东防风""软防风"为防风的处方别名。

按《北京市中药饮片调剂规程》（2011 年版）规定，处方写"防风""北防风""东防风""软防风""口防风"，调剂应付防风片（生品）。

171. "白前"的来源及功效主治是什么？"鹅管白前"处方如何应付？

答："白前"为常用根及根茎类中药，《中国药典》收载品种。来源为萝摩科植物柳叶白前 *Cynanchum stauntonii*（Decne.）Schhr. ex Lévl. 或芫花叶白前 *Cynanchum glaucescens*（Decne.）Hand. –Mazz. 的干燥根及根茎。味辛、苦，性微温。归肺经。功能降气，消痰，止咳。用于肺气壅实，咳嗽痰多，胸满喘急。用量 3 ～ 10g。

"鹅管白前"为白前的处方别名，因其根茎形似鹅翅膀羽毛管状的基部故名。

按《北京市中药饮片调剂规程》（2011 年版）规定，处方写"白前""南白前""鹅管白前"，调剂应付白前段（生品）；处方写"蜜白前""炙白前""蜜炙白前"，调剂应付蜜炙白前。

172. "白蔹"的来源及功效主治是什么？

答：白蔹为根类中药，《中国药典》收载品种。来源为葡萄科植物白蔹 *Ampelopsis japonica*（Thunb.）Makino 的干燥块根。味苦，性微寒。归心、胃经。功能清热解毒，消痈散结，敛疮生肌。用于痈疽发背，疔疮，瘰疬，烧烫伤。用量 5 ～ 10g。外用适量，煎汤洗或研成极细粉敷患处。注意不宜与川乌、制川乌、草乌、制草乌、附子同用。

临床习用白蔹片（生品）。

173. "金狗脊"的来源及功效主治是什么？处方如何应付？

答：狗脊为常用根茎类中药，《中国药典》收载品种。来源为蚌壳蕨科植物金毛狗脊 *Cibotium barometz*（L.）J. Sm. 的干燥根茎。味苦、甘，性温。归肝、肾经。功能祛风湿，补肝肾，强腰膝。用于风湿痹痛，腰膝酸软，下肢无力。用量 6～12g。

"金狗脊"为狗脊的处方别名。

按《北京市中药饮片调剂规程》（2011 年版）规定，处方写"狗脊""金毛狗脊""金狗脊"，调剂应付砂烫狗脊。

174. "地榆"的来源及功效主治是什么？处方如何应付？

答：地榆为常用根类中药，《中国药典》收载品种。来源为蔷薇科植物地榆 *Sanguisorba officinalis* L. 或长叶地榆 *Sanguisorba officinalis* L. var. *longifolia*（Bert.）Yü et Li 的干燥根。味苦、酸、涩，性微寒。归肝、大肠经。功能凉血止血，解毒敛疮。用于便血，痔血，血痢，崩漏，水火烫伤，痈肿疮毒。用量 9～15g。外用适量，研末涂敷患处。

按《北京市中药饮片调剂规程》（2011 年版）规定，处方写"地榆"，调剂应付地榆炭；处方写"生地榆"，调剂应付地榆（生品）。

175. "绿升麻""黑升麻"的来源及功效主治是什么？处方如何应付？

答：升麻为常用根茎类中药，《中国药典》收载品种。来源为毛茛科植物大三叶升麻 *Cimicifuga heracleifolia* Kom.、兴安升麻 Cimicifuga dahurica（Turcz.）Maxim. 或升麻 Cimicifuga foetida L. 的干燥根茎。味辛、微甘，性微寒。归肺、脾、胃、大肠经。功能发表透疹，清热解毒，升举阳气。用于风热头痛，齿痛，口疮，咽喉肿痛，麻疹不透，阳毒发斑，脱肛，子宫脱垂。用量 3 ～ 10g。

"绿升麻""黑升麻"为升麻的处方别名。

按《北京市中药饮片调剂规程》（2011 年版）规定，处方写"升麻""绿升麻"，调剂应付升麻片（生品）；处方写"升麻炭""黑升麻"，调剂应付升麻炭。

176. "川断"的来源及功效主治是什么？处方如何应付？

答：续断为常用根类中药，《中国药典》收载品种。来源为川续断科植物川续断 Dipsacus asperoides C. Y. Cheng et T. M. Ai 的干燥根。味苦、辛，性微温。归肝、肾经。功能补肝肾，强筋骨，续折伤，止崩漏。用于肝肾不足，腰膝酸软，风湿痹痛，跌打损伤，伤筋骨折，崩漏，胎漏。用量 9 ～ 15g。

"川断"为续断的处方别名。

按《北京市中药饮片调剂规程》（2011 年版）规定，处方写"续断""川续断""川断"，调剂应付续断片（生品）。

177. "穿山龙"的来源及功效主治是什么？

答：穿山龙为根茎类中药，《中国药典》收载品种。来源为薯蓣科植物穿龙薯蓣 Dioscorea nipponica Makino 的干燥根茎。味甘、苦，性温。归肝、肾、肺经。功能祛风除湿，舒筋通络，活血止痛，止咳平喘。用于风湿痹病，关节肿胀，疼痛麻木，跌打损伤，闪腰岔气，咳嗽气喘。用量9～15g；也可制成酒剂用。粉碎加工时注意防护，以免发生过敏反应。

临床习用穿山龙片（生品）。

178. "薤白"的来源及功效主治是什么？

答：薤白为根茎类中药，《中国药典》收载品种。来源为百合科植物小根蒜 *Allium macrostemon* Bge. 或薤 *Allium chinensis* G. Don 的干燥鳞茎。味辛、苦，性温。归肺、胃、大肠经。功能通阳散结，行气导滞。用于胸痹心痛，脘腹痞满胀痛，泻痢后重。用量5～10g。

临床习用薤白（生品）。

179. "麻黄根"的来源及功效主治是什么？

答：麻黄根为少用根及根茎类中药，《中国药典》收载品种。来源为麻黄科植物草麻黄 *Ephedra sinica* Stapf 或中麻黄 *Ephedra intermedia* Schrenk et C. A. Mey. 的干燥根及根茎。味甘，性平。归心、肺经。功能固表止汗。用于自汗，盗汗。用量3～9g。外用适量，研粉撒扑。

临床习用麻黄根片（生品）。

180. "甘遂"的来源及功效主治是什么？ "炙甘遂"处方如何应付？

答：甘遂为根类中药，《中国药典》收载品种。来源为大戟科植物甘遂 *Euphorbia kansui* T. N. Liou ex T. P. Wang 的干燥块根。味苦，性寒；有毒。归肺、肾、大肠经。功能泻水逐饮，消肿散结。用于水肿胀满，胸腹积水，痰饮积聚，气逆喘咳，二便不利，风痰癫痫，痈肿疮毒。用量 0.5 ～ 1.5g，炮制后多入丸散用。生品外用适量。注意孕妇禁用，不宜与甘草同用。

"炙甘遂"为"甘遂"的炮制规格名。

按《北京市中药饮片调剂规程》（2011 年版）规定，处方写"甘遂""炙甘遂""醋炙甘遂"，调剂应付醋炙甘遂。

生甘遂为毒性中药，按毒性药品管理。

181. "人参叶"的来源及功效主治是什么？

答：人参叶为少用叶类中药，《中国药典》收载品种。来源为五加科植物人参 *Panax ginseng* C. A. Mey. 的干燥叶。味苦、甘，性寒。归肺、胃经。功能补气，益肺，祛暑，生津。用于气虚咳嗽，暑热烦躁，津伤口渴，头目不清，四肢倦乏。用量 3 ～ 9g。注意不宜与藜芦、五灵脂同用。

北京地区过去"人参叶"有三个来源，与现在《中国药典》规定不同，据《北京市中药炮制规范》（1986 年版）收载，其来源为五加科植物人参 *Panax ginseng* G. A. Mey. 及同属植物竹节人参 *Panax japonicum* C. A. Meyer. 大叶三七 *Panax pseudoginseng* Wall. var. *japonicus*（C. A. Mey.）Hoo&Tseng 的干燥叶。

《北京市中药饮片炮制规范》（2008 年版）记载，"人参叶"来源与《中国药典》相同。

182. "大青叶""蓼大青叶"的来源及功效主治是什么？处方如何应付？

答："大青叶""蓼大青叶"均为叶类中药，来源不同，功能相同，均为《中国药典》收载品种。大青叶来源为十字花科植物菘蓝 *Isatis indigotica* Fort. 的干燥叶；蓼大青叶来源为蓼科

植物蓼蓝 *Polygonum tinctorium* Ait. 的干燥叶。二者味苦，性寒。归心、胃经。功能清热解毒，凉血消斑。用于温病高热，神昏，发斑发疹，痄腮，喉痹，丹毒，痈肿。用量 9～15g。

按《北京市中药饮片调剂规程》（2011 年版）规定，处方写"大青叶"，调剂应付大青叶段（生品）；处方写"蓼大青叶"，调剂应付蓼大青叶（生品）。《北京市中药调剂规程》（1983 年版）记载，"大青叶""青叶""蓝靛叶""靛青叶"，调剂应付大青叶（实为"蓼大青叶"）。

北京地区习惯使用"蓼大青叶"，自 2003 年"非典"疫情后大青叶使用量渐多，现在两种均有，常存在两种名称混淆现象，注意纠正。

183. "荷叶"的来源及功效主治是什么？"荷叶""荷叶蒂""荷梗"有何不同？处方如何应付？

答：荷叶为常用中药，《中国药典》收载品种。来源为睡莲科植物莲 *Nelumbo nucifera* Gaertn. 的干燥叶。味苦，性平。归肝、脾、胃经。功能清暑化湿，升发清阳，凉血止血。用于暑热烦渴，暑湿泄泻，脾虚泄泻，血热吐衄，便血崩漏；鲜荷叶清热解暑、凉血之力强；荷叶炭收涩化瘀止血。用于出血证和产后血晕。用量 3～9g；鲜荷叶用量 15～30g；荷叶炭 3～6g。

"荷叶""荷叶蒂""荷梗"均为叶类中药，植物来源相同，用药部位不同，功能也有所偏重。

荷叶蒂别名"荷鼻"，《北京市中药炮制规范》（1986 年版）收载，为荷叶的一种商品规格，过去单用，取整荷叶，剪去叶、梗，留蒂（叶片与叶柄连接的部分）。功能清热去暑，和血安胎。

荷梗来源为睡莲科植物莲 *Nelumbo nucifera* Gaertn. 的干燥

叶柄或花柄。味苦，性平。归肺、脾、胃经。功能清热解暑，通气行水。用于暑湿胸闷，泄泻，痢疾，带下。

按《北京市中药饮片调剂规程》（2011年版）规定，处方写"荷叶""荷叶丝"，调剂应付荷叶丝（生品）；处方写"荷叶炭"，调剂应付荷叶炭；处方注明用"鲜"者，调剂应付鲜荷叶；处方写"荷叶蒂""荷蒂"，调剂应付荷叶蒂（生品）；处方写"荷梗""老荷梗""荷梗咀""荷叶梗"，调剂应付荷梗段（生品）。

"荷鼻"收载于《北京市中药调剂规程》（1983年版），调剂应付荷叶蒂。

184. "苦竹叶""淡竹叶"的来源及功效主治是什么？"苦竹叶""淡竹叶""竹卷心"处方如何应付？

答：淡竹叶为常用草类中药，《中国药典》收载品种。来源为禾本科植物淡竹叶 *Lophatherum gracile* Brongn. 的干燥茎叶。味甘、淡，性寒。归心、胃、小肠经。功能清热泻火，除烦止渴，利尿通淋。用于热病烦渴，小便短赤涩痛，口舌生疮。用量 6～10g。

苦竹叶为少用叶类中药，《北京市中药饮片炮制规范》（2008年版）收载，来源为禾本科植物苦竹 *Pleioblastus amarus*（Keng）Keng f. 干燥嫩叶。味苦，寒性。归心、胃经。功能清热，明目。用于烦热不眠，目赤，口舌生疮。用量 6～12g。

"竹卷心"为"苦竹叶"的别名，"苦竹叶"与"淡竹叶"均为清热药，但是来源及药用部位不同。

按《北京市中药饮片调剂规程》（2011年版）规定，处方写"淡竹叶""竹叶"，调剂应付淡竹叶段（生品）；处方写"苦竹叶""竹卷心"，调剂应付苦竹叶段（生品）。

"竹卷心"过去调剂应付为"苦竹叶"卷曲的嫩叶。苦竹叶北京地区已经多年未见。

185. "淫羊藿""巫山淫羊藿"的来源及功效主治有何不同？"仙灵脾"处方如何应付？

答：淫羊藿为常用叶类中药，《中国药典》收载品种。来源为小檗科植物淫羊藿 *Epimedium brevicornu* Maxim.、箭叶淫羊藿 *Epimedium sagittatum*（Sieb.et Zucc.）Maxim.、柔毛淫羊藿 *Epimedium pubescens* Maxim. 或朝鲜淫羊藿 *Epimedium koreanum* Nakai 的干燥叶。味辛、甘，性温。归肝、肾经。功能补肾阳，强筋骨，祛风湿。用于肾阳虚衰，阳痿遗精，筋骨痿软，风湿痹痛，麻木拘挛。用量 6～10g。

巫山淫羊藿为叶类中药，《中国药典》收载品种。来源为小檗科植物巫山淫羊藿 *Epimedium wushanense* T. S. Ying 的干燥叶。性味归经、功能同淫羊藿。用量 3～9g。

按《北京市中药饮片调剂规程》（2011 年版）规定，处方写"淫羊藿""炙羊藿""羊藿叶""炙淫羊藿""羊藿""仙灵脾"，调剂应付羊油炙淫羊藿。

"巫山淫羊藿"以前为"淫羊藿"的植物来源之一，近年来《中国药典》将"淫羊藿""巫山淫羊藿"分列为两种中药，功能相近，但是巫山淫羊藿北京地区很少临床使用。

186. "枸骨叶""十大功劳"的来源及功效主治有何不同？处方如何应付？

答："枸骨叶""十大功劳"均为少用叶类中药，来源不同，功能相似。

枸骨叶，《中国药典》收载品种。来源为冬青科植物枸骨 *Ilex cornuta* Lindl. ex Paxt. 的干燥叶。味苦，性凉。归肝、肾经。功能清热养阴，益肾，平肝。用于肺痨咯血，骨蒸潮热，头晕目眩。用量 9 ～ 15g。

十大功劳，《北京市中药炮制规范》（1986 年版）收载于"枸骨叶"的"附注"项：十大功劳为小檗科十大功劳属植物阔叶十大功劳 *Mahonia bealei*（Fort.）Carr. 及狭叶十大功劳 *M. fortunei*（Lindl.）Fedde. 的干燥叶。现在北京地区临床很少使用。

按《北京市中药饮片调剂规程》（2011 年版）规定，处方写"枸骨叶""功劳叶"，调剂应付枸骨叶丝（生品）。

北京历史上曾使用过"枸骨叶""功劳叶""十大功劳"这些名称，都指的是冬青科的"枸骨叶"。在《北京市中药炮制规范》（1986 年版）中，澄清了"十大功劳"的来源。

"枸骨叶""十大功劳"来源不同，其各自名称在多个省市的炮制规范与药材标准中，所指的来源也并不一致。它们极易被混淆，应注意区分。

187. "大夫叶"的来源及功效主治是什么？

答："大夫叶"别名"牛蒡叶"，为少用叶类中药，《北京市中药炮制规范》（1986 年版）收载。来源为菊科植物牛蒡 *Arctium lappa* L. 的干燥叶。味甘，性温。功能散风利水。用于脐腹急痛，小便不通，乳痈。用量 6 ～ 12g。

188. "泻叶"的来源及功效主治是什么？处方如何应付？

答："泻叶"为番泻叶的处方别名。

番泻叶为常用叶类中药,《中国药典》收载品种。来源为豆科植物狭叶番泻 *Cassia angustifolia* Vahl 或尖叶番泻 *C. acutifolia* Delile 的干燥小叶。味甘、苦,性寒。归大肠经。功能泻热行滞,通便,利水。用于热结积滞,便秘腹痛,水肿胀满。用量 2 ～ 6g,后下或开水泡服。

按《北京市中药饮片调剂规程》(2011 年版)规定,处方写"番泻叶",调剂应付番泻叶。《北京市中药调剂规程》(1983 年版)收载,处方写"泻叶"调剂应付番泻叶。

189. "艾叶"的来源及功效主治是什么? "艾绒""蕲艾""蕲艾炭"处方如何应付?

答: 艾叶为常用叶类中药,《中国药典》收载品种。来源为菊科植物艾 *Artemisia argyi* Levi. et Vant. 的干燥叶。味辛、苦,性温;有小毒。归肝、脾、肾经。功能温经止血,散寒止痛;外用祛湿止痒。用于吐血,衄血,崩漏,月经过多,胎漏下血,少腹冷痛,经寒不调,宫冷不孕;外治皮肤瘙痒。醋艾炭温经止血,用于虚寒性出血。用量 3～9g。外用适量,供灸治或熏洗用。

"艾绒""蕲艾""蕲艾炭"为艾叶的处方别名。"蕲艾"是指产于李时珍家乡湖北蕲春的艾叶,质量好。

按《北京市中药饮片调剂规程》2011 版规定,处方写"艾叶""醋艾炭""蕲艾""艾叶炭""艾炭",调剂应付醋艾炭;处方写"艾绒",调剂应付艾绒(艾叶加工品);注意,外用处方写"艾叶""生艾叶",调剂应付生艾叶。

190. "青茶""普洱茶"的来源及功效主治有何不同?

答: "青茶""普洱茶"为茶叶的不同商品规格,加工方

法不同，功能相似，均收载于《北京市中药炮制规范》（1986
年版）。

青茶别名"苦茶""茗""茶叶"，来源为山茶科植物茶
Camellia sinesis O. ktze. 及其同属植物的干燥芽叶。嫩叶采摘后
不经过揉捻、窨制者称"青茶"。青茶味苦、甘，性寒。归心、
肺、胃经。功能清头目，除烦渴，化痰，消食，利尿，解毒。
用于头痛目昏，多睡善寐，心烦口渴，食积痰滞，痢疾。用量
3～9g。外用研末调敷。

普洱茶来源为山茶科植物普洱茶 *Camellia sinensis* O. Ktze.
var. *assamica* Kitamura 的嫩叶加工而成。味苦、涩，性寒。归
肝、胃经。功能清热降火，利水，消食醒神。用于神倦多眠，
头痛目昏，烦渴，小便不利，解酒毒。用量 3～6g。外用研末
调敷。

191. "芙蓉叶"的来源及功效主治是什么？

答："芙蓉叶"别名"木芙蓉"，为少用叶类中药，《北京
市中药炮制规范》（1986 年版）收载。来源为锦葵科植物木芙
蓉 *Hibiscus* mutabilis L. 的干燥叶。味微辛，性凉。归肺、肝
经。功能清肺凉血，清热解毒，消肿排脓。用于肺热咳嗽，
肠痈，瘰疬鼠疮，外治痈疽恶疮，无名肿毒，烧烫伤。用量
10～30g。外用适量，研末调敷。

192. "枇杷叶"的来源及功效主治是什么？ "炙杷叶"
"鲜枇杷叶"处方如何应付？

答：枇杷叶为常用叶类中药，《中国药典》收载品种。来
源为蔷薇科植物枇杷 *Eriobotrya japonica*（Thunb.）Lindl. 的新鲜

或干燥叶。味苦，性微寒。归肺、胃经。功能清肺止咳，降逆止呕。用于肺热咳嗽，气逆喘急，胃热呕逆，烦热口渴。用量6～10g。

"炙杷叶""鲜枇杷叶"为枇杷叶的不同炮制品。

按规定，处方写"枇杷叶""炙枇杷叶""杷叶""炙杷叶"，调剂应付蜜炙枇杷叶。按北京地区的调剂习惯，处方写"鲜枇杷叶"，调剂应付经过加工（刷净背面绒毛，洗净，剪成丝）的鲜枇杷叶。

193. "茵芋叶"的来源及功效主治是什么？

答："茵芋叶"为少用叶类中药，《北京市中药炮制规范》（1986年版）收载品种。来源为天南星科植物芋 *Colocasia esculenta*（L.）Schott 的干燥叶。味辛，性凉。功能止泻，敛汗，消肿毒。用于泄泻，自汗，盗汗，痈疽肿毒。用量3～9g。外用适量，捣敷或捣汁涂患处。

194. "楮实子""楮桃叶"的来源及功效主治是什么？

答：楮实子为少用的果实类中药，《中国药典》收载品种。来源为桑科植物构树 *Broussonetia papyrifera*（L.）Vent. 的干燥成熟果实。味甘，性寒。归肝、肾经。功能补肾清肝，明目，利尿。用于肝肾不足，腰膝酸软，虚劳骨蒸，头晕目昏，目生翳膜，水肿胀满。用量6～12g。

楮桃叶来源为桑科植物构树 *Broussonetia papyrifera*（L.）Vent. 的干燥叶，又称"楮叶"。《中药大辞典》记载其味甘，性凉。功能凉血止血、利尿，解毒。主治吐血、衄血，崩漏，金疮出血，水肿，疝气，痢疾，毒疮。用量外用适量，多外洗用。

195. "桑叶"的来源及功效主治是什么？ "冬桑叶" "蜜桑叶""桑叶络"处方如何应付？

答：桑叶为常用叶类中药，《中国药典》收载品种。来源为桑科植物桑 *Morus alba* L. 的干燥叶。味甘、苦，性寒。归肺、肝经。功能疏散风热，清肺润燥，清肝明目。用于风热感冒，肺热燥咳，头晕头痛，目赤昏花。蜜炙桑叶偏于润肺；桑叶络偏于通络。用量 5 ～ 10g。

冬桑叶""蜜桑叶""桑叶络"为桑叶的不同炮制规格，"蜜桑叶"和"桑叶络"现在临床很少见到。"蜜桑叶"为桑叶的蜜炙品；"桑叶络"为桑叶的叶脉，加工时簸去搓碎的叶，留筋（叶脉）拣净叶柄杂质即可（《北京市中药饮片切制规范》1974年版）。

按《北京市中药饮片调剂规程》（2011 年版）规定，处方写"桑叶""冬桑叶""霜桑叶"，调剂应付桑叶（生品）；处方写"蜜炙桑叶""炙桑叶""炙冬桑叶""炙霜桑叶"，调剂应付蜜炙桑叶。 按北京地区调剂习惯，处方写"桑叶络"，调剂应付桑叶络（生品）。

桑叶全国大部分地区习用"霜桑叶"，但南方部分地区习用嫩桑叶。

196. "柳叶""柳芽"的来源及功效主治是什么？

答："柳叶"（别名"垂杨柳树叶"）、"柳芽"为少用的叶类中药，《北京市中药炮制规范》（1986 年版）收载品种。来源为杨柳科植物垂柳 *Salix baby lonica* L. 的干燥叶或芽叶，春季采取芽叶为"柳芽"；夏季采嫩叶为"柳叶"。二者性味、归经相同。

味苦，性寒；归心、脾经。

柳树叶功能清热解毒，祛风利湿。用于慢性气管炎、尿道炎、膀胱炎，防治急性黄疸性肝炎。外用治关节肿痛，皮肤瘙痒。柳芽功能清热、透疹、解毒。用于疹透发不畅，疗疮疖肿。

二者用量相同，鲜品 30～90g，干品 9～18g。

197. "铁树叶" 的来源及功效主治是什么？

答："铁树叶" 为少用叶类中药，《北京市中药饮片炮制规范》（2008 年版）收载品种。来源为苏铁科植物苏铁 *Cycas revoluta* Thunb. 的干燥叶。味甘、酸，性微温。归肝经。功能清热，凉血，止血。用于吐血，肝胃气痛。用量 15～30g。临床多用生品。

198. "臭梧桐叶" 的来源及功效主治是什么？

答："臭梧桐叶" 别名 "臭梧桐"，为少用叶类中药，《北京市中药炮制规范》（1986 年版）收载品种。来源为马鞭草科植物海州常山 *Clerodendrum trichotomum* Thunb. 的干燥叶及嫩枝。味甘、苦，性平。归肝、脾经。功能祛风湿，止痛，降血压。用于风湿痹痛，高血压症。用量 9～15g。供配制成药用。

199. "黄杨脑" 的来源及功效主治是什么？

答："黄杨脑" 为少用叶类中药，《北京市中药炮制规范》（1986 年版）收载品种。来源为黄杨科植物黄杨 *Buxus microphylla* Sieb. et Zucc. var. *Sinica* Rehd. et Wils. 的干燥叶。味苦，性平。归心、肝经。功能催生，解毒。用于妇人难产，疮疖。用量 3～9g。外用适量煎水洗。

200. "银杏叶"的来源及功效主治是什么？"白果叶"处方如何应付？

答：银杏叶为叶类中药，《中国药典》收载品种。来源为银杏科植物银杏 *Ginkgo biloba* L. 的干燥叶。味甘、苦、涩，性平。归心、肺经。功能活血化瘀，通络止痛，敛肺平喘，化浊降脂。用于瘀血阻络，胸痹心痛，中风偏瘫，肺虚咳喘，高脂血症。用量 9～12g。注意有实邪者忌用。

"白果叶"为银杏叶的处方别名。

《北京市中药饮片调剂规程》（2011 年版）规定，处方写"银杏叶""白果叶"，调剂应付银杏叶（生品）。

201. "银花叶"的来源及功效主治是什么？

答："银花叶"别名"金银花叶"，为少用叶类中药，20 世纪 60～70 年代因金银花资源短缺，临床替代金银花使用。《北京市中药炮制规范》（1986 年版）收载品种。来源为忍冬科植物忍冬 *Lonicera japonica* Thunb. 的干燥叶。味甘，性寒。归心、肺经。功能清热，解毒。用于温病发热，风热感冒，咽喉肿痛，痈肿疔疮，丹毒。用量 9～30g。

202. "罗布麻叶"的来源及功效主治是什么？

答：罗布麻叶为叶类中药，《中国药典》收载品种。来源为夹竹桃科植物罗布麻 *Apocynum venetum* L. 的干燥叶。味甘、苦，性凉。归肝经。功能平肝安神，清热利水。用于肝阳眩晕，心悸失眠，浮肿尿少。用量 6～12g。

临床习用罗布麻叶（生品）。

203. "苦丁茶"的来源及功效主治是什么？处方如何应付？

答：各地应用的"苦丁茶"有多种，北京应用的苦丁茶收载于《北京市中药饮片炮制规范》（2008 年版）。来源为冬青科植物枸骨 *Ilex cornuta* Lindl. ex Paxt. 的干燥嫩叶。味苦，性凉。归肝、脾、胃经。功能散风热，清头目，除烦渴。用于风热头痛，咽喉肿痛，两目红肿，热病烦渴，痢疾。用量 6 ～ 12g。

按《北京市中药饮片调剂规程》2011 年版规定，处方写"苦丁茶"，调剂应付苦丁茶；《北京市中药调剂规程》（1983 年版）规定，处方写"丁茶"，调剂应付苦丁茶。

204. "侧柏"的来源及功效主治是什么？"侧柏"处方如何应付？

答："侧柏"为侧柏叶的别名。侧柏叶为常用茎木类中药，《中国药典》收载品种。来源为柏科植物侧柏 *Platycladus orientalis*（L.）Franco 的干燥枝梢及叶。味苦、涩，性寒。归肺、肝、脾经。功能凉血止血，化痰止咳，生发乌发。用于吐血，衄血，咯血，便血，崩漏下血，肺热咳嗽，血热脱发，须发早白。用量 6 ～ 12g。外用适量。

按《北京市中药饮片调剂规程》（2011 年版）规定，处方写"侧柏叶""侧柏炭""侧柏"，调剂应付侧柏炭；处方写"生侧柏叶""生侧柏"，调剂应付侧柏叶（生品）。

205. "石韦"的来源及功效主治是什么？

答：石韦为常用叶类中药，《中国药典》收载品种。来源为水龙骨科植物庐山石韦 *Pyrrosia sheareri*（Bak.）Ching、石韦 *Pyrrosia lingua*（Thunb.）Farwell 或有柄石韦 *Pyrrosia petiolosa*（Christ）Ching 的干燥叶。味甘、苦，性微寒。归肺、膀胱经。功能利尿通淋，清肺止咳，凉血止血。用于热淋，血淋，石淋，小便不通，淋沥涩痛，肺热喘咳，吐血，衄血，尿血，崩漏。用量 6～12g。

临床习用石韦（生品）。

206. "棕榈"的来源及功效主治是什么？"陈棕炭""榠炭""棕板"处方如何应付？

答：棕榈为叶类中药，《中国药典》收载品种。来源为棕榈科植物棕榈 *Trachycarpus fortune*（Hook. f.）H. Wendl. 的干燥叶柄。味苦、涩，性平。归肺、肝、大肠经。功能收涩止血。用于吐血，衄血，尿血，便血，崩漏。用量 3～9g，一般炮制（煅炭）后用。

"陈棕炭""榠炭""棕板"为棕榈炭处方别名。

按《北京市中药饮片调剂规程》（2011 年版）规定，处方写"棕榈""陈棕炭""棕榈炭""棕板炭""棕炭"，调剂应付棕榈炭；"榠炭"收载于《北京市中药调剂规程》（1983 年版），调剂应付棕榈炭。

207. "菊花"的来源与功效主治是什么？不同规格的菊花功效有何不同，处方如何应付？

答：菊花为常用花类中药，《中国药典》收载品种。来源为菊科植物菊 *Chrysanthemum morifolium* Ramat. 的干燥头状花序。味甘、苦，性微寒。归肺、肝经。功能散风清热，平肝明目，清热解毒。用于风热感冒，头痛眩晕，目赤肿痛，眼目昏花，疮痈肿毒。用量 5 ～ 10g。

国医大师金世元教授认为，过去菊花由于品种有异、产地不同、颜色不一和产地加工方法有别，故在疗效上有所差异。如白菊花（包括亳菊花、怀菊花、川菊花、祁菊花）因采用自然干燥方法，其气味未变，故散风清热、止痛力强；杭菊花、黄菊花、贡菊花、滁菊花因系蒸制或烘干，所以长于平肝，清热明目，宣散力较弱。如宋代《太平惠民和剂局方》中的"川芎茶调散"治疗感冒头痛用的是白菊花；清代《叶天士医案》治疗中风头晕、目眩等用的是黄菊花。过去北京地区一向根据临床需要，按照处方要求，将白菊花、杭菊花、黄菊花、滁菊花分别入药。

按《北京市中药饮片调剂规程》（2011 年版）规定，处方写"菊花""白菊""怀菊""甘菊花""杭菊""贡菊""滁菊""亳菊""黄菊""黄菊花"，调剂应付菊花；处方写"菊花炭""白菊花炭"，调剂应付菊花炭。

《北京市中药调剂规程》（1983 年版）记载，处方写"黄菊花""黄菊""茶菊"，调剂应付黄菊花；处方写"杭菊花""杭菊"，调剂应付杭菊花（杭白菊）；处方写"滁菊""贡菊"，调剂应付滁菊；处方写"菊花""白菊""怀菊花""亳菊花""甘菊花""白菊花"，调剂应付菊花。

过去北京地区一直根据临床需要，按照处方要求，将白菊花、杭菊花、黄菊花、滁菊等分别入药。建议调剂时恢复北京这一传统，调剂应付方法，按处方不同要求，调剂应付不同规格的菊花。

208. "丁香""母丁香""白丁香""苦丁香"的来源及功效主治有何不同？处方如何应付？"公丁香""鸡舌香""雌丁香""大花丁香"处方如何应付？

答:"丁香""母丁香""白丁香""苦丁香"来源不同，功能不同，临床和调剂时不可混淆。"公丁香""大花丁香"为丁香的处方别名；"鸡舌香""雌丁香"为母丁香的处方别名。

丁香为花类中药，《中国药典》收载品种。来源为桃金娘科植物丁香 *Eugenia caryophyllata* Thunb. 的干燥花蕾。味辛，性温。归脾、胃、肺、肾经。功能温中降逆，补肾助阳。用于脾胃虚寒，呃逆呕吐，食少吐泻，心腹冷痛，肾虚阳痿。用量 1～3g，内服或研末外敷。注意不宜与郁金同用。

母丁香为少用的果实类中药，《中国药典》收载品种。来源为桃金娘科植物丁香 *Eugenia caryophyllata* Thunb. 的干燥近成熟果实。性味归经、功能主治、用量、注意事项同丁香，但其药性较丁香稍弱。

白丁香别名"麻雀屎"，为少用的动物类中药，收载于《北京市中药炮制规范》（1986 年版）。来源为文鸟科动物麻雀 *Passer montanus* Stejneser 的干燥粪便。味微苦，性温。归肝、肾经。功能消积除胀，明目。用于积聚，疝瘕，目翳胬肉。用量 1.5～2.5g，入丸散，外用研细调敷。

苦丁香别名"甜瓜蒂"，为少用果实类中药，《北京市中药饮片炮制规范》（2008 年版）收载。来源为葫芦科植物甜瓜 *Cucumis melo* L. 的干燥果柄。味苦，性寒；有小毒。归脾、胃经。功能催吐。用于食物中毒，痰涎壅塞，癫痫。用量 0.6～1.5g。注意体弱、心脏病患者忌服。

按《北京市中药饮片调剂规程》（2011 年版）规定，处方写"丁香""公丁香"，调剂应付丁香（生品）；处方写"母丁香""鸡舌香"，调剂应付母丁香（生品）。

"雌丁香""大花丁香""紫丁香"均见于《北京市中药调剂规程》（1983 年版），处方写"雌丁香"，调剂应付母丁香；"大花丁香""紫丁香"，调剂应付丁香。

"白丁香""麻雀屎"见于《北京市中药调剂规程》（1983 年版），调剂应付白丁香（生品）。

"苦丁香""甜瓜蒂"见于《北京市中药调剂规程》（1983 年版），调剂应付苦丁香（生品）。

209. "合欢花""藤合欢"的来源及功效主治有何不同？处方如何应付？

答："合欢花""藤合欢"来源不同，功能相近。但"藤合欢"为地方习用品，据了解过去北京曾作为"合欢花"使用过，现在北京不用。

合欢花为花类中药，《中国药典》收载品种。来源为豆科植物合欢 *Albizia julibrissin* Durazz. 的干燥花序或花蕾。前者习称"合欢花"，后者习称"合欢米"。北京习用"合欢花"。味甘，性平。归心、肝经。功能解郁安神。用于心神不安，忧郁失眠。用量 5 ～ 10g。

《河北省中药饮片炮制规范》（2003 年版）收载，藤合欢来源为卫矛科植物南蛇藤 *Celastrus orbiculatus* Thunb. 的干燥成熟果实。功能与合欢花相似。

《辽宁省中药炮制规范》（1986 年版）收载，藤合欢为卫矛科植物南蛇藤 *Celastrus articulatu* Thunb. 的干燥果实。

按《北京市中药饮片调剂规程》（2011 年版）收载，处方写"合欢花""夜合欢"，调剂应付合欢花（生品）。

210. "白梅花""红梅花"的来源及功效主治有何不同？处方如何应付？

答："白梅花""红梅花"为中药"梅花"的不同规格，《北京市中药炮制规范》（1986 年版）分别收载，功能相似。临床上北京习用"白梅花"，现在"红梅花"很少有人使用。

梅花为花类中药，《中国药典》收载品种。来源为蔷薇科植物梅 Prunus mume（Sieb.）Sieb. et Zucc. 的干燥花蕾。味微酸、涩，性平。归肝、胃、肺经。功能舒肝和胃，化痰散结。用于肝胃气痛，郁闷心烦，梅核气，瘰疬疮毒。用量 3 ～ 5g。或入丸散。外用敷贴。

红梅花（饮片花冠红棕色）味酸、涩，性平。归肝、肺经。功能平肝和胃，疏气散瘀。用于肝气不疏，头目不清，饮食少进。用量 2.5 ～ 4.5g。

按《北京市中药饮片调剂规程》（2011 年版）规定，处方写"梅花""白梅花""绿萼梅"，调剂应付梅花（生品）。

据《北京市中药炮制规范》（1986 年版）记载，白梅花别名"绿萼梅"。按北京地区调剂习惯，处方写"红梅花"应付红梅花。

211. "鸡冠花"的来源及功效主治是什么？"红鸡冠花""白鸡冠花"有何不同？处方如何应付？

答：鸡冠花为花类中药，《中国药典》收载品种。来源为苋科植物鸡冠花 Celosia cristata L. 的干燥花序。味甘、涩，性凉。

归肝、大肠经。功能收敛止血，止带，止痢。用于吐血，崩漏，便血，痔血，赤白带下，久痢不止。鸡冠花炭止血。用量6～12g。

"红鸡冠花""白鸡冠花"为鸡冠花的不同饮片规格，临床上有的中医师习惯分别使用。临床多用"红鸡冠花"。临床使用"红鸡冠花"偏于走血分，"白鸡冠花"偏于走气分。

按《北京市中药饮片调剂规程》（2011年版）规定，处方写"鸡冠花"，调剂应付鸡冠花（红鸡冠花生品）。按北京地区调剂习惯，处方写"鸡冠花炭"，调剂应付"鸡冠花炭"；处方写"白鸡冠花"，调剂应付白鸡冠花（生品）。

212. "金银花""山银花"的来源及功效有何不同？ "双花""忍冬花"处方如何应付？

答："金银花""山银花"来源不同，功能相似，均为花类中药，《中国药典》收载品种。不可混淆。

金银花来源为忍冬科植物忍冬 *Lonicera japonica* Thunb. 的干燥花蕾或带初开的花。味甘，性寒。归肺、心、胃经。功能清热解毒，疏散风热。用于痈肿疔疮，喉痹，丹毒，热毒血痢，风热感冒，温病发热。用量6～15g。

山银花来源为忍冬科植物灰毡毛忍冬 *Lonicera macranthoides* Hand.-Mazz.、红腺忍冬 *Lonicera hypoglauca* Miq. 或华南忍冬 *Lonicera confusa* DC. 或黄褐毛忍冬 *Lonicera fulvoto-mentosa* Hsu et S. C. Cheng 的干燥花蕾或带初开的花。性味、功能、用量同金银花。

20世纪70年代至2000年年初，"山银花"作为金银花的一种商品规格，后《中国药典》将其分列为两种中药。"双

花""忍冬花"为金银花的处方别名，临床常用；"山银花"多
入成药，现北京地区临床不用。

按《北京市中药饮片调剂规程》（2011 年版）规定，处方
写"金银花""忍冬花""银花""双花""二花"，调剂应付金银
花（生品）；处方写"金银花炭""忍冬花炭""银花炭""双花
炭"，调剂应付金银花炭。

213. "槐花"的来源及功效主治是什么？"槐米""槐花"有何不同？处方如何应付？

答：槐花为常用花类中药，《中国药典》收载品种。来源为
豆科植物槐 *Sophora japonica* L. 的干燥花及花蕾。前者为"槐
花"，后者为"槐米"。味苦，性微寒。归肝、大肠经。功能凉
血止血，清肝泻火。用于便血，痔血，血痢，崩漏，吐血，衄
血，肝热目赤，头痛眩晕。槐花炭止血。用量 5 ～ 10g。

"槐米""槐花"为槐花的不同饮片规格，功能基本相同。
北京地区习惯分别使用。

按《北京市中药饮片调剂规程》（2011 年版）规定，处方
写"槐花""炒槐花"，调剂应付清炒槐花；处方写"槐米""炒
槐米"，调剂应付清炒槐米；处方写"槐花炭"，调剂应付槐花
炭；处方写"生槐花"，调剂应付槐花（生品）。

214. "覆花""伏花""金沸花"的来源及功效主治是什么？处方如何应付？

答："覆花""伏花""金沸花"为旋覆花的处方别名。

旋覆花为常用花类中药，《中国药典》收载品种。来源
为菊科植物旋覆花 *Inula japonica* Thunb. 或欧亚旋覆花 *Inula*

britannica L. 的干燥头状花序。味苦、辛、咸，性微温。归肺、脾、胃、大肠经。功能降气，消痰，行水，止呕。用于风寒咳嗽，痰饮蓄结，胸膈痞闷，喘咳痰多，呕吐噫气，心下痞硬。用量 3～9g，包煎。

按《北京市中药饮片调剂规程》（2011 年版）规定，处方写"旋覆花""覆花""金沸花"，调剂应付旋覆花（生品）；处方写"蜜炙旋覆花"，调剂应付蜜炙旋覆花;《北京市中药调剂规程》（1983 年版）收载，处方写"旋复花""复花""伏花"，调剂应付旋覆花；"伏"与"复"音、义不同。"伏"为错别字，旋复花即是旋覆花，"复"为"覆"的简写。

215. "红花"的来源及功效主治是什么？ "红花""红花饼"有何不同？

答：红花为常用花类中药，《中国药典》收载品种。来源为菊科植物红花 *Carthamus tinctorius* L. 的干燥花。味辛，性温。归心、肝经。功能活血通经，散瘀止痛。用于经闭，痛经，恶露不行，癥瘕痞块，胸痹心痛，瘀滞腹痛，胸胁刺痛，跌打损伤，疮疡肿痛。用量 3～10g。注意孕妇慎用。

"红花饼"是 20 世纪 50 年代以前红花的一种产地加工的饮片规格，据说加工时加入面粉混合碾压成不规则片状，用于内服中药汤剂的调剂；而挑拣后不经过加工的红花称"草红花"，用于外用中药的调剂。"红花饼"已经几十年未见。

据药店的老师傅说，每天中药店营业前要向药斗子里的红花喷洒少量黄酒，使红花香气四溢，这也是一种经营之道。

216. "南红花""红蓝花""西红花"的来源及功效主治有何不同？处方如何应付？

答："南红花""红蓝花"为红花的处方别名，"南红花"是因产地得名，以前认为河南产的红花质量好；"西红花"的别名是"藏红花""番红花"。

红花为花类中药，《中国药典》收载品种。来源为菊科植物红花 *Carthamus tinctorius* L. 的干燥花。味辛，性温。归心、肝经。功能活血通经，散瘀止痛。用于经闭，痛经，恶露不行，癥瘕痞块，胸痹心痛，瘀滞腹痛，胸胁刺痛，跌打损伤，疮疡肿痛。用量 3 ～ 10g。注意孕妇慎用。

西红花为花类中药，《中国药典》收载品种。来源为鸢尾科植物番红花 *Crocus sativus* L. 的干燥柱头。西红花原为进口贵重中药，现在国内上海、浙江等地栽培。味甘，性平。归心、肝经。功能活血化瘀，凉血解毒，解郁安神。用于经闭癥瘕，产后瘀阻，温毒发斑，忧郁痞闷，惊悸发狂。用量 1 ～ 3g，煎服或沸水泡服。注意孕妇慎用。

按《北京市中药饮片调剂规程》（2011 年版）规定，处方写"红花""南红花""草红花""红蓝花"，调剂应付红花（生品）；处方写"西红花""藏红花""番红花"，调剂应付西红花（生品）。

217. "松花粉"的来源及功效主治是什么？处方如何应付？

答："松花粉"为花粉类中药，《中国药典》收载品种。来源为松科植物马尾松 *Pinus massoniana* Lamb.、油松 *Pinus* *tabulieformis* Carr. 或同属数种植物的干燥花粉。味甘，性温。归肝、脾经。功能收敛止血，燥湿敛疮。用于外伤出血，湿疹，黄水疮，皮肤糜烂，脓水淋漓。外用适量，撒敷患处。

按《北京市中药饮片调剂规程》（2011 年版）规定，处方写"松花粉"，调剂应付松花粉（生品）。

218. "黑蒲黄"的来源及功效主治是什么？处方如何应付？

答："黑蒲黄"是蒲黄的处方别名。蒲黄为花类中药，《中国药典》收载品种。来源为香蒲科植物水烛香蒲 *Typha angustifolia* L.、东方香蒲 *Typha orientalis* Presl 或同属植物的干燥花粉。味甘，性平。归肝、心包经。功能止血，化瘀，通淋。用于吐血，衄血，咯血，崩漏，外伤出血，经闭痛经，胸腹刺痛，跌打肿痛，血淋涩痛。蒲黄炭止血。用量 5 ～ 10g，包煎。外用适量，敷患处。注意孕妇慎用。

按《北京市中药饮片调剂规程》（2011 年版）规定，处方写"蒲黄""蒲黄炭""黑蒲黄"，调剂应付蒲黄炭；处方写"炒蒲黄"，调剂应付炒蒲黄；处方写"生蒲黄"，调剂应付蒲黄（生品）。

219. "芫花""黄芫花"的来源及功效主治有何不同？处方如何应付？

答："芫花""黄芫花"为两种中药，来源不同，功能相近，但黄芫花已经多年不用。

芫花为花类中药，《中国药典》收载品种。来源为瑞香科植物芫花 *Daphne genkwa* Sieb.et Zucc. 的干燥花蕾。味苦、辛，性温；有毒。归肺、脾、肾经。功能泻水逐饮；外用杀虫疗疮。用于水肿胀满，胸腹积水，痰饮积聚，气逆喘咳，二便不利；外治疥癣秃疮，痈肿，冻疮。醋芫花可降低芫花毒性。用量 1.5～3g。醋芫花研末吞服，一次 0.6～0.9g，1 日 1 次。外用适量。注意孕妇禁用；不宜与甘草同用。

黄芫花为少用的花类中药，《北京市中药炮制规范》（1986年版）收载品种。来源为瑞香科植物河朔荛花 *Wikstroemia chamaedaphne* Meisn. 的干燥花蕾。味辛、苦，性寒；有小毒。归肺、脾、肾经。功能泻下逐水。用于水肿胀满，痰饮咳喘，急慢性肝炎，精神分裂症，癫痫。用量 1.5～3g。注意发热体弱、溃疡病患者及孕妇忌用；不宜与甘草同用。黄芫花在《中华本草》中记载别名有"绛州芫花""北芫花"。

按《北京市中药饮片调剂规程》（2011 年版）规定，处方写"芫花""炙芫花""醋炙芫花"，调剂应付醋炙芫花。

220. "密蒙花"的来源及功效主治是什么？"蒙花"处方如何应付？

答：密蒙花为花类中药，《中国药典》收载品种。来源为马钱科植物密蒙花 *Buddleja officinalis* Maxim. 的干燥花蕾和花序。味甘，性微寒。归肝经。功能清热泻火，养肝明目，退翳。用于目赤肿痛，多泪羞明，目生翳膜，肝虚目暗，视物昏花。用量 3～9g。

"蒙花"为密蒙花的处方别名。

按《北京市中药饮片调剂规程》（2011 年版）规定，处方写"密蒙花""蒙花"，调剂应付密蒙花（生品）。

221. "洋金花""闹羊花"的来源及功效主治有何不同?

答:"洋金花""闹羊花"均为花类毒性中药,《中国药典》收载品种。二者来源、功能均不同。均按毒性中药管理。

洋金花来源为茄科植物白花曼陀罗 *Datura metel* L. 的干燥花。味辛,性温;有毒。归肺、肝经。功能平喘止咳,解痉定痛。用于哮喘咳嗽,脘腹冷痛,风湿痹痛,小儿慢惊;外科麻醉。用量 0.3 ～ 0.6g,宜入丸散;亦可作卷烟分次燃吸(1 日量不超过 1.5g)。外用适量。注意孕妇、外感及痰热咳喘、青光眼、高血压及心动过速患者禁用。

闹羊花来源为杜鹃花科植物羊踯躅 *Rhododendron molle* G. Don 的干燥花。味辛,性温;有大毒。归肝经。功能祛风除湿,散瘀定痛。用于风湿痹痛,偏正头痛,跌扑肿痛,顽癣。用量 0.6 ～ 1.5g,浸酒或入丸散。外用适量,水煎洗。注意不宜多服、久服;体虚者及孕妇禁用。

222. "玫瑰花"的来源及功效主治是什么?"玫瑰花""法国玫瑰""金边玫瑰"有何不同?处方如何应付?

答:玫瑰花为常用花类中药,《中国药典》收载品种。来源为蔷薇科植物玫瑰 *Rosa rugosa* Thunb. 的干燥花蕾。味甘、微苦,性温。归肝、脾经。功能行气解郁,和血,止痛。用于肝胃气痛,食少呕恶,月经不调,跌打伤痛。用量 3 ～ 6g。

"玫瑰花""法国玫瑰""金边玫瑰"三者虽然均称"玫瑰",但是"法国玫瑰""金边玫瑰"性状与《中国药典》规定的"玫瑰花"性状不同,不能作为"玫瑰花"药用,可以作为饮品。

按《北京市中药饮片调剂规程》（2011 年版）规定，处方写"玫瑰花"，调剂应付玫瑰花（生品）。

注意：花店销售鲜花"玫瑰花"实为"月季花"，不可作为"玫瑰花"药用。

223. "款冬花"的来源及功效主治是什么？"冬花""款冬"处方如何应付？

答：款冬花为常用花类中药，《中国药典》收载品种。来源为菊科植物款冬 *Tussilago farfara* L. 的干燥花蕾。味辛、微苦，性温。归肺经。功能润肺下气，止咳化痰。用于新久咳嗽，喘咳痰多，劳嗽咳血。蜜炙款冬花润肺止咳力强。用量 5 ～ 10g。

"冬花""款冬"为款冬花的处方别名。因其采收时间在冬季（12 月）而名为"款冬花"。

按《北京市中药饮片调剂规程》（2011 年版）规定，处方写"款冬花""冬花""款冬"，调剂应付款冬花（生品）；处方写"蜜炙款冬花""炙冬花""蜜冬花"，调剂应付蜜炙款冬花。

224. "辛夷"的来源及功效主治是什么？"辛夷花""望春花""木笔花"处方如何应付？

答："辛夷"为常用花类中药，《中国药典》收载品种。来源为木兰科植物望春花 *Magnolia biondii* Pamp.、玉兰 *Magnolia denudata* Desr. 或武当玉兰 *Magnolia sprengeri* Pamp. 的干燥花蕾。味辛，性温。归肺、胃经。功能散风寒，通鼻窍。用于风寒头痛，鼻塞流涕，鼻衄，鼻渊。用量 3 ～ 10g，包煎。外用适量。

"辛夷花""望春花""木笔花"为辛夷的别名。"望春花"因其植物故名;"木笔花"因其药材形状似毛笔头故名。

按《北京市中药饮片调剂规程》(2011年版)规定,处方写"辛夷""辛夷花""望春花""木笔花",调剂应付辛夷(生品),包煎。

225. "夏枯草"的来源及功效主治是什么? "枯草"处方如何应付?

答:夏枯草为常用花类中药,《中国药典》收载品种。来源为唇形科植物夏枯草 *Prunella vulgaris* L. 的干燥果穗。味辛、苦,性寒。归肝、胆经。功能清肝泻火,明目,散结消肿。用于目赤肿痛,目珠夜痛,头痛眩晕,瘰疬,瘿瘤,乳痈,乳癖,乳房胀痛。用量9～15g。

"枯草"为夏枯草的处方别名。

按《北京市中药饮片调剂规程》(2011年版)规定,处方写"夏枯草""枯草",调剂应付夏枯草(生品)。

226. "月季花"的来源及功效主治是什么? "月月红"处方如何应付?

答:月季花为花类中药,《中国药典》收载品种。来源为蔷薇科植物月季 *Rosa chinensis* Jacq. 的干燥花。味甘,性温。归肝经。功能活血调经,疏肝解郁。用于气滞血瘀,月经不调,痛经,经闭,胸胁胀痛。用量3～6g。

"月月红"为月季花的处方别名。

按《北京市中药饮片调剂规程》(2011年版)规定,处方写"月季花",调剂应付月季花(生品)。"月月红"一名收载于

《北京市中药调剂规程》（1983 年版），调剂应付月季花。

227. "厚朴花"的来源及功效主治是什么？"朴花" "川朴花"处方如何应付？

答：厚朴花为少用花类中药，《中国药典》收载品种。来源为木兰科植物厚朴 *Magnolia officinalis* Rehd. et Wils. 或凹叶厚朴 *Magnolia officinalis* Rehd.et Wils.var.*biloba* Rehd.et Wils. 的干燥花蕾。味苦，性微温。归脾、胃经。功能芳香化湿，理气宽中。用于脾胃湿阻气滞，胸脘痞闷胀满，纳谷不香。用量 3 ～ 9g。"朴花""川朴花"为厚朴花的处方别名。

按《北京市中药饮片调剂规程》（2011 年版）规定，处方写"厚朴花""朴花""川朴花"，调剂应付厚朴花（生品）。

228. "金莲花"的来源及功效主治是什么？

答：金莲花为花类中药，《北京市中药饮片炮制规范》（2008 年版）收载品种。来源为毛茛科植物金莲花 *Trollius chinensis* Bge. 的干燥花。味苦，性寒。归肝经。功能清热散风，解毒消肿，平肝明目。用于口疮喉肿，浮热牙宣，耳疼目痛，山岚瘴气，疔疮火毒。用量 3 ～ 6g。入汤剂或煎水含漱。

229. "谷精草"的来源及功效主治是什么？

答：谷精草为花类中药，《中国药典》收载品种。来源为谷精草科植物谷精草 *Eriocaulon buergerianum* Koern. 的干燥带花茎的头状花序。味辛、甘，性平。归肝、肺经。功能疏散风热，明目退翳。用于风热目赤，肿痛羞明，眼生翳膜，风热头痛。用量 5 ～ 10g。

临床习用谷精草段（生品）。

230. "代代花"的来源及功效主治是什么？

答：代代花为少用花类中药，《北京市中药饮片炮制规范》（2008年版）收载品种。来源为芸香科植物代代花 *Citrus aurantium* L. var. *amara* Engl. 干燥花蕾。味甘、微苦，性平。归肝、胃经。功能理气，宽胸，开胃。用于胸脘胀闷，恶心，食欲不振。用量 1.5 ～ 2.5g。

临床习用代代花（生品）。

231. "佛手花"的来源及功效主治是什么？

答：佛手花为少用花类中药，《北京市中药饮片炮制规范》（2008年版）收载品种。来源为芸香科植物佛手 *Citrus medic* L. var.*sarcodactylis* Swingle 干燥花及花蕾。味辛、微苦，性温。归肝、脾经。功能平肝理气，开郁和胃。用于肝气不舒，胸腹胀满作痛。用量 4.5 ～ 9g。

临床习用佛手花（生品）。

232. "连翘"的来源及功效主治是什么？"青翘"、"老翘"（黄翘）、"朱连翘"、"连翘心"有何不同？处方如何应付？

答：连翘为常用果实类中药，被誉为"疮家圣药"。《中国药典》收载品种。来源为木犀科植物连翘 *Forsythia suspensa*（Thunb.）Vahl 的干燥果实。味苦，性微寒。归肺、心、小肠经。功能清热解毒，消肿散结，疏散风热。用于痈疽，瘰疬，乳痈，丹毒，风热感冒，温病初起，温热入营，高热烦渴，神昏发斑，热淋尿闭。"朱连翘"镇惊清热解毒；"连翘心"清热解毒除烦。用量 6 ～ 15g。但在临床应用治疗一些热毒证时常大于此剂量。

"青翘"、"老翘"（黄翘）、"朱连翘"、"连翘心"为连翘的不同饮片规格。"青翘""老翘"（黄翘）为不同采收季节的连翘，秋季（一般为 8 月）果实初熟尚带绿色时采收蒸熟晒干（实际还有水煮的）为"青翘"；果实熟透时采收晒干为"老翘（黄翘）"。习惯认为，以"青翘"质量好；"朱连翘"为朱砂拌制的连翘；"连翘心"为连翘的种子。过去连翘在加工时去掉"连翘心"。20 世纪 70 年代以后基本不去心了，但是有的中药饮片加工厂、中药店或医院中药房仍然保留着"去心"的做法。

按《北京市中药饮片调剂规程》（2011 年版）规定，处方写"连翘""净连翘""青连翘"，调剂应付连翘（生品）；处方写"朱连翘"，调剂应付朱砂拌连翘;《北京市中药调剂规程》（1983 年版）记载，处方写"连召""连壳"，调剂应付连翘（生品），但"连召"的"召"，"连壳"的"壳"均为错别字。"连翘心"按北京的使用习惯，调剂应付连翘心（生品）。

233. "乌梅"的来源及功效主治是什么？ "乌梅肉" 处方如何应付？

答：乌梅为常用果实类中药，《中国药典》收载品种。来源为蔷薇科植物梅 *Prunus mume*（Sieb.）Sieb. et Zucc. 的干燥近成熟果实。夏季果实近成熟时采收，低温烘干后闷至色变黑。味酸、涩，性平。归肝、脾、肺、大肠经。功能敛肺，涩肠，生津，安蛔。用于肺虚久咳，久泻久痢，虚热消渴，蛔厥呕吐、腹痛。用量 6 ～ 12g。

　　"乌梅肉"为乌梅去掉果核的炮制加工规格。北京近几十年未见。建议北京应该恢复"乌梅肉"这个饮片规格。

　　按《北京市中药饮片调剂规程》（2011 年版）规定，处方写"乌梅""乌梅肉""酸梅肉"，调剂应付乌梅（带核生品）；处方写"乌梅炭"，调剂应付乌梅炭。

234. "北山楂""南山楂"的来源及功效主治有何不同？处方如何应付？

　　答： 山楂为常用果实类中药，《中国药典》收载品种。来源为蔷薇科植物山里红 *Crataegus pinnatifida* Bge.var. *major* N. E. Br. 或山楂 *Crataegus pinnatifida* Bge. 的干燥成熟果实。味酸、甘，性微温。归脾、胃、肝经。功能消食健胃，行气散瘀，化浊降脂。用于肉食积滞，胃脘胀满，泻痢腹痛，瘀血经闭，产后瘀阻，心腹刺痛，胸痹心痛，疝气疼痛，高脂血症。焦山楂消食导滞作用增强，用于肉食积滞，泻痢不爽。用量 9 ～ 12g。

　　南山楂来源为同属植物野山楂 *Crataegus cuneata* Sieb.et Zucc. 的干燥成熟果实。此种果实较小。功能同山楂。

　　"北山楂""南山楂"为山楂的不同饮片规格。"南山楂"近年来北京少用。南山楂《中国药典》没有收载，《北京市中药炮制规范》（1986 年版）收载在"山楂"项下。

　　按《北京市中药饮片调剂规程》（2011 年版）规定，处方写"山楂""北山楂""山楂片""炒山楂"，调剂应付清炒山楂；处方写"生山楂""生楂片"，调剂应付生山楂（生品）；处方写"生南山楂""南楂片"，调剂应付南山楂（生品）；处方写"焦山楂"，调剂应付焦山楂。

　　注意：《北京市中药调剂规程》（1983 年版）记载，"南山楂"的处方应付与《北京市中药饮片调剂规程》（2011 年版）不同，处方写"南山楂""南楂""南山楂炭"，调剂应付南山楂炭。

235. "宣木瓜""野木瓜"的来源及功效主治有何不同？"宣木瓜"处方如何应付？

答：木瓜为常用果实类中药，《中国药典》收载品种。来源为蔷薇科植物贴梗海棠 *Chaenomeles speciosa*（Sweet）Nakai 的干燥近成熟果实。味酸，性温。归肝、脾经。功能舒筋活络，和胃化湿。用于湿痹拘挛，腰膝关节酸重疼痛，暑湿吐泻，转筋挛痛，脚气水肿。用量 6 ～ 9g。

野木瓜为藤木类中药，《中国药典》收载品种。来源为木通科植物野木瓜 *Stauntonia chinensis* DC. 的干燥带叶茎枝。味微苦，性平。归肝、胃经。功能祛风止痛，舒经活络。用于风湿痹痛，腰腿疼痛，头痛，牙痛，痛经，跌打伤痛。用量 9 ～ 15g。

"宣木瓜"为"木瓜"的处方别名，指以安徽宣城地区产的木瓜质量好，故名。"野木瓜"北京地区饮片目前基本不用。

按《北京市中药饮片调剂规程》（2011 年版）规定，处方写"木瓜""木瓜片""宣木瓜"，调剂应付木瓜片（生品）。

注意：中药木瓜的来源与水果木瓜植物来源不同，用途不同，不要混淆。

236. "五味子""南五味子"的来源及功效主治有何不同？处方如何应付？

答："五味子""南五味子"均为果实类中药，过去为同一种中药"五味子"的不同规格，后《中国药典》将其分列为两种中药，二者来源不同，功能相似。北京地区临床习用五味子，五味子又称"北五味子"，以产于东北地区者质佳。

五味子，《中国药典》收载品种。来源为木兰科植物五味子 *Schisandra chinensis*（Turcz.）Baill. 的干燥成熟果实。味酸、甘，性温。归肺、心、肾经。功能收敛固涩，益气生津，补肾宁心。用于久嗽虚喘，梦遗滑精，遗尿尿频，久泻不止，自汗盗汗，津伤口渴，内热消渴，心悸失眠。用量 2～6g。用时捣碎。

南五味子，《中国药典》收载品种。来源为木兰科植物华中五味子 *Schisandra sphenanthera* Rehd.et Wils. 的干燥成熟果实。性味、功能及用量同五味子。

按《北京市中药饮片调剂规程》（2011 年版）规定，处方写"五味子""炙五味子""北五味""辽五味"，调剂应付醋炙五味子；处方写"南五味子""南五味"，调剂应付醋炙南五味子。

过去北京地区将"南五味子"习称为"西五味"，河北安国药材市场亦是如此，"西五味"是药材名不是处方名。

237. "瓜蒌""瓜蒌皮""瓜蒌子""瓜蒌霜"的来源及功效主治有何不同？处方如何应付？

答："瓜蒌霜"又称"瓜蒌子霜"，为瓜蒌子加工的饮片规格，现在北京已经多年未见。"瓜蒌""瓜蒌皮""瓜蒌子"为三种不同中药，均为果实类中药，《中国药典》收载品种。其来源相同，药用部分不同，功效也不同，均来源于葫芦科植物栝楼 *Trichosanthes kirilowii* Maxim. 或双边栝楼 *Trichosanthes rosthornii* Harms。临床使用均不宜与川乌、制川乌、草乌、制草乌、附子同用。

瓜蒌为干燥成熟果实，味甘、微苦，性寒。归肺、胃、大肠经。功能清热涤痰，宽胸散结，润燥滑肠。用于肺热咳嗽，痰浊黄稠，胸痹心痛，结胸痞满，乳痈，肺痈，肠痈，大便秘结。用量 9～15g。

瓜蒌皮为干燥成熟果皮，味甘，性寒。归肺、胃经。功能清热化痰，利气宽胸。用于痰热咳嗽，胸闷胁痛。用量 6～10g。

瓜蒌子为干燥成熟种子，味甘，性寒。归肺、胃、大肠经。功能润肺化痰，滑肠通便。用于燥咳痰黏，肠燥便秘。用量 9～15g。

瓜蒌霜（瓜蒌子霜）为瓜蒌子采用"去油制霜"法制取，功效同瓜蒌子，临床使用降低滑肠作用。

按《北京市中药饮片调剂规程》（2011 年版）规定，处方写"瓜蒌""全瓜蒌""栝楼""糖栝楼"，调剂应付瓜蒌丝（生品）；处方写"瓜蒌皮""栝楼皮"，调剂应付瓜蒌皮丝（生品）；处方写"瓜蒌子""炙瓜蒌子""炙蒌子""栝楼子""瓜蒌仁"，调剂应付蜜炙瓜蒌子，捣碎。处方写"瓜蒌霜""栝楼霜"，调剂应付"瓜蒌霜"。

238. "川楝子""苦楝子"的来源及功效主治有何不同？"金铃子""练（楝）实"处方如何应付？

答：川楝子为果实类中药，《中国药典》收载品种。来源为楝科植物川楝 *Melia toosendan* Sieb.et Zucc. 的干燥成熟果实。味苦，性寒；有小毒。归肝、小肠、膀胱经。功能疏肝泄热，行气止痛，杀虫。用于肝郁化火，胸胁、脘腹胀痛，疝气疼痛，虫积腹痛。用量 5 ～ 10g。外用适量，研末调涂。

苦楝子为果实类中药，《北京市中药饮片炮制规范》（2008年版）收载。来源为楝科植物楝 *Melia azedarach* L. 干燥成熟果实。味苦，性寒；有小毒。归肝、小肠、膀胱经。功能舒肝行气止痛，驱虫。用于胸胁、腹脘胀痛，疝痛，虫积腹痛。用量4.5 ～ 9g。用时捣碎。

"金铃子""练（楝）实"为川楝子的处方别名，"练"为错别字。川楝子临床多用，苦楝子很少使用。

按《北京市中药饮片调剂规程》（2011 年版）规定，处方写"川楝子""川楝""金铃子"，调剂应付川楝子（生品）；处方写"苦楝子"，调剂应付苦楝子（生品）。"练（楝）实"收载于《北京市中药调剂规程》（1983 年版），调剂应付川楝子（生品）。

239. "豆蔻""红豆蔻""草豆蔻""肉豆蔻"的来源及功效主治有何不同？"紫蔻""紫叩""原蔻""豆蔻""豆蔻仁""豆蔻皮"处方如何应付？

答:"豆蔻""红豆蔻""草豆蔻""肉豆蔻"均为果实类中药，《中国药典》收载品种。

豆蔻来源为姜科植物白豆蔻 *Amomum kravanh* Pierre ex Gagnep. 或爪哇白豆蔻 *Amomum compactum* Soland ex Maton 的干燥成熟果实。味辛，性温。归肺、脾、胃经。功能化湿行气，温中止呕，开胃消食。用于湿浊中阻，不思饮食，湿温初起，胸闷不饥，寒湿呕逆，胸腹胀痛，食积不消。用量 3 ～ 6g，后下。

红豆蔻来源为姜科植物大高良姜 *Alpinia galanga* Willd. 的

干燥成熟果实。味辛，性温。归脾、肺经。功能散寒燥湿、醒脾消食。用于脘腹冷痛，食积胀满，呕吐泄泻，饮酒过多。用量 3 ～ 6g。

草豆蔻来源为姜科植物草豆蔻 *Alpinia katsumadai* Hayata 的干燥近成熟种子。味辛，性温。归脾、胃经。功能燥湿行气，温中止呕。用于寒湿内阻，脘腹胀满冷痛，嗳气呕逆，不思饮食。用量 3 ～ 6g。

肉豆蔻来源为肉豆蔻科植物肉豆蔻 *Myristica fragrans* Houtt. 的干燥种仁。味辛，性温。归脾、胃、大肠经。功能温中行气，涩肠止泻。用于脾胃虚寒，久泻不止，脘腹胀痛，食少呕吐。用量 3 ～ 10g。

"紫蔻""紫叩""原蔻"为豆蔻的别名，"叩"为错别字；"紫蔻"是因豆蔻果实的一端微带有紫色故名，"原蔻"为豆蔻的不同饮片规格。

"豆蔻""豆蔻仁""豆蔻皮"为豆蔻的不同饮片规格。豆蔻，为带皮干燥成熟果实。豆蔻仁，《北京市中药饮片炮制规范》（2008 年版）收载，为豆蔻去掉果皮的种子团，性味功能同豆蔻，药力强于豆蔻。豆蔻皮，《北京市中药饮片炮制规范》（2008 年版）收载，为豆蔻去掉种子团（种仁）的果皮，功能同豆蔻，但药力稍弱。

按《北京市中药饮片调剂规程》（2011 年版）规定，处方写"豆蔻""白豆蔻""紫豆蔻""豆蔻"，调剂应付豆蔻（生品），捣碎后下；处方写"豆蔻仁""紫蔻仁""蔻米""白蔻仁"，调剂应付豆蔻仁（生品），捣碎后下；处方写"红豆蔻"，调剂应付红豆蔻（生品），捣碎；处方写"草豆蔻""草蔻"，调剂应付草豆蔻（生品），捣碎；处方写"肉豆蔻""煨肉豆蔻""肉果""煨肉果"，调剂应付煨肉豆蔻，捣碎。"玉果"，《北京市中药调剂规程》（1983 年版）收载，调剂应付煨肉豆蔻。按北京地区调剂习惯，处方写"豆蔻皮"，调剂应付豆蔻皮（生品）。

过去北京地区使用过"肉豆蔻花（衣）"，为肉豆蔻的干燥假种皮，已经绝迹多年。

240. "亚麻子""茺蔚子"的来源及功效主治有何不同？"胡麻子""亚麻子""三角胡麻"处方如何应付？

答：亚麻子为种子类中药，《中国药典》收载品种。来源为亚麻科植物亚麻 *Linum usitatissimum* L. 的干燥成熟种子。味甘，性平。归肺、肝、大肠经。功能润燥通便，养血祛风。用于肠燥便秘，皮肤干燥，瘙痒，脱发。用量 9～15g。注意大便滑泻者忌用。

茺蔚子为少用果实类中药，《中国药典》收载品种。来源为唇形科植物益母草 *Leonurus japonicus* Houtt. 的干燥成熟果实。味辛、苦，性微寒。归心包、肝经。功能活血调经，清肝明目。用于月经不调，经闭痛经，目赤翳障，头晕胀痛。用量 5～10g。注意瞳孔散大者慎用。

"胡麻子"是"亚麻子"的处方别名。"三角胡麻"为茺蔚子的处方别名，又称"益母草子"。亚麻子与茺蔚子来源不同，功能不同，名称不可混淆。

按《北京市中药饮片调剂规程》（2011 年版）规定，处方写"亚麻子""胡麻子"，调剂应付亚麻子（生品）；处方写"茺蔚子""益母草子""三角胡麻"，调剂应付茺蔚子（生品）。

241. "苦杏仁"的来源及功效主治是什么？"苦杏仁" "甜杏仁""焙杏仁""杏仁泥"有何不同？处方 如何应付？

　　答：苦杏仁为常用种子类中药，《中国药典》收载品种。来源为蔷薇科植物山杏 *Prunus armeniaca* L.var.*ansu* Maxim.、西伯利亚杏 *P. sibirica* L.、东北杏 *P. mandshurica*（Maxim.）Koehne 或杏 *P. armeniaca* L. 的干燥成熟种子。化学成分含苦杏仁苷（·$C_{20}H_{27}NO_{11}$），味苦，性微温；有小毒。归肺、大肠经。功能降气止咳平喘，润肠通便。用于咳嗽气喘，胸满痰多，肠燥便秘。用量 5～10g，生品入煎剂宜后下。注意内服不宜过量，以免中毒。

　　甜杏仁别名"叭哒杏仁"，《北京市中药炮制规范》（1986 年版）收载。来源为蔷薇科植物杏 *Prunus armeniaca* L. 及同属栽培味甜的干燥成熟种子。味甘，性平。归肺经。功能润肺止咳。用于肺虚久咳，气喘。用量 6～9g。

　　"焙杏仁""杏仁泥"为苦杏仁的处方别名，也是炮制要求，"焙杏仁"要求苦杏仁要"焙"法炮制，"杏仁泥"是要求调剂时把苦杏仁捣碎成泥状。

　　"甜杏仁"来源与"苦杏仁"不同，味道不同，功能也有差异，临床分别应用，均为种子类中药。甜杏仁多为食用，现在临床基本不用；目前临床主要使用炒苦杏仁。

　　按《北京市中药饮片调剂规程》（2011 年版）规定，处方写"甜杏仁""叭哒杏仁"，调剂应付甜杏仁（生品）；处方写"苦杏仁""杏仁""杏仁泥""炒苦杏仁""炒杏仁"，调剂应付炒苦杏仁，捣碎。"焙杏仁"，《北京市中药调剂规程》（1983 年版）收载，调剂应付炒苦杏仁。

过去"甜杏仁"的饮片炮制规格分为"甜杏仁"和"燀甜杏仁"。"苦杏仁"在 20 世纪 70 年代北京地区使用带皮生苦杏仁，调剂时捣碎后下。80 年代初期开始恢复炒苦杏仁饮片规格。

242. "千金子"的来源及功效主治是什么？ "千金子""续随子"是一种药吗？处方如何应付？

答： 千金子为少用种子类毒性中药，《中国药典》收载品种。来源为大戟科植物续随子 *Euphorbia lathyris* L. 的干燥成熟种子。含千金子甾醇（$C_{32}H_{40}O_8$）等成分。味辛，性温；有毒。归肝、肾、大肠经。功能逐水消肿，破血消癥；外用疗癣蚀疣。用于二便不通，水肿，痰饮，积滞胀满，血瘀经闭；外治顽癣，疣赘。用量 1～2g；去壳，去油用，多入丸散服。外用适量，捣烂敷患处。注意孕妇禁用。

千金子霜为千金子的炮制（去油）加工品。炮制后毒性降低。本品含脂肪油为 18.0%～20.0%。性味归经、功能同千金子。用量 0.5～1g，多入丸散服。外用适量。注意孕妇禁用。

"续随子"是千金子的处方别名，因其植物名而得名。

"生千金子"按毒性中药管理。

按《北京市中药饮片调剂规程》（2011 年版）规定，处方写"千金子""千金子霜""千金仁霜""千金霜"，调剂应付千金子霜。

243. "女贞子"的来源及功效主治是什么？ "女贞子""冬青子"是一种药吗？处方如何应付？

答： 女贞子为常用果实类中药，《中国药典》收载品种。来源为木犀科植物女贞 *Ligustrum lucidum* Ait. 的干燥成熟果实。味甘、苦，性凉。归肝、肾经。功能滋补肝肾，明目乌发。用于肝肾阴虚，眩晕耳鸣，腰膝酸软，须发早白，目暗不明，内热消渴，骨蒸潮热。用量 6～12g。

"冬青子"为女贞子的处方别名，因其原植物女贞冬季不落叶、四季常青故别名为"冬青子"。

按《北京市中药饮片调剂规程》（2011 年版）规定，处方写"女贞子""酒炙女贞子""炙女贞子"，调剂应付酒制女贞子。

《北京市中药调剂规程》（1983 年版）收载，处方写"冬青子"调剂应付酒制女贞子。

244. "八角茴香"的来源及功效主治是什么？"大茴香""小茴香""西小茴"有何不同？处方如何应付？

答：八角茴香别名"大茴香"，为少用果实类中药，《中国药典》收载品种。来源为木兰科植物八角茴香 *Illicium verum* Hook.f. 的干燥成熟果实。味辛，性温。归肝、肾、脾、胃经。功能温阳散寒，理气止痛。用于寒疝腹痛，肾虚腰痛，胃寒呕吐，脘腹冷痛。用量 3～6g。

"大茴香"是八角茴香的处方别名；"西小茴"为小茴香的处方别名。八角茴香与小茴香为两种中药，来源不同，功能相近，但临床应用不可混淆。

小茴香来源为伞形科植物茴香 *Foeniculum vulgare* Mill. 的干燥成熟果实。味辛，性温。归肝、肾、脾、胃经。功能散寒止痛，理气和胃。用于寒疝腹痛，睾丸偏坠，痛经，少腹冷痛，脘腹胀痛，食少吐泻。盐小茴香暖肾散寒止痛。用于寒疝腹痛，睾丸偏坠，经寒腹痛。用量 3 ～ 6g。

按《北京市中药饮片调剂规程》（2011 年版）规定，处方写"八角茴香""大茴香"，调剂应付八角茴香（生品）；处方写"小茴香""盐炙小茴香""茴香""炙茴香""茴香子""西小茴"，调剂应付盐炙小茴香。"西茴"，《北京市中药调剂规程》（1983 年版）记载，调剂应付盐炙小茴香。

245. "大腹皮"的来源及功效主治是什么？"大腹皮""大腹毛"有何区别？"槟榔毛"处方如何应付？

答：大腹皮为常用果实类中药，《中国药典》收载品种。来源为棕榈科植物槟榔 *Areca catechu* L. 的干燥果皮。冬季至次春采收未成熟的果实，煮后干燥，纵剖两瓣，剥取果皮，习称"大腹皮"；春末至秋初采收成熟果实，煮后干燥，剥取果皮打松，晒干，习称"大腹毛"。味辛，性微温。归脾、胃、大肠、小肠经。功能行气宽中，行水消肿。用于湿阻气滞，脘腹胀闷，大便不爽，水肿胀满，脚气浮肿，小便不利。用量 5 ～ 10g。

大腹皮别名"槟榔衣""槟榔皮""槟榔壳""大腹毛""大腹绒"；"大腹皮"与"大腹毛"为大腹皮的不同药材规格，采收加工方法不同，北京多习用"大腹毛"。

按《北京市中药饮片调剂规程》（2011 年版）规定，处方写"大腹皮""腹皮"，调剂应付大腹皮（"大腹毛"）。

"槟榔毛""大腹毛"，《北京市中药调剂规程》（1983 年版）收载，调剂应付大腹皮（"大腹毛"）。

246. "槟榔"的来源及功效主治是什么？"槟榔""枣槟榔""马槟榔""大腹子""海南子"有何不同？处方如何应付？

答：槟榔为常用种子类中药，《中国药典》收载品种。来源为棕榈科植物槟榔 *Areca catechu* L. 的干燥成熟种子。味苦、辛，性温。归胃、大肠经。功能杀虫，消积，行气，利水，截疟。用于绦虫病、蛔虫病、姜片虫病，虫积腹痛，积滞泻痢，里急后重，水肿脚气，疟疾。用量 3～10g；驱绦虫、姜片虫 30～60g。

枣槟榔别名"枣儿槟榔"（《随息居饮食谱》）、"槟榔干"（《中药志》）、"枣儿槟"、"壳槟榔"（《药材学》）。为少用果实类中药，《北京市中药炮制规范》（1986 年版）收载，来源为棕榈科植物槟榔 *Areca catechu* L. 的未成熟果实。味甘、微苦，性涩。功能消食，化痰，解酒。用于胸胁闷滞，呕吐，醉酒。用量 4.5～9g。入汤剂或入散剂。

马槟榔别名"马牙槟榔"，为少用种子类中药，《北京市中药炮制规范》（1986 年版）收载。来源为白花菜科植物马槟榔 *Capparis masaikai* Levl 的干燥成熟种子。味苦、甘，性寒。归肝、肺经。功能清热解毒。用于热性病咽喉肿痛，疮疡肿毒。用量 3～9g。嚼细后冷开水送服。

"大腹子""海南子"为槟榔的处方别名，槟榔的果皮为"大腹皮"，因海南产槟榔故名为"海南子"；"槟榔"与"枣槟榔"虽然植物来源相同，但是采收季节不同，功能不同；"马槟榔"与前两者植物来源不同，功能各异，临床应用时不可混淆。

按《北京市中药饮片调剂规程》（2011 年版）规定，处方

写"槟榔""花槟榔""大腹子""海南子"，调剂应付槟榔（生品）；处方写"炒槟榔"，调剂应付炒槟榔；处方写"焦槟榔"，调剂应付焦槟榔。

按北京地区调剂习惯，处方写"马槟榔"，调剂应付马槟榔仁；处方写"枣槟榔"，调剂应付"枣槟榔"，捣碎。

北京地区的"炒槟榔""焦槟榔"与《中国药典》炮制方法不同，在炒炙时加少量的蜂蜜，这样炮制出来的饮片美观。

槟榔加工品也是南方一些地区人们喜欢的零食，但近年来在这些地区口腔癌发病率较高，食用时应注意。

247. "大豆黄卷"的来源及功效主治是什么？处方如何应付？

答：大豆黄卷为少用加工类中药，《中国药典》收载品种。来源为豆科植物大豆 *Glycine max*（L.）Merr. 的成熟种子经发芽干燥的炮制加工品。味甘，性平。归脾、胃、肺经。功能解表祛暑，清热利湿。用于暑湿感冒，湿温起初，发热汗少，胸闷脘痞，肢体酸痛，小便不利。用量 9～15g。

按《北京市中药饮片调剂规程》（2011年版）规定，处方写"大豆黄卷"，调剂应付大豆黄卷。

248. "酸枣仁""广酸枣""滇枣仁"的来源及功效主治是什么？"酸枣仁""广酸枣""滇枣仁"有何不同？ 处方如何应付？

答：酸枣仁为常用种子类中药，《中国药典》收载品种。来源为鼠李科植物酸枣 *Ziziphus jujuba* Mill. var. *spinosa*（Bunge）Hu ex H. F. Chou 的干燥成熟种子。味甘、酸，性平。归肝、胆、心经。功能养心补肝，宁心安神，敛汗，生津。用于虚烦不眠，惊悸多梦，体虚多汗，津伤口渴。用量 10 ～ 15g。

广枣为果实类中药，《中国药典》收载品种，为蒙古族习用药材。来源为漆树科植物南酸枣 *Choerospondias axillaris* （Roxb.）Burtt et Hill 的干燥成熟果实。味甘、酸，性平。归脾、肺经。功能行气活血，养心，安神。用于气滞血瘀，胸痹作痛，心悸气短，心神不安。用量 1.5 ～ 2.5g。

滇枣仁为云南地区用药，现在多为进口。来源为鼠李科植物滇刺枣 *Ziziphus mauritiana* Lam. 的成熟种子，功能与酸枣仁近似。已于 1974 年收入云南省药品标准，又名缅枣仁，其他地区不习用，一般作为酸枣仁混淆品处理。

三种中药来源不同，功能不同。"广酸枣"为广枣的别名，北京地区临床基本不用；"滇枣仁"为地方习用品，常混作酸枣仁药用，北京地区不用。

按《北京市中药饮片调剂规程》（2011 年版）规定，处方写"酸枣仁""炒酸枣仁""枣仁""炒枣仁"，调剂应付炒酸枣仁；处方写"焦酸枣仁""焦枣仁"，调剂应付焦酸枣仁；处方写"生酸枣仁"，调剂应付酸枣仁（生品）。调剂时均捣碎。

249. "马钱子"的来源及功效主治是什么？"番木鳖"处方如何应付？

答：马钱子为种子类毒性中药，《中国药典》收载品种。来源为马钱科植物马钱 *Strychnos nux-vomica* L. 的干燥成熟种子。马钱子及马钱子粉含士的宁（$C_{21}H_{22}N_2O_2$），马钱子碱（$_{23}H_{26}N_2O_4$）等成分。味苦，性温；有大毒。归肝、脾经。功能通络止痛，散结消肿。用于跌扑损伤，骨折肿痛，风湿顽痹，麻木瘫痪，痈疽肿痛，咽喉肿痛。用量 0.3 ～ 0.6g，炮制后入丸散用。注意孕妇禁用；不宜多服久服及生用；运动员慎用。

"番木鳖"为马钱子的处方别名。

生马钱子为毒性中药，按毒性中药管理。

按《北京市中药饮片调剂规程》（2011 年版）规定，处方写"马钱子""番木鳖""制马钱子""炙马钱子""马钱子粉"，调剂应付砂烫马钱子粉。

250. "马兜铃"的来源及功效主治是什么？"炙兜铃"处方如何应付？

答： 马兜铃为少用果实类中药，《中国药典》（2020 年版）未收载，2015 年版曾收载。来源为马兜铃科植物北马兜铃 *Aristolochia contorta* Bge. 或马兜铃 *Aristolochia debilis* Sieb.et Zucc. 的干燥成熟果实。味苦，性微寒。归肺、大肠经。功能清肺降气，止咳平喘，清肠消痔。用于肺热喘咳，痰中带血，肠热痔血，痔疮肿痛。用量 3 ～ 9g。注意本品含马兜铃酸，可引起肾脏损害等不良反应；儿童及老年人慎用；孕妇、婴幼儿及肾脏功能不全者禁用。生马兜铃，北京有的医院或药店过去曾经营过，但是临床很少使用。

"炙兜铃""斗铃"为马兜铃的处方别名，"斗"是错别字。

按《北京市中药饮片调剂规程》（2011 年版）规定，处方写"马兜铃""炙马兜铃""炙兜铃""蜜兜铃"，调剂应付蜜炙马兜铃。

"斗铃"，《北京市中药调剂规程》（1983 年版）收载，调剂应付蜜炙马兜铃。

251. "水红花子"的来源及功效主治是什么？"水红花子""红蓼子""东方蓼"处方如何应付？

答：水红花子为果实种子类中药，《中国药典》收载品种。来源为蓼科植物红蓼 *Polygonum orientale* L. 的干燥成熟果实。味咸，性微寒。归肝、胃经。功能散血消癥，消积止痛，利水消肿。用于癥瘕痞块，瘿瘤，食积不消，胃脘胀痛，水肿腹水。用量 15 ～ 30g。外用适量，熬膏敷患处。

"红蓼子""东方蓼"为水红花子的处方别名。

《北京市中药饮片调剂规程》（2011 年版）规定，处方写"水红花子"，调剂应付水红花子（生品）。

"红蓼子""东方蓼"收载于《北京市中药调剂规程》（1983 年版），调剂应付水红花子（生品）。

252. "木蝴蝶"的来源及功效主治是什么？"千张纸""玉蝴蝶"处方如何应付？

答：木蝴蝶为少用种子类中药，《中国药典》收载品种。来源为紫葳科植物木蝴蝶 *Oroxylum indicum* (L.) Vent. 的干燥成熟种子。味苦、甘，性凉。归肺、肝、胃经。功能清肺利咽，疏肝和胃。用于肺热咳嗽，喉痹，音哑，肝胃气痛。用量 1 ～ 3g。

"千张纸""玉蝴蝶"为木蝴蝶的处方别名，"玉蝴蝶""木蝴蝶"因其种子有翅似蝴蝶故名。

按《北京市中药饮片调剂规程》（2011 年版）规定，处方写"木蝴蝶""千张纸""玉蝴蝶""洋故纸"，调剂应付木蝴蝶（生品）。

注意："千层纸"为矿物药，"云母"的别名；"破故纸"为补骨脂的别名，不要混淆。

253. "巴豆"的来源及功效主治是什么？ "江子""江子霜"处方如何应付？

答：巴豆为少用果实类中药，《中国药典》收载品种。来源为大戟科植物巴豆 *Croton tiglium* L. 的干燥成熟果实。含巴豆苷（$C_{19}H_{13}N_5O_5$）、巴豆油等成分。味辛，性热；有大毒。归胃、大肠经。功能外用蚀疮。用于恶疮疥癣，疣痣。外用适量，研末涂患处，或捣烂以纱布包擦患处。注意孕妇禁用；不宜与牵牛子同用。

巴豆霜为巴豆的炮制（去油）加工品。性味同巴豆，功能峻下积滞，逐水消肿，豁痰利咽；外用蚀疮。用于寒积便秘，乳食停滞，腹下膨胀，二便不通，喉风，喉痹；外治痈肿脓成不溃，疥癣恶疮，疣痣。用量 0.1 ～ 0.3g，多入丸散。外用适量。注意孕妇禁用；不宜与牵牛子同用。

"江子"为巴豆的别名，"江子霜"为巴豆霜的别名。

生巴豆为毒性中药，按毒性中药管理。

按《北京市中药饮片调剂规程》（2011 年版）规定，处方写"巴豆""巴豆霜""江子霜"，调剂应付巴豆霜。

254. "牛蒡子"来源及功效主治是什么？ "大力子""鼠粘子""牛子"处方如何应付？

答：牛蒡子为常用果实类中药，《中国药典》收载品种。来源为菊科植物牛蒡 *Arctium lappa* L. 的干燥成熟果实。味辛、苦，性寒。归肺、胃经。功能疏散风热，宣肺透疹，解毒利咽。用于风热感冒，咳嗽痰多，麻疹，风疹，咽喉肿痛，痄腮，丹毒，痈肿疮毒。用量 6～12g。"大力子""鼠粘子""牛子"为牛蒡子的处方别名。

按《北京市中药饮片调剂规程》（2011 年版）规定，处方写"牛蒡子""大力子""鼠粘子""牛子"，调剂应付炒牛蒡子，捣碎用。

255. "凤眼草"的来源及功效主治是什么？

答：凤眼草为少用果实类中药，《北京市中药饮片炮制规范》（2008 年版）收载。来源为苦木科植物臭椿 *Ailanthus altissima*（Mill.）Swingle 的干燥成熟果实。味苦、涩，性寒。归心、大肠、膀胱经。功能清热，凉血，燥湿。用于痢疾，便血，尿血，崩漏，白带。用量 3～9g。外用适量，煎水洗。

256. "白果"的来源及功效主治是什么？ "白果"处方如何应付？

答：白果为较常用种子类中药，《中国药典》收载品种。来源为银杏科植物银杏 *Ginkgo biloba* L. 的干燥成熟种子。味甘、苦、涩，性平；有毒。归肺经。功能敛肺定喘，止带浊，缩小便。用于痰多喘咳，带下白浊，遗尿尿频。用量 5～10g。注意生食有毒。白果饮片规格有"白果"和"白果仁"（去硬壳）。

按《北京市中药饮片调剂规程》（2011 年版）规定，处方写"白果""银杏"，调剂应付白果，捣碎用；处方写"白果仁"，调剂应付白果仁。

因加工不当，"白果"饮片中常出现发霉现象，所以建议临床使用"白果仁"。

257. "火麻仁"的来源及功效主治是什么？"麻仁""大麻仁""大麻子"处方如何应付？

答：火麻仁为常用果实类中药，《中国药典》收载品种。来源为桑科植物大麻 *Cannabis sativa* L. 的干燥成熟种仁。味甘，性平。归脾、胃、大肠经。功能润肠通便。用于血虚津亏，肠燥便秘。用量 10～15g。

按《北京市中药饮片调剂规程》（2011 年版）规定，处方写"火麻仁""大麻仁""麻仁"，调剂应付火麻仁（生品）。"线麻子仁"为《北京市中药调剂规程》（1983 年版）收载，调剂应付火麻仁（生品）。

"麻仁""大麻仁"为火麻仁的处方别名。

"大麻子"是蓖麻的别名。注意不宜混淆。蓖麻子为少用果实类中药，《北京市中药饮片炮制规范》（2008 年版）收载。来源为大戟科植物蓖麻 *Ricinus communis* L. 的种子，味甘、辛，性平；有小毒。功能消肿拔毒，泻下导滞。用于痈疽肿毒，瘰疬，喉痹，大便燥结。外用适量，捣烂敷患处，亦可入丸散。

处方写"蓖麻子"，调剂应付蓖麻子（生品）。

258. "砂仁"的来源及功效主治是什么？"砂仁""壳砂""砂仁壳""盐砂仁"有何不同？处方如何应付？

答：砂仁为常用果实类中药，《中国药典》收载品种。来源为姜科植物阳春砂 *Amomum villosum* Lour.、绿壳砂 *A. villosum* Lour. var. *xanthioides* T. L. Wu et Senjen 或海南砂 *A. longiligulare* T. L. Wu 的干燥成熟果实。味辛，性温。归脾、胃、肾经。功

能化湿开胃，温脾止泻，理气安胎。用于湿浊中阻，脘痞不饥，脾胃虚寒，呕吐泄泻，妊娠恶阻，胎动不安。用量 3 ～ 6g，捣碎后下。

"砂仁""壳砂""砂仁壳""盐砂仁"为砂仁的不同加工炮制规格。北京地区习惯将"砂仁"（种子团）、"壳砂"（果实）、"砂仁壳"（果皮）分别应用。

砂仁：取壳砂剥去果壳，取出种子团，用时捣碎。化湿开胃，温脾止泻，理气安胎功能强。

壳砂：取原药材除去杂质及梗，筛去土屑，用时捣碎。性味功能同砂仁，偏于醒脾调胃。

砂仁壳：剥取种子团的果壳。作用缓和，和胃清热。用于反胃呕吐，热痢咽痛。

盐砂仁：理气消食。

按《北京市中药饮片调剂规程》（2011 年版）规定，处方写"砂仁""砂米""阳春砂""缩砂仁""壳砂仁"，调剂应付砂仁（生品），捣碎后下，处方写"砂仁壳""砂壳"，调剂应付砂仁壳；处方写"盐砂仁"，调剂应付盐炙砂仁。

《北京市中药调剂规程》（1983 年版）收载，处方写"阳春砂""春砂""春砂仁"，调剂应付生品阳春砂（果实）；"广砂仁""西砂仁"，调剂应付生品砂仁（种子团）；"正壳砂""壳砂仁"，调剂应付生品壳砂（果实）。

259. "吴茱萸"的来源及功效主治是什么？ "吴芋""吴芋珠"处方如何应付？

答：吴茱萸为常用果实类中药，《中国药典》收载品种。来源为芸香科植物吴茱萸 *Euodia rutaecarpa*（Juss.）Benth.、石虎

E. rutaecarpa（Juss.）Benth. var. *officinalis*（Dode）Huang 或疏毛吴茱萸 *E. rutaecarpa*（Juss）Benth. var. *bodinieri*（Dode）Huang 的干燥近成熟果实。味辛、苦，性热；有小毒。归肝、脾、胃、肾经。功能散寒止痛，降逆止呕，助阳止泻。用于厥阴头痛，寒疝腹痛，寒湿脚气，经行腹痛，脘腹胀痛，呕吐吞酸，五更泄泻。用量 2～5g。外用适量。

"吴芋""吴芋珠"为吴茱萸的处方别名，"芋"是错别字。

按《北京市中药饮片调剂规程》（2011 年版）规定，处方写"吴茱萸""炙吴茱萸""吴萸""炙吴萸"，调剂应付甘草水炙吴茱萸。

"吴芋""吴芋珠"收载于《北京市中药调剂规程》（1983 年版），调剂应付甘草水炙吴茱萸。

260. "莱菔子"的来源及功效主治是什么？"萝蔔子"处方如何应付？

答：莱菔子为常用种子类中药，《中国药典》收载品种。来源为十字花科植物萝卜 *Raphanus sativus* L. 的干燥成熟种子。味辛、甘，性平。归肺、脾、胃经。功能消食除胀，降气化痰。用于饮食停滞，脘腹胀痛，大便秘结，积滞泻痢，痰壅喘咳。用量 5～12g。

"萝蔔子"为莱菔子的处方别名。

按《北京市中药饮片调剂规程》（2011 年版）规定，处方写"莱菔子""炒莱菔子""萝卜子""萝蔔子"，调剂应付炒莱菔子，捣碎用。

261. "蔓荆子"的来源及功效主治是什么？ "荆子炭""京子""蔓荆子"处方如何应付？

答：蔓荆子为常用果实类中药，《中国药典》收载品种。来源为马鞭草科植物单叶蔓荆 *Vitex trifolia* L. var. *simplicifolia* Cham. 或蔓荆 *Vitex trifolia* L. 的干燥成熟果实。味辛、苦，性微寒。归膀胱、肝、胃经。功能疏散风热，清利头目。用于风热感冒头痛，齿龈肿痛，目赤多泪，目暗不明，头晕目眩。用量 5～10g。

"荆子炭""京子"为"蔓荆子"的处方别名，"京"为错别字。

按《北京市中药饮片调剂规程》（2011 年版）规定，处方写"蔓荆子""炒蔓荆子"，调剂应付炒蔓荆子；处方写"生蔓荆子"，调剂应付蔓荆子（生品）。

《北京市中药饮片调剂规程》（2011 年版）颁布之前，北京地区处方写"蔓荆子"，调剂应付蔓荆子炭，现已经纠正。但是有的中医师习惯应用蔓荆子炭，调剂按中医师处方要求应付。

262. "山茱萸"的来源及功效主治是什么？ "萸肉""山萸肉"处方如何应付？

答：山茱萸为常用果实类中药，《中国药典》收载品种。来源为山茱萸科植物山茱萸 *Cornus officinalis* Sieb.et Zucc. 的干燥成熟果肉。味酸、涩，性微温。归肝、肾经。功能补益肝肾，收涩固脱。用于眩晕耳鸣，腰膝酸痛，阳痿遗精，遗尿尿频，崩漏带下，大汗虚脱，内热消渴。用量 6～12g。

"萸肉""山萸肉"为山茱萸的处方别名。

按《北京市中药饮片调剂规程》（2011 年版）规定，处方写"山茱萸""酒炙山茱萸""炙山萸""山萸""山萸肉""杭萸肉"，调剂应付酒制山茱萸。

263. "胡芦巴"的来源及功效主治是什么？"芦巴子"处方如何应付？

答： 胡芦巴为少用种子类中药，《中国药典》收载品种。来源为豆科植物胡芦巴 *Trigonella foenumgraecum* L. 的干燥成熟种子。味苦，性温。归肾经。功能温肾助阳，祛寒止痛。用于肾阳不足，下元虚冷，小腹冷痛，寒疝腹痛，寒湿脚气。用量 5～10g。

"芦把子"为胡芦巴的处方别名。

按《北京市中药饮片调剂规程》（2011 年版）规定，处方写"胡芦巴""炙胡芦巴""炙芦巴子""芦巴子"，调剂应付盐炙胡芦巴。

264. "枸杞子"的来源及功效主治是什么？"甘枸杞""杞子""津血杞"有何不同？

答： 枸杞子为常用果实类中药，《中国药典》收载品种。来源为茄科植物宁夏枸杞子 *Lycium barbarum* L. 的干燥成熟果实，以产于宁夏者质佳。味甘，性平。归肝、肾经。功能滋补肝肾，益精明目。用于虚劳精亏，腰膝酸痛，眩晕耳鸣，阳痿遗精，内热消渴，血虚萎黄，目昏不明。用量 6～12g。

"甘枸杞""杞子"为枸杞子的处方别名。"甘枸杞"历史上指的是产地，现"甘"演变为"甜"的意思；"津血杞"是过去产于北京、天津、河北一带的枸杞子，又称"津枸杞"，来源与枸杞子不同，为茄科枸杞 *Lycium chinese* Mill. 的成熟果实，质量不及"宁夏枸杞子"，功能与宁夏枸杞子相似。

茄科枸杞 *Lycium chinese* Mill. 根皮为中药"地骨皮"。

265. "枳实"的来源及功效主治是什么？"小枳实" "鹅眼枳实""炒枳实"处方如何应付？

答：枳实为常用果实类中药，《中国药典》收载品种。来源为芸香科植物酸橙 *Citrus aurantium* L. 及其栽培变种或甜橙 *Citrus sinensis* Osbeck 的干燥幼果。味苦、辛、酸，性微寒。归脾、胃经。功能破气消积，化痰散痞。用于积滞内停，痞满胀痛，泻痢后重，大便不通，痰滞气阻，胸痹，结胸，脏器下垂。用量 3 ～ 10g。注意孕妇慎用。

"小枳实""鹅眼枳实"为鹅枳实的处方别名；"炒枳实"为枳实的处方别名。

按《北京市中药饮片调剂规程》（2011 年版）规定，处方写"鹅枳实""鹅眼枳实""小枳实"，调剂应付砂烫鹅枳实；处方写"枳实""麸炒枳实""炒枳实"，调剂应付麸炒枳实。

266. "胖大海"的来源及功效主治是什么？"安南子" 处方如何应付？

答：胖大海为常用种子类中药，《中国药典》收载品种。来源为梧桐科植物胖大海 *Sterculia lychnophora* Hance 的干燥成熟种子。味甘，性寒。归肺、大肠经。功能清热润肺，利咽开音，润肠通便。用于肺热声哑，干咳无痰，咽喉干痛，热结便闭，头痛目赤。用量 2 ～ 3 枚，沸水泡服或煎服。

"安南子"为胖大海的处方别名。"安南子"因越南为产地之一故名。

按《北京市中药饮片调剂规程》（2011 年版）规定，处方写"胖大海""大海""蓬大海""安南子"，调剂应付胖大海（生品）。

267. "柏子仁"的来源及功效主治是什么？ "柏仁" "柏子仁霜"有何不同？处方如何调剂？

答： 柏子仁为常用种子类中药，《中国药典》收载品种。来源为柏科植物侧柏 *Platycladus orientalis*（L.）Franco 的干燥成熟种仁。味甘，性平。归心、肾、大肠经。功能养心安神，润肠通便，止汗。用于阴血不足，虚烦失眠，心悸怔忡，肠燥便秘，阴虚盗汗。用量 3 ～ 10g。

"柏仁""柏子仁霜"为柏子仁的不同炮制规格。

柏子仁霜为柏子仁去掉部分脂肪油的炮制品，性味功能同柏子仁，降低了滑肠的作用。现北京地区已经多年未用。

按《北京市中药饮片调剂规程》（2011 年版）规定，处方写"柏子仁""柏仁"，调剂应付柏子仁（生品）。

"柏子仁霜""柏子霜"收载于《北京市中药调剂规程》（1983 年版），调剂应付柏子仁霜。

268. "牵牛子"的来源及功效主治是什么？ "二丑" "黑丑""白丑"处方如何应付？

答： 牵牛子为少用种子类中药，《中国药典》收载品种。来源为旋花科植物裂叶牵牛 *Pharbitis nil*（L.）Choisy 或圆叶牵牛 *P. purpurea*（L.）Voigt 的干燥成熟种子。味苦、性寒；有毒。归肺、肾、大肠经。功能泻水通便，消痰涤饮，杀虫攻积。用于水肿胀满，二便不通，痰饮积聚，气逆喘咳，虫积腹痛。用量3～6g。入丸散服，每次 1.5～3g。注意孕妇禁用；不宜与巴豆、巴豆霜同用。

"二丑""黑丑""白丑"均为牵牛子的别名，白丑和黑丑都是牵牛子，只是颜色不同。

按《北京市中药饮片调剂规程》（2011 年版）规定，处方写"牵牛子""炒牵牛子""黑丑""炒黑丑""白丑""炒白丑""二丑""炒二丑"，调剂应付炒牵牛子，捣碎。

过去按北京地区的调剂习惯，处方写"黑丑""炒黑丑"，调剂应付炒牵牛子（黑色牵牛子）；处方写"白丑""炒白丑"，调剂应付炒牵牛子（白色牵牛子）；处方写"二丑""炒二丑"，调剂应付炒牵牛子（黑、白牵牛子各等分），捣碎。

北京地区裂叶牵牛、圆叶牵牛均有野生，但种子均为黑色，未见白色种子的牵牛。

269. "栀子"的来源及功效主治是什么？"红栀子""炙栀仁"处方如何应付？

答：栀子为常用果实类中药，《中国药典》收载品种。来源为茜草科植物栀子 *Gardenia jasminoides* Ellis 的干燥成熟果实。味苦，性寒。归心、肺、三焦经。功能泻火除烦，清热利湿，凉血解毒；外用消肿止痛。用于热病心烦，湿热黄疸，淋症涩痛，血热吐衄，目赤肿痛，火毒疮疡；外治扭挫伤痛。用量 6～10g。外用生品适量，研末调敷。

"红栀子""炙栀仁"为栀子的处方别名。

按《北京市中药饮片调剂规程》（2011 年版）规定，处方写"栀子""炒栀子""炙栀子""炒栀仁""炙栀仁""红栀子""苏栀子""姜栀子"，调剂应付姜栀子；处方写"焦栀子"，调剂应付焦栀子；处方写"生栀子"，调剂应付栀子（生品）。

270. "荜澄茄"的来源及功效主治是什么？"山鸡椒""荜澄茄"处方如何应付？

答：荜澄茄为少用果实类中药，《中国药典》收载品种。来源为樟科植物山鸡椒 *Litsea cubeba*（Lour.）Pers. 的干燥成熟果实。味辛，性温。归脾、胃、肾、膀胱经。功能温中散寒，行气止痛。用于胃寒呕逆，脘腹冷痛，寒疝腹痛，寒湿郁滞，小便浑浊。用量 1～3g。

"山鸡椒"为荜澄茄的处方别名。

按《北京市中药饮片调剂规程》（2011 年版）规定，处方写"荜澄茄"，调剂应付荜澄茄（生品）。

"山鸡椒""必澄茄"，《北京市中药调剂规程》（1983 年版）记载，调剂应付荜澄茄（生品），"必"为错别字。

271. "洋苦果"的来源及功效主治是什么？"吕宋豆""吕宋果""洋苦果"是一种药吗？

答：洋苦果为进口种子类中药，《北京市中药炮制规范》（1986 年版）收载。来源为马钱科植物吕宋豆 *Strychnos ignatii* Berg 的干燥成熟种子。味苦，性寒。功能解毒杀虫。用于中风昏迷，腹痛泻痢，小儿蛔虫，蛇虫咬伤。用量 0.06～0.09g。磨汁服，外用研末撒或调敷。注意本品有剧毒，用时注意。

"吕宋果""吕宋豆"是"洋苦果"的处方别名，洋苦果又称"苦果"。

按《北京市中药调剂规程》（1983 年版）记载，写"洋苦果""吕宋果""吕宋豆",调剂应付洋苦果（生品）。

272. "香椿子"的来源及功效主治是什么？ "香椿子" 处方如何应付？

答： 香椿子为少用的果实类中药，《北京市中药饮片炮制规范》（2008 年版）收载。来源为楝科植物香椿 *Toona sinensis* (A.Juss.) Roem. 的干燥果实。味苦、辛，性温。归肝、肺经。功能利水通淋，消胀利湿。用于小便不利，淋症，肚腹胀满。用量 3 ～ 9g。

"香椿子"又称"香铃子"。

按《北京市中药饮片调剂规程》（2011 年版）规定，处方写"香椿子"，调剂应付香椿子（生品）。

273. "相思子"的来源及功效主治是什么？ "广赤豆" "美人豆"处方如何应付？

答： 相思子为少用种子类中药，《北京市中药饮片炮制规范》（2008 年版）收载。来源为豆科植物相思子 *Abrus precatorius* L. 的干燥成熟种子。味苦，性平；有毒。归大肠、胃、心经。功能杀虫。用于疥癣，痈疮，湿疹，风痰瘰疬。注意本品有毒，不宜内服。

"广赤豆""美人豆"为相思子的处方别名。

按《北京市中药调剂规程》（1983 年版）收载，处方写"相思子""广赤豆""美人豆""鸳鸯豆""鬼豆"，调剂应付相思子（生品）。

274. "鹤虱""南鹤虱"的来源及功效主治是什么？"鹤虱""南鹤虱""天名精子"有何不同？处方如何应付？

答： "鹤虱"与"南鹤虱"均为少用果实类中药，《中国药典》收载品种。二者来源不同，功能相似。

鹤虱来源为菊科植物天名精 *Carpesium abrotanoides* L. 的干燥成熟果实。味苦、辛，性平；有小毒。归脾、胃经。功能杀虫消积。用于蛔虫病、蛲虫病、绦虫病，虫积腹痛，小儿疳积。用量 3～9g。

南鹤虱为伞形科植物野胡萝卜 *Daucus carota* L. 的干燥成熟果实。味苦、辛，性平；有小毒。归脾、胃经。功能及用量同鹤虱。

"天名精子"为鹤虱的处方别名。

按《北京市中药饮片调剂规程》（2011 年版）规定，处方写"鹤虱""天名精""天名精子"，调剂应付鹤虱（生品）；处方写"南鹤虱"，调剂应付南鹤虱（生品）。

275. "预知子"的来源及功效主治是什么？"八月札"处方如何应付？

答： 预知子为少用果实类中药，《中国药典》收载品种。来源为木通科植物木通 *Akebia quinata*（Thunb.）Decne.、三叶木通 *Akebia trifoliata*（Thunb.）Koidz. 或白木通 *Akebia trifoliata*（Thunb.）Koidz. var. *australis*（Diels）Rehd. 的干燥近成熟果实。味苦，性寒。归肝、胆、胃、膀胱经。功能疏肝理气，活血止痛，散结，利尿。用于脘胁胀痛，痛经经闭，痰核痞块，小便不利。用量 3 ～ 9g。

"八月札"为预知子的处方别名。

按《北京市中药饮片调剂规程》（2011 年版）规定，处方写"预知子""八月札"，调剂应付预知子片（生品）。

其藤茎为中药"木通"。

276. "秫米"的来源及功效主治是什么？ "秫米""北秫米"处方如何应付？

答：秫米为少用的种子类中药，《北京市中药饮片炮制规范》（2008 年）收载。来源为禾本科植物蜀黍 *Sorghum vulgare* Pers. 的干燥白色种仁。味甘、涩，性温。归肺，脾，胃，大肠经。功能温中和胃，益气止泻。用于烦躁口渴，赤痢，伤暑发热。用量 9 ～ 15g。

有的地区使用"秫米"与北京地区不同，为禾本科植物粟（习称"谷子"）*Setaria italic*（L.）Beauv. 的种仁。

"秫米"俗名"高粱米"；"北秫米"是"秫米"的处方别名。

按《北京市中药饮片调剂规程》（2011 年版）规定，处方写"秫米""北秫米"，调剂应付秫米（生品）。

277. "甜瓜子"的来源及功效主治是什么？

答：甜瓜子为少用的种子类中药，《中国药典》收载品种。来源为葫芦科植物甜瓜 *Cucumis melo* L. 的干燥成熟种子。味甘，性寒。归肺、胃、大肠经。功能清肺，润肠，化瘀，疗伤止痛。用于肺热咳嗽，便秘，肺痈，跌打损伤，筋骨折伤。用量 9 ～ 30g。临床使用为生品。

278. "梧桐子"的来源及功效主治是什么？

答： 梧桐子为少用种子类中药，《北京市中药炮制规范》（1986 年版）收载。来源为梧桐科植物梧桐 *Firmiana simplex* （L.）W. F. Wight. 的干燥成熟种子。味甘，性平。归心、肺、肾经。功能顺气，和胃，消食，乌须发。用于伤食胃痛，小儿口疮，血热白发。用量 4.5 ～ 9g。

279. "菟丝子"的来源及功效主治是什么？"菟丝子块（饼）""菟丝子"处方如何应付？

答： 菟丝子为常用种子类中药，《中国药典》收载品种。来源为旋花科植物南方菟丝子 *Cuscuta australis* R. Br. 或菟丝子 *Cuscuta chinensis* Lam. 的干燥成熟种子。味辛、甘，性平。归肝、肾、脾经。功能补益肝肾，固精缩尿，安胎，明目，止泻；外用消风祛斑。用于肝肾不足，腰膝酸软，阳痿遗精，遗尿尿频，肾虚胎漏，胎动不安，目昏耳鸣，脾肾虚泻；外治白癜风。用量 6 ～ 12g。外用适量。

"菟丝子块（饼）"是菟丝子的一种炮制规格，用菟丝子、黄酒及面粉加工而成，增强补肾作用，过去北京使用过，现临床已经多年未用。现在应用的是菟丝子。

按《北京市中药饮片调剂规程》（2011 年版）规定，处方写"菟丝子"，调剂应付菟丝子（生品）。

280. "娑罗子"的来源及功效主治是什么？"婆罗子""天师栗""婆娑子"处方如何应付？

答： 娑罗子为少用种子类中药，《中国药典》收载品种。来源为七叶树科植物七叶树 *Aesculus chinensis* Bge.、浙江七叶树 *A. chinensis* Bge. var. *chekiangensis*（Hu et Fang）Fang 或天师栗 *A. wilsonii* Rehd. 的干燥成熟种子。味甘，性温。归肝、胃经。功能疏肝理气，和胃止痛。用于肝胃气滞，胸腹胀闷，胃脘疼痛。用量 3～9g。

"婆罗子""天师栗""婆娑子"为娑罗子的处方别名。

按《北京市中药饮片调剂规程》（2011 年版）规定，处方写"娑罗子""梭罗子"，调剂应付娑罗子（生品）。

"婆罗子""天师栗""婆娑子"收载于《北京市中药调剂规程》（1986 年版），调剂应付娑罗子（生品）。

281. "望江南"的来源及功效主治是什么？"羊角豆" 是"望江南"吗？

答：望江南为少用种子类中药，《北京市中药饮片炮制规范》（2008 年版）收载。来源于豆科植物望江南 *Cassia occidentalis* L. 的干燥成熟种子。味甘、苦，性凉。归肺、肝、胃经。功能清热散结，健胃理肠。用于头胀目眩，便秘，下痢腹痛。用量 6～9g，用时捣碎；研末吞服，一次 1.5～3g，外用适量；研末调敷。

"望江南"别名"羊角豆"。

282. "棕榈子"的来源及功效主治是什么？

答：棕榈子为少用种子类中药，《北京市中药炮制规范》（1986 年版）收载。来源为棕榈科植物棕榈 *Trachycarpus fortunei* H. Wendl. 的干燥种子。味苦，性平。功能益气、化瘀。用于阳痿，心腹胀满，产后血瘀，经期疼痛。用量 9～15g。

283. "紫苏子"的来源及功效主治是什么？"炒苏子" "南苏子""苏子霜"有何不同？处方如何应付？

答：紫苏子为常用果实类中药，《中国药典》收载品种。来源为唇形科植物紫苏 *Perilla frutescens*（L.）Britt. 的干燥成熟果实。味辛，性温。归肺经。功能降气消痰，止咳平喘，润肠通便。用于痰壅气逆，咳嗽气喘，肠燥便秘。用量 3 ～ 10g。

"炒苏子""南苏子"为紫苏子的处方别名，"苏子霜"为紫苏子的一种饮片炮制规格，加工时去掉部分油脂，但是临床已经多年未用。

按《北京市中药饮片调剂规程》（2011 年版）规定，处方写"紫苏子""炒苏子""南苏子""炒紫苏子""苏子"，调剂应付炒紫苏子，捣碎。

按北京地区调剂习惯，处方写"苏子霜"应付紫苏子霜。

苏子霜有降气平喘之功，但无滑肠之虑，多用于脾虚便溏的喘咳患者。用量 3 ～ 10g。

284. "抽葫芦"的来源及功效主治是什么？"抽葫芦" "葫芦"处方如何应付？

答：抽葫芦为果实类中药，《北京市中药饮片炮制规范》（2008 年版）收载。来源为葫芦科植物瓢葫芦 *Lagenaria siceraria*（Molina）Stundl. var. *depressa*（Ser.）Hara 及小葫芦 *L. siceraria*（Molina）Standl. var. *microcarpa*（Naud.）Hara 的近成熟果实的干燥果皮。味甘，性平。归肺、小肠经。功能利尿消肿。用于水肿，四肢、面目浮肿，腹水肿胀，小便不利。用量 15 ～ 30g。

"葫芦"为"抽葫芦"的处方别名。

按《北京市中药饮片调剂规程》（2011 年版）规定，处方写"葫芦""抽葫芦"，调剂应付抽葫芦块（生品）。

285. "橹豆"的来源及功效主治是什么？"橹豆""黑橹豆""小橹豆""橹豆衣"处方如何应付？

答： 橹豆为少用中药，《北京市中药炮制规范》（1986 年版）收载。来源为豆科植物鹿藿 *Glycne soja* Sieb et Zucc. 的干燥种子。味甘，性凉，归肾、脾经。功能健脾益肾，养阴除烦。用于脾虚胃热，阴虚盗汗，风寒痹症。用量 9 ～ 15g。入汤剂或入丸散。

"黑橹豆""小橹豆"为橹豆的处方别名；"橹豆衣"为橹豆的种皮，分别药用。

按《北京市中药饮片调剂规程》（2011 年版）规定处方写"橹豆""黑橹豆""小橹豆"，调剂应付橹豆（生品）；处方写"橹豆衣""橹豆皮"，调剂应付橹豆衣。

286. "黑豆"的来源及功效主治是什么？"黑豆""黑豆衣""雄黑豆"有何不同？处方如何应付？

答： 黑豆为常用种子类中药，《中国药典》收载品种。来源为豆科植物大豆 *Glycine max*（L.）Merr. 的干燥成熟种子（黑色种皮）。味甘，性平。归脾、肾经。功能益精明目，养血祛风，利水，解毒。用于阴虚烦渴，头晕目昏，体虚多汗，肾虚腰痛，水肿尿少，痹痛拘挛，手足麻木，药食中毒。用量 9 ～ 30g。外用适量，煎汤洗患处。

"黑豆""黑豆衣""雄黑豆"三者均为种子类中药，植物来源相同。"黑豆"习称"料豆"或"黑料豆"。"黑豆"与"黑豆衣"药用部位不同，临床均较少使用；"雄黑豆"与"黑豆"品种及饮片性状不同，临床使用量较前二种多。

"黑料豆"，《北京市中药调剂规程》（1983年版）收载。调剂应付黑豆（生品）。

黑豆衣，《北京市中药饮片炮制规范》（2008年版）收载。药用部分为黑豆的种皮。性味、用量与黑豆相同。功能养血祛风，明目益精。用于虚热烦躁，头晕目昏，风寒风痹。

雄黑豆，《北京市中药饮片炮制规范》（2008年版）收载。来源与黑豆相同，为大豆的不同栽培品种，种子圆润，表面乌黑，种仁色绿。味甘，性平。归脾、肾经。功能健脾补肾，消胀利水，喉痹不语，卒然失音。用量9～30g，入煎剂或丸散。外用适量，研末调敷或煮汁涂患处。

按《北京市中药饮片调剂规程》（2011年版）规定，处方写"黑豆"，调剂应付黑豆（生品）；处方写"雄黑豆"，调剂应付雄黑豆（生品），捣碎。

按北京地区调剂习惯处方写"黑豆衣"，调剂应付黑豆衣（生品）。

287. "黑芝麻"的来源及功效主治是什么？"黑芝麻""白芝麻"有何区别？

答：黑芝麻为常用种子类中药，《中国药典》收载品种。来源为脂麻科植物脂麻 *Sesamum indicum* L. 的干燥成熟种子。味甘，性平。归肝、肾、大肠经。功能补肝肾，益精血，润肠燥。用于精血亏虚，头晕眼花，耳鸣耳聋，须发早白，病后脱发，肠燥便秘。用量9～15g。"黑芝麻""白芝麻"为芝麻（脂麻）

的不同栽培品种，种皮颜色不同，"黑芝麻"药用，"白芝麻"多为食用。

　　白芝麻有的地区也药用，如《甘肃省中药饮片炮制规范》（1980年版）收载。味甘，性平。功能益肝补肾，养血润燥。用于病后虚羸，头目眩晕，肠燥便秘，眼目干涩。用量3～9g。

　　按《北京市中药饮片调剂规程》（2011年版）规定，处方写"黑芝麻""黑脂麻"，调剂应付黑芝麻（生品），捣碎。

288. "桑椹"的来源及功效主治是什么？ "白桑椹" "黑桑椹"有何不同？

　　答：桑椹为常用果实类中药，《中国药典》收载品种。来源为桑科植物桑 *Morus alba* L. 的干燥果穗。味甘、酸，性寒。归心、肝、肾经。功能滋阴补血，生津润燥。用于肝肾阴虚，眩晕耳鸣，心悸失眠，须发早白，津伤口渴，内热消渴，肠燥便秘。用量9～15g。

　　桑椹别名"黑桑椹"。"白桑椹"与"黑桑椹"为桑椹的不同品种，颜色不同。"白桑椹"多为食用，药用为"黑桑椹"。

　　白桑椹有的地区也作为药用，如《新疆维吾尔自治区中药维吾尔药饮片炮制规范》（2010年版）收载，为桑科植物白桑 *Morus alba* L. 的干燥果穗。功能补血，健脑，软坚，增强性功能，强肝脾。用于贫血，精神不振，失眠健忘，性欲减退，便秘等症。用量酌情使用。注意对胃有害。

289. "粳米"的来源及功效主治是什么？ 处方如何 应付？

　　答：粳米为少用种子类中药，《北京市中药饮片炮制规范》

（2008 年版）收载。来源为禾本科植物稻 *Oryza sativa* L. 的干燥种子。味甘，性平。归脾、胃经。功能温中益气，长肌肉，壮筋骨。用量 9～15g。

"粳米"为"稻"的一个种植品种，属于"旱稻"类，过去河北等地有种植，不用在水中生长，只要土壤保持潮湿就可以种植。

处方应付 按《北京市中药饮片调剂规程》（2011 年版）规定，处方写"粳米"，调剂应付粳米（生品）。

290. "锦灯笼"的来源及功效主治是什么？"酸浆""红姑娘""挂金灯"处方如何应付？

答：锦灯笼为常用果实类中药，《中国药典》收载品种。来源为茄科植物酸浆 *Physalis alkekengi* L. Var. *franchetii*（Mast.）Makino 的干燥宿萼或带果实的宿萼。味苦，性寒。归肺经。功能清热解毒，利咽化痰，利尿通淋。用于咽痛音哑，痰热咳嗽，小便不利，热淋涩痛；外治天疱疮，湿疹。用量 5～9g。外用适量，捣敷患处。

"酸浆""红姑娘""挂金灯"为中药锦灯笼的处方别名，"酸浆"是因植物名而得名；"挂金灯"因植物生长时果实的形状似灯笼而得名。

按《北京市中药饮片调剂规程》（2011 年版）规定，处方写"锦灯笼""灯笼"，调剂应付锦灯笼（生品）。"酸浆""红姑娘""挂金灯"，《北京市中药调剂规程》（1983 年版）收载，调剂应付锦灯笼（生品）。

291. "路路通"的来源及功效主治是什么？"六路通""九孔子""枫球子""六通"处方如何应付？

答：路路通为常用果实类中药，《中国药典》收载品种。来源为金缕梅科植物枫香树 *Liquidambar for mo sana* Hance 的干燥成熟果序。味苦，性平。归肝、肾经。功能祛风活络，利水，通经。用于关节痹痛，麻木拘挛，水肿胀满，乳少，经闭。用量 5 ～ 10g。

"六路通""九孔子""枫球子""六通"为中药路路通的处方别名。

《北京市中药饮片调剂规程》（2011 年版）规定，处方写"路路通"，调剂应付路路通（生品）。"六路通""潞路通""九孔子""枫球子""六通"，《北京市中药调剂规程》（1983 年版）收载，调剂应付路路通（生品）。

292. "蒺藜"的来源及功效主治是什么？"刺蒺藜""白蒺藜""吉力""吉莉""吉苈"处方如何应付？

答；蒺藜为常用果实类中药，《中国药典》收载品种。来源为蒺藜科植物蒺藜 *Tribulus terrestris* L. 的干燥成熟果实。味辛、苦，性微温；有小毒。归肝经。功能平肝解郁，活血祛风，明目，止痒。用于头痛眩晕，胸胁胀痛，乳闭乳痈，目赤翳障，风疹瘙痒。用量 6 ～ 10g。

"刺蒺藜""白蒺藜""吉力""吉莉""吉苈"为蒺藜的处方别名。"刺蒺藜"因果实表面有刺故名，"吉力""吉莉""吉苈"均为错别字，注意纠正。

按《北京市中药饮片调剂规程》2011 版规定，处方写"蒺藜"

"盐炙蒺藜""刺蒺藜""白蒺藜""炒蒺藜"，调剂应付盐炙蒺藜。

《北京市中药调剂规程》（1983年版）记载，处方写"吉力""吉莉""吉苈"，调剂应付盐炙蒺藜。

293. "罂粟壳"的来源及功效主治是什么？"米壳""炙米壳""大烟葫芦"处方如何应付？

答：罂粟壳为果实类中药，《中国药典》收载品种。来源为罂粟科植物罂粟 *Papaver somniferum* L. 的干燥成熟果壳。含吗啡（$C_{17}H_{19}O_3N$）等生物碱。味酸、涩，性平；有毒。归肺、大肠、肾经。功能敛肺，涩肠，止痛。用于久咳，久泻，脱肛，脘腹疼痛。用量 3～6g。注意本品易成瘾，不宜常服；孕妇及儿童禁用；运动员慎用。

"米壳""炙米壳""大烟葫芦"为罂粟壳的处方别名，为毒性中药。

罂粟壳按毒性中药管理。按《北京市中药饮片调剂规程》（2011年版）规定，处方写"罂粟壳""米壳""炙米壳""御米壳""炙罂粟壳"，调剂应付蜜炙罂粟壳。

"大烟葫芦"，《北京市中药调剂规程》（1983年版）收载，调剂应付蜜炙罂粟壳。

过去北京曾使用过"野罂粟"，其植物来源、药材性状与"罂粟壳"均不同，功能近似但效力弱。

294. "西青果""青果"的来源及功效主治是什么？"西青果""藏青果""青果""橄榄"有何不同？处方如何应付？

答："西青果""青果"均为果实类中药，《中国药典》收载品种。两者来源不同，功能近似。注意不要混淆。

青果来源为橄榄科植物橄榄 *Canarium album* Raeusch. 的干燥成熟果实。味甘、酸，性平。归肺、胃经。功能清热解毒，利咽，生津。用于咽喉肿痛，咳嗽痰黏，烦热口渴，鱼蟹中毒。用量 5 ～ 10g。

西青果为使君子科植物诃子 *Terminalia chebula* Retz. 的干燥幼果。味苦、酸、涩，性平。归肺、大肠经。功能清热生津，解毒。用于阴虚白喉。用量 1.5 ～ 3g。

"藏青果"为西青果的处方别名；"橄榄"为青果的处方别名，因其植物名得名。

按《北京市中药饮片调剂规程》（2011 年版）规定，处方写"青果""干青果"，调剂应付青果（生品）；处方写"西青果""藏青果"处方应付西青果（生品）。"橄榄"，《北京市中药调剂规程》（1983 年版）收载，调剂应付青果（生品）。

295. "白平子"的来源及功效主治是什么？

答：白平子为少用果实类中药，《北京市中药饮片炮制规范》（2008 年版）收载。来源为菊科植物红花 *Carthamus tinctorius* L. 的干燥成熟果实。味辛，性温。归心、肝经。功能活血祛湿，解毒，止痛。用于痘疮不出，痈疽无头，妇女血气瘀滞腹痛。用量 3 ～ 9g，用时打碎。临床用生品。

296. "白扁豆"的来源及功效主治是什么？ "白扁豆"有几种炮制规格，功效主治有何不同？处方如何应付？

答：白扁豆为常用种子类中药，《中国药典》收载品种。来

源为豆科植物扁豆 *Dolichos lablab* L. 的干燥成熟种子。味甘，性微温。归脾、胃经。功能健脾化湿，和中消暑。用于脾胃虚弱，食欲不振，大便溏泻，白带过多，暑湿吐泻，胸闷腹胀。

白扁豆有生白扁豆，白扁豆衣，炒白扁豆，土白扁豆等炮制规格。白扁豆衣化湿止泻；用于暑湿吐泻。炒白扁豆健脾化湿；用于脾虚泄泻，白带过多。土炒白扁豆健脾止泻；用于脾虚泄泻。用量 9 ～ 15g。

按《北京市中药饮片调剂规程》（2011 年版）规定，处方写"白扁豆""净扁豆""扁豆"，调剂应付白扁豆仁（生品）；处方写"白扁豆衣""扁豆衣"处方应付白扁豆衣；处方写"土炒白扁豆""土扁豆"，调剂应付土炒白扁豆仁；处方写"炒白扁豆"，调剂应付炒白扁豆仁。

297. "胡椒"的来源及功效主治是什么？ "黑胡椒" "白胡椒"有何不同？处方如何应付？

答：胡椒为少用果实类中药，《中国药典》收载品种。"黑胡椒""白胡椒"为胡椒的不同商品规格，来源为胡椒科植物胡椒 *Piper nigrum* L. 的干燥近成熟或成熟果实，区别是加工方法不同，带皮与不带皮。黑胡椒是干燥近成熟或成熟果实，秋末至次春果实呈暗绿色时采收，晒干，为黑胡椒；果实变红时采收，用水浸渍数日，擦去果肉，晒干，为白胡椒。味辛，性热。归胃、大肠经。功能温中散寒，下气，消痰。用于胃寒呕吐，腹痛泄泻，食欲不振，癫痫痰多。用量 0.6 ～ 1.5g，研粉吞服。外用适量。

北京习用"白胡椒"。

按《北京市中药饮片调剂规程》（2011 年版）规定，处方写"胡椒""白胡椒"，调剂应付胡椒。

"古月"，《北京市中药调剂规程》（1983 年版）收载，调剂应付白胡椒。"古月"为不规范处方名。

298. "丝瓜络""丝瓜子""丝瓜"的来源及功效主治是什么？

答：丝瓜络为常用果实类中药，《中国药典》收载品种。来源为葫芦科植物丝瓜 *Luffa cylindrica*（L.）Roem. 的干燥成熟果实的维管束。味甘，性平。归肺、胃、肝经。功能祛风，通络，活血，下乳。用于痹痛拘挛，胸胁胀痛，乳汁不通，乳痈肿痛。丝瓜络炭止血。用量 5 ～ 12g。临床多用生品。

丝瓜子为少用种子类中药，《北京市中药炮制规范》（1986 年版）附于"丝瓜络"项下，为丝瓜干燥成熟种子，用于咳嗽痰多，蛔虫病。用量 3 ～ 9g，生用，用时捣碎。

丝瓜为少用果实类中药，《北京市中药炮制规范》（1986 年版）收载。来源为葫芦科植物丝瓜 *Luffa cylindrica*（L.）Roem 或棱角丝瓜 *Luffa acutangula*（L.）Roxb. 的干燥果实。炮制品有"丝瓜"和"丝瓜皮"两种饮片规格。味甘、性平。归肺、胃、肝经。功能活血祛风，除湿热，解毒。丝瓜用于气血不行，痹痛拘挛，经闭痛经，乳汁不通；丝瓜皮治坐板疮毒，疥疮流水。用量 4.5 ～ 9g；外用，焙干研末调敷。

299. "石榴皮""石榴皮炭"功效主治有何不同？处方如何应付？

答：石榴皮为少用果实类中药，《中国药典》收载品种。来源为石榴科植物石榴 *Punica granatum* L. 的干燥果皮。味酸、涩，性温。归大肠经。功能涩肠止泻，止血，驱虫。用于久泻，久痢，便血，脱肛，崩漏，带下，虫积腹痛。石榴皮炭止泻、止痢、止血。用于腹泻日久，赤痢，崩漏带下。用量 3～9g。

按《北京市中药饮片调剂规程》（2011 年版）规定，处方写"石榴皮"，调剂应付石榴皮（生品）；"石榴皮炭"，调剂应付石榴皮炭。

300. "肉桂子"的来源及功效主治是什么？

答：肉桂子为少用果实类中药，《北京市中药炮制规范》（1986 年版）收载。来源为樟科植物肉桂 *Cinnamomum cassia* presl. 的干燥未成熟果实。味辛、甘，性温。功能散寒止痛，健胃和血。用于脾胃不和，心腹冷痛。用量 3～6g。

301. "红谷子"的来源及功效主治是什么？

答："红谷子"为少用种子类中药，《北京市中药炮制规范》（1986 年版）收载品种。来源为禾本科植物粟（习称"谷子"）*Setaria italica*（L.）Beauv. 的干燥果实。味甘、咸，性凉。归肾、脾、胃经。功能开胃健脾，除湿解毒。用于脾胃虚弱，胸闷腹胀，腹鸣泄泻，瘾疹不透。用量 15～30g，入汤药或煮粥。

302. "大枣"的来源及功效主治是什么？"大枣""大乌枣""红枣"处方如何应付？

答：大枣为果实类中药，《中国药典》收载品种。来源为鼠李科植物枣 *Ziziphus jujuba* Mill 的干燥成熟果实。味甘，性温。归脾、胃经。功能补中益气，养血安神。用于脾虚食少，乏力便溏，妇人脏躁。用量 6～15g。

"大乌枣""红枣"是大枣的不同饮片规格，"红枣"为秋季枣果实成熟后直接晒干；"大乌枣"别名"乌枣""焦枣"，是将晒干的红枣蒸透后用松树锯末烟熏后干燥；"红枣""乌枣"分别入药。

按《北京市中药饮片调剂规程》（2011 年版）规定，处方写"乌枣""焦枣"，调剂应付乌枣；处方写"大枣""红枣"，调剂应付大枣。

"小枣""小红枣"，《北京市中药调剂规程》（1983 年版）收载，调剂应付红枣；处方写"南枣"，调剂应付大枣（实为"乌枣"）。

303. "决明子"的来源及功效主治是什么？"马蹄决明""草决明"是"决明子"吗？

答： 决明子为常用种子类中药，《中国药典》收载品种。来源为豆科植物决明 *Cassia obtuse folia* L. 或小决明 *Cassia tora* L. 的干燥成熟种子。味甘、苦、咸，性微寒。归肝、大肠经。功能清热明目，润肠通便。用于目赤涩痛，羞明多泪，头痛眩晕，目暗不明，大便秘结。用量 9 ～ 15g。

"马蹄决明""草决明"是决明子的处方别名。

按《北京市中药饮片调剂规程》（2011 年版）规定，处方写"决明子""炒决明子""马蹄决明""草决明""炒决明"，调剂应付为炒决明子，捣碎。

304. "补骨脂"的来源及功效主治是什么？"破故脂""怀故子""炙故子""故子""破故纸""故纸"处方如何应付？

答： 补骨脂为常用果实类中药，《中国药典》收载品种。来源为豆科植物补骨脂 *Psoralea corylifolia* L. 的干燥成熟果实。味辛、苦，性温。归肾、脾经。功能温肾助阳，纳气平喘，温脾止泻；外用消风祛斑。用于肾阳不足，阳痿遗精，遗尿尿频，腰膝冷痛，肾虚作喘，五更泄泻；外用治白癜风，斑秃。盐水炒引药入肾，减低辛热之性。用量 6 ～ 10g。外用 20% ～ 30% 酊剂涂患处。

按《北京市中药饮片调剂规程》（2011 年版）规定，处方写"补骨脂""盐炙补骨脂""故纸""破故纸"，调剂应付盐炙补骨脂。

"破故子""怀故子""炙故子""故子"，《北京市中药调剂规程》（1983 年版）收载，调剂应付盐炙补骨脂。

"破故脂""怀故子""炙故子""故子""破故纸""故纸"为补骨脂的处方别名。"破故纸"因与"补骨脂"谐音，故称"破故纸"，但沿袭已久，是讹传的名称；"故子"是破故纸的再简化，属于随意简化的错误叫法。

305. "谷芽""稻芽"有何不同？处方如何应付？

答："谷芽""稻芽"均为果实经发芽干燥而成，《中国药典》收载品种。谷芽来源为禾本科植物粟 *Setaria italica*（L.）Beauv. 的成熟果实经发芽干燥而得。"粟"的种仁习称"小米"。味甘，性温。归脾、胃经。功能消食和中，健脾开胃。用于食积不消，腹胀口臭，脾胃虚弱，不饥食少。炒谷芽偏于消食，用于不饥食少。焦谷芽善化积滞，用于积滞不消。用量 9 ～ 15g。

稻芽来源为禾本科植物稻 *Oryza sativa* L. 的成熟果实经发芽干燥的炮制加工品。"稻"的种仁为"大米"。性味归经、功能、用量同谷芽。

　　按《北京市中药饮片调剂规程》（2011 年版）规定，处方写"谷芽""炒谷芽""香谷芽""粟芽""炒粟芽"，调剂应付炒谷芽；处方写"焦谷芽"，调剂应付焦谷芽；处方写"生谷芽"，调剂应付谷芽（生品）；处方写"稻芽""炒稻芽""香稻芽"，调剂应付炒稻芽；处方写"焦稻芽"，调剂应付焦稻芽；处方写"生稻芽"，调剂应付稻芽（生品）。

306. "赤小豆"的来源及功效主治是什么？　"赤小豆""赤豆"都可以作"赤小豆"药用吗？

　　答：赤小豆为常用种子类中药，《中国药典》收载品种。来源为豆科植物赤小豆 *Vigna umbellata* Ohwi et Ohashi 或赤豆 *Vigna angularis* Ohwi et Ohashi 的干燥成熟种子。味甘、酸，性平。归心、小肠经。功能利水消肿，解毒排脓。用于水肿胀满，脚气浮肿，黄疸尿毒，风湿热痹，痈肿疮毒，肠痈腹痛。用量 9 ～ 30g。外用适量，研末调敷。

　　"赤小豆""赤豆"均可以作中药"赤小豆"药用。"赤豆"别名"红小豆"，北京地区习用"赤豆"作为赤小豆药用，近几年植物"赤小豆"种子在市场上逐渐增多，在饮片中也常见。

　　按《北京市中药饮片调剂规程》（2011 年版）规定，处方写"赤小豆""红小豆"，调剂应付赤小豆（生品），捣碎。

　　"赤豆"一名收载于《北京市中药调剂规程》（1983 年版），调剂应付赤小豆（生品）。

307. "沙苑子" 的来源及功效主治是什么？ "沙蒺藜""沙苑蒺藜""潼蒺藜" 处方如何应付？

答： 沙苑子为常用种子类中药，《中国药典》收载品种。来源为豆科植物扁茎黄芪 *Astragalus complanatus* R. Br. 的干燥成熟种子。味甘，性温。归肝、肾经。功能补肾助阳，固精缩尿，养肝明目。用于肾虚腰痛，遗精早泄，遗尿尿频，白浊带下，眩晕，目暗昏花。用量 9 ～ 15g。

按《北京市中药饮片调剂规程》（2011 年版）规定，处方写"沙苑子""沙苑蒺藜""潼蒺藜"，调剂应付沙苑子（生品）。

"沙蒺藜""沙吉力"收载于《北京市中药调剂规程》（1983 年版），调剂时应付沙苑子（生品），"沙吉力"中的"吉力"为错别字。

"沙蒺藜""沙苑蒺藜""潼蒺藜"为沙苑子的处方别名，因其原植物平卧地面形态与"蒺藜"植物相近，故别名带有"蒺藜"二字，调剂时注意名称区别。"潼蒺藜"是指以产于陕西潼关地区的质量好得名。

308. "芥子" 的来源及功效主治是什么？ "白芥子""黄芥子" 是同一种药吗？ 处方如何应付？

答： 芥子为常用种子类中药，《中国药典》收载品种。来源为十字花科植物白芥 *Sinapis alba* L. 或芥 *Brassica juncea*（L.）Czern. et Coss. 的干燥成熟种子。前者习称"白芥子"，后者习称"黄芥子"。味辛，性温。归肺经。功能温肺豁痰利气，散结通络止痛。用于寒痰喘咳，胸胁胀痛，痰滞经络，关节麻木、疼痛，痰湿流注，阴疽肿毒。用量 3 ～ 9g。外用适量。

"白芥子""黄芥子"都是芥子，为"芥子"的不同饮片规格。北京地区习惯使用"炒白芥子"，炒减其辛辣，取其性缓。现在北京"炒白芥子""炒黄芥子"同等药用。

按《北京市中药饮片调剂规程》（2011年版）规定，处方写"芥子""白芥子""炒白芥子"，调剂应付炒芥子。

309. "老米""陈仓米"的来源及功效主治是什么？

答：陈仓米为少用种子类中药，《北京市中药炮制规范》（1986年版）收载品种。来源为禾本科植物稻 *Oryza sativa* L. 的干燥种仁库存年久变色者。味甘、淡，性平。归心、脾、胃经。功能理脾助气，调胃止泄。用于脾虚胃弱，精神不振，烦渴便泄。用量 6～9g。

"老米"为"陈仓米"的别名。

陈仓米，《北京市中药调剂规程》（1983年版）记载，处方写"陈仓米""老米"，调剂应付陈仓米（生品）。

310. "芡实"的来源及功效主治是什么？ "鸡头米" "芡实"是同一种中药吗？处方如何应付？

答：芡实为常用种子类中药，《中国药典》收载品种。来源为睡莲科植物芡 *Euryale ferox* Salisb. 的干燥成熟种仁。味甘、涩，性平。归脾、肾经。功能益肾固精，补脾止泻，祛湿止带。用于梦遗滑精，遗尿尿频，脾虚久泻白浊，带下。麸芡实健脾。用于脾虚泄泻。用量 9～15g。

"鸡头米"为芡实的处方别名。

按《北京市中药饮片调剂规程》（2011年版）规定，写"芡实""麸炒芡实""炒芡实""鸡头米"，调剂应付麸炒芡实；

处方写"生芡实",调剂应付芡实（生品）。

311. "麦芽"的来源及功效主治是什么？"大麦芽"处方如何应付？

答：麦芽为常用果实类中药，《中国药典》收载品种。来源为禾本科植物大麦 *Hordeum vulgare* L. 的成熟果实经发芽干燥而得。味甘，性平。归脾、胃经。功能行气消食，健脾开胃，回乳消胀。用于食积不消，脘腹胀痛，脾虚食少，乳汁郁积，乳房胀痛，妇女断乳，肝郁胁痛，肝胃气痛。生麦芽健脾和胃，疏肝行气；用于脾虚食少，乳汁郁积。炒麦芽行气消食回乳；用于食积不消，妇女断乳。焦麦芽消食化滞；用于食积不消，脘腹胀痛。用量 10～15g；回乳炒用 60g。

"大麦芽"为麦芽的处方别名。因麦芽的原植物为大麦故名"大麦芽"。

按《北京市中药饮片调剂规程》（2011 年版）规定，处方写"麦芽""炒麦芽""大麦芽"，调剂应付炒麦芽；处方写"生麦芽"，调剂应付麦芽（生品）；处方写"焦麦芽"，调剂应付焦麦芽。

312. "诃子"的来源及功效主治是什么？"诃黎勒"处方如何应付？

答：诃子为果实类中药，《中国药典》收载品种。来源为使君子科植物诃子 *Terminalia chebula* Retz. 或绒毛诃子 *Terminalia chebula* Retz.var.*tomentella* Kurt. 的干燥成熟果实。味苦、酸、涩，性平。归肺、大肠经。功能涩肠止泻，敛肺止咳，降火利咽。用于久泻久痢，便血脱肛，肺虚喘咳，久嗽不止，咽痛音哑。用量 3 ～ 10g。

"诃黎勒"为诃子的处方别名。

按《北京市中药饮片调剂规程》（2011 年版）规定，处方写"诃子""诃子肉""诃黎勒"，调剂应付诃子肉；处方写"煨诃子"，调剂应付煨诃子。

313. "花椒"的来源及功效主治是什么？　"蜀椒""花椒""椒目"处方如何应付？

答： 花椒为果实种子类中药，《中国药典》收载品种。来源为芸香科植物青椒 *Zanthoxylum schinifolium* Sieb. et Zucc. 或花椒 *Zanthoxylum bungeanum* Maxim. 的干燥成熟果皮。味辛，性温。归脾、胃、肾经。功能温中止痛，杀虫止痒。用于脘腹冷痛，呕吐泄泻，虫积腹痛；外治湿疹，阴痒。用量 3 ～ 6g。外用适量，煎汤熏洗。

"蜀椒"为"花椒"的处方别名。"花椒"与"椒目"用药部位不同，为两种药。但是"椒目"临床很少使用。

按《北京市中药饮片调剂规程》（2011 年版）规定，处方写"花椒""蜀椒"，调剂应付花椒（生品）；处方写"青椒""川椒""青川椒"，调剂应付青椒（生品）。

"青花椒"收载于《北京市中药调剂规程》（1983 年版），调剂应付青花椒（青椒）。

北京地区临床习惯使用"青椒"，而"花椒"多用作食品调料。

花椒目附于《北京市中药炮制规范》（1986 年版）"花椒"项下，为花椒（青椒、花椒）的种子。功能消胀、止痛、行水。用于小便不利。用量 3 ～ 6g。外用适量，煎汤熏洗。

314. "橘核"的来源及功效主治是什么？"南桔核" "广桔核"处方如何应付？

答：橘核为种子类中药，《中国药典》收载品种。来源为芸香科植物橘 *Citrus reticulata* Blanco 及其栽培变种的干燥成熟种子。味苦，性平。归肝、肾经。功能理气，散结，止痛。用于疝气疼痛，睾丸肿痛，乳痈肿痛。用量 3 ～ 9g。

"南桔核""广桔核"为橘核的处方别名。

按《北京市中药饮片调剂规程》（2011 年版）规定，处方写"橘核""南橘核""盐炙橘核""广橘核""炒橘核"，调剂应付盐炙橘核。"桔"是橘的俗写，《中国药典》仍用橘。

橘的栽培变种主要有大红袍 *Citrus reticulata* 'Dahongpao'、福橘 *Citrus reticulata* 'Tangerina'。

315. "马蔺子"的来源及功效主治是什么？"蠡实" "马蔺"处方如何应付？

答：马蔺子为少用种子类中药，《北京市中药饮片炮制规范》（2008 年版）收载。来源为鸢尾科植物马蔺 *Iris lacteal Pall. var. chinensis* Koidz 的干燥成熟种子。味甘，性平。归脾、胃、大肠经。功能清热利湿，凉血止血。用于黄疸，痢疾，吐血，衄血，血崩。用量 3 ～ 9g，用时捣碎。外用适量。

"蠡实""马蔺"为马蔺子的处方别名。

按《北京市中药饮片调剂规程》（2011 年版）规定，处方写"马蔺子""蠡实"，调剂应付马蔺子（生品）。

316. "鸦胆子"的来源及功效主治是什么？"苦参子"处方如何应付？

答：鸦胆子为少用果实类中药，《中国药典》收载品种。来源为苦木科植物鸦胆子 *Brucea javanica*（L.）Merr. 的干燥成熟果实。味苦，性寒；有小毒。归大肠、肝经。功能清热解毒，截疟，止痢；外用腐蚀赘疣。用于痢疾，疟疾；外治赘疣，鸡眼。用量 0.5 ～ 2g，用龙眼肉包裹或装入胶囊吞服。外用适量。

"苦参子"为鸦胆子的处方别名。

按《北京市中药饮片调剂规程》（2011 年版）规定，处方写"鸦胆子"，调剂应付鸦胆子（生品）；1983 年版规定，处方写"鸭蛋子""苦参子""鸭旦子"，调剂应付鸦胆子（生品）。"鸭蛋""鸭旦"为错别字。

317. "木腰子"的来源及功效主治是什么？"榼藤子""木腰子"处方如何应付？

答：木腰子为少用种子类中药，《北京市中药饮片炮制规范》（2008 年版）收载品种。来源为豆科植物榼藤 *Entada phaseoloides*（L.）Merr. 的干燥成熟种子。味甘，性平。归肝、脾经。功能解痉止痛。用于胃痛，痔痛。用量 3 ～ 9g。

"榼藤子"为"木腰子"的处方别名。

按《北京市中药饮片调剂规程》（2011 年版）规定，处方写"木腰子"，调剂应付木腰子（生品），捣碎；1983 年版规定，处方书写"木腰子""榼藤子"，调剂应付木腰子（生品）。

《中国药典》收载榼藤子为民族药，功能补气补血，健胃消食，除风止痛，强筋强骨。

318. "香菜子"的来源及功效主治是什么？

答： 芫荽子为少用种子类中药，《北京市中药炮制规范》（1986 年版）收载品种。来源为伞形科植物芫荽 *Coriandrum sativum* L. 的干燥成熟果实。味辛、酸，性平。功能透疹、健胃。用于痘疹透发不畅，饮食乏味，痢疾，痔疮。用量 6 ～ 15g。

"香菜子"是芫荽子的别名。

319. "芸薹子"的来源及功效主治是什么？

答： 芸薹子为少用种子类中药，《北京市中药炮制规范》（1986 年版）收载品种。来源为十字花科植物油菜 *Brassica campestris* L. 的干燥成熟种子。味辛，性温。功能行血，破气，消肿，散结。用于产后血滞腹痛，血痢，肿毒，痔瘘。用量 4.5 ～ 9g；或入丸、散。外用研末调敷。

320. "佛手""佛手参"的来源及功效主治是什么？ "佛手""川佛手""广佛手""佛手参"有何不同？处方如何应付？

答： 佛手为常用果实类中药，《中国药典》收载品种。来源为芸香科植物佛手 *Citrus medica* L. var. *sarcodactylis* Swingle 的干燥果实。味辛、苦、酸，性温。归肝、脾、肺经。功能疏肝理气，和胃止痛，燥湿化痰。用于肝胃气滞，胸胁胀痛，胃脘痞满，食少呕吐，咳嗽痰多。用量 3 ～ 10g。

佛手参为少用根茎类中药，《北京市中药饮片炮制规范》（2008 年版）收载。来源为兰科植物手参 *Gymnadenia conopsea* R.Br. 的干燥块茎。味甘，性平。归肺、脾、胃经。功能补益气血，生津止渴。用于久病体虚，肺虚咳嗽，失血，久泻，阳痿。用量 3 ～ 9g。

"川佛手""广佛手"为佛手别名，与佛手参不可混淆。

按《北京市中药饮片调剂规程》（2011 年版）规定，处方写"佛手""广佛手""佛手片""川佛手"，调剂应付佛手（生品）。处方写"佛手参"，调剂应付佛手参（生品）。

"佛手柑"，《北京市中药调剂规程》（1983 年版）记载，调剂应付佛手（生品）。

321. "青皮"的来源及功效主治是什么？"四花皮""小青皮""均青皮"处方如何应付？

答：青皮为常用果实类中药，《中国药典》收载品种。来源为芸香科植物橘 *Citrus reticulata* Blanco 及其栽培变种的干燥幼果或未成熟果实的果皮。5 ～ 6 月收集自落的幼果直接晒干，习称"个青皮"或"青皮子"；7 ～ 8 月份采收未成熟的果实，将果皮纵剖成四瓣至基部晒干，除尽瓤瓣，习称"四花青皮"。味苦、辛，性温。归肝、胆、胃经。功能疏肝破气，消积化滞。用于胸胁胀痛，疝气疼痛，乳癖，乳痛，食积腹痛，脘腹胀痛。醋炙青皮入肝而收敛、破积结。用量 3 ～ 10g。

"四花皮""小青皮""均青皮"为青皮的处方别名，"四花皮"也是青皮的药材规格名，功能与"个青皮"（"小青皮"）相同，但药力稍弱。

按《北京市中药饮片调剂规程》（2011 年版）规定，处方写"青皮""醋炙青皮""醋青皮""均青皮""小青皮""四花皮""四花青皮"，调剂应付醋炙青皮；处方写"青皮炭"，调剂应付青皮炭。

过去，北京地区"四花青皮"与"青皮（个青皮）"分别入药，北京习用"青皮（个青皮）"。

322. "青葙子""鸡冠花子"的来源及功效主治是什么？两者有何不同？

答：青葙子为种子类中药，《中国药典》收载品种。来源为苋科植物青葙 *Celosia argentea* L. 的干燥成熟种子。味苦，性微寒。归肝经。功能清肝泻火，明目退翳。用于肝热目赤，目生翳膜，视物昏花，肝火眩晕。用量 9 ～ 15g。青光眼禁用。

鸡冠花子为临床少用种子类中药，《北京市中药炮制规范》（1986 年版）收载品种。来源为苋科植物鸡冠花 *Celosia cristata* L. 的干燥种子。味甘，性凉。归肝经。功能凉血，止血，祛风热，清肝火。治肠风便血，崩带，淋浊，目赤肿痛，障翳，皮肤风热瘙痒。用量 4.5 ～ 9g。

"青葙子""鸡冠花子"来源不同，但均为种子类中药，过去常将"鸡冠花子"混作青葙子用，注意不要混淆。

323. "青龙衣"的来源及功效主治是什么？

答：青龙衣为少用果实类中药，《北京市中药炮制规范》（1986 年版）收载品种。来源为胡桃科植物胡桃 *Juglans regia* L. 的干燥未成熟肉质果皮。味苦、涩，性平。归肝、肾经。功能解毒，消肿，止痒。用于胃、腹痛，慢性气管炎；外用治体癣，手足癣，痈肿疮疡。用量 15 ～ 30g；外用适量。"胡桃皮"为青龙衣的别名。

324. "光明子"的来源及功效主治是什么？"矮糠子" "罗勒子"处方如何应付？

答： 光明子为少用果实类中药，《北京市中药饮片炮制规范》（2008 年版）收载品种。来源为唇形科植物罗勒 *Ocimum basilicum* L. 的干燥成熟果实。味甘、辛，性凉。归肝经。功能明目退翳。用于目赤肿痛，目生翳障，昏花不明，眼毛倒睫。用量 2.5～4.5g。

"矮糠子""罗勒子"为光明子的处方别名。

按《北京市中药饮片调剂规程》（2011 年版）规定，处方写"光明子""罗勒子"，调剂应付光明子（生品）。

"矮糠子"，《北京市中药调剂规程》（1983 年版）收载，调剂应付光明子（生品）。

325. "木鳖子""金丝木鳖子"的来源及功效主治是什么？两者有何不同？

答： 木鳖子为少用种子类中药，《中国药典》收载品种。为葫芦科植物木鳖 *Momordica cochinchinensis*（Lour.）Spreng. 的干燥成熟种子。味苦、微甘，性凉；有毒。归肝、脾、胃经。功能散结消肿，攻毒疗疮。用于疮疡肿毒，乳痈，瘰疬，痔漏，干癣，秃疮。用量 0.9～1.2g。外用适量，研末，用油或醋调涂患处。注意孕妇慎用。

金丝木鳖子为少用种子类中药，《北京市中药炮制规范》（1986 年版）收载品种。来源为葫芦科植物合子草 *Actinostemma lobatum* Maxim 的干燥种子。味苦，性寒。归脾、膀胱经。功能利尿消肿，清热解毒。用于肾炎水肿，湿疹，疮疡肿毒。用量 9～15g；外用适量。现在北京地区已经多年未见。

"木鳖子"与"金丝木鳖子"来源不同，功能不同，不可混淆。

326. "猪牙皂"的来源及功效主治是什么？ "猪牙皂" "大皂角" "皂角子"有何不同？处方如何应付？

答：猪牙皂为少用果实种子类中药，因形如野猪的獠牙故名，《中国药典》收载品种。来源为豆科植物皂荚 *Gleditsia sinensis* Lam. 的干燥不育果实（果实内无种子）。味辛、咸，性温；有小毒。归肺、大肠经。功能祛痰开窍，散结消肿。用于中风口噤，昏迷不醒，癫痫痰盛，关窍不通，喉痹痰阻，顽痰喘咳，咯痰不爽，大便燥结；外治痈肿。用量 1～1.5g，多入丸散用。外用适量，研末吹鼻取嚏或研末调敷患处。注意孕妇及咯血、吐血患者禁用。

大皂角为皂荚的干燥成熟果实，《中国药典》收载品种。性味归经、功能、用法用量同猪牙皂。过去北京临床少用。

皂角子为皂荚的干燥成熟种子，《北京市中药饮片炮制规范》（2008 年版）收载品种。味辛、甘，性温。归胃、大肠经。功能润燥，通便，消肿。用于大便燥结，便血，下痢里急后重，瘰疬，肿毒，疮癣。用量 3～10g。外用适量。注意孕妇忌用。

"猪牙皂" "大皂角" "皂角子"来源于同一种植物不同药用部位，均为果实种子类中药，临床分别药用。

按《北京市中药饮片调剂规程》（2011 年版）规定，处方写"猪牙皂" "皂角" "牙皂"，调剂应付猪牙皂（生品），捣碎；处方写"大皂角" "大皂荚"，调剂应付大皂角（生品），捣碎；处方写"皂角子"，调剂应付皂角子（生品），捣碎。

327. "莲子""石莲子""苦石莲"的来源及功效主治是什么？处方如何应付？

答："莲子""石莲子""苦石莲"均为果实种子类中药。莲子为《中国药典》收载品种。来源为睡莲科植物莲 *Nelumbo nucifera* Gaertn. 的干燥成熟种子（去除"莲心"）。味甘、涩，性平。归脾、肾、心经。功能补脾止泻，止带，益肾涩精，养心安神。用于脾虚久泻，带下，遗精，心悸失眠。用量 6～15g。莲子习称"建莲子"，药用以福建产者质佳。

石莲子，《北京市中药饮片炮制规范》（2008 年版）收载品种。来源为莲的经霜老熟干燥果实。味甘、涩，性平。归心、脾、胃经。功能清心，开胃。用于慢性痢疾，食欲不振，噤口痢。用量 6～12g。

苦石莲，《北京市中药炮制规范》（1986 年版）收载品种。来源为豆科植物南蛇簕（喙荚云实）*Caesalpinia minax* Hance 的干燥种子。味苦，性寒。归心、脾、肾经。功能散瘀止痛，清热，去湿。用于噤口痢、淋浊，尿血，跌打损伤。苦石莲肉去皮后质纯功效更佳。6～9g，外用煎水洗。

"莲子""石莲子"来源相同，药用部位及采收时间不同；"苦石莲"与"莲子""石莲子"来源不同，功能不同，"苦石莲"过去常混作"石莲子"药用，注意不要混淆。

按《北京市中药饮片调剂规程》（2011 年版）规定，处方写"莲子""莲子肉""建莲肉""湖莲肉""湘莲肉""莲肉"，调剂应付莲子（生品）。

处方写"石莲子"，调剂应付石莲子（生品），捣碎；处方写"石莲肉"，调剂应付石莲肉。

《北京市中药调剂规程》（1983年版）记载，处方写"苦石莲""苦石莲子""南蛇簕""喙荚云实"，调剂应付苦石莲。

328. "橘红""化橘红"的来源及功效主治是什么？"七爪红""橘红""化橘红"有何不同？处方如何应付？

答：橘红为果实类中药，《中国药典》收载品种。来源为芸香科植物橘 *Citrus reticulata* Blanco 及其栽培变种的干燥外层果皮。味辛、苦，性温。归肺、脾经。功能理气宽中，燥湿化痰。用于喉痒痰多，食积伤酒，呕恶痞闷。用量 3～10g。

化橘红为果实类中药，《中国药典》收载品种。来源为芸香科植物化州柚 *Citrus grandis* 'Tomentosa' 或柚 *Citrus grandis* （L.）Osbeck 的未成熟或近成熟的干燥外层果皮。前者药材习称"毛橘红"，质量好，但价格高临床少用。后者药材习称"光七爪""光五爪"（"大五爪"），饮片切丝，临床多用。性味归经、功能同橘红，用量 3～6g。

"七爪红"为化橘红的别名。"橘皮橘红""芸皮""川芸皮""广橘红"均为橘红的别名。

按《北京市中药饮片调剂规程》（2011年版）规定，处方写"橘红""广橘红"，调剂应付橘红（生品）；处方写"蜜炙橘红""炙橘红"，调剂应付蜜炙橘红；处方写"化橘红""毛橘红"，调剂应付化橘红丝（生品）；处方写"炙化橘红""蜜炙化橘红""炙化红"，调剂应付蜜炙化橘红丝。

"七爪红"，《北京市中药调剂规程》（1983年版）记载，调剂应付化橘红（生品）。

橘的栽培变种主要有大红袍 *Citrus reticulata* 'Dahong pao'、

福橘 Citrus reticulata 'Tangerina'。

北京地区自 20 世纪 60 年代中期以后，直到现在，"橘红"少见，处方写"橘红"，调剂应付均为"化橘红"，这种现象应尽快纠正。

329. "橘络"的来源及功效主治是什么？"广橘络""凤尾橘络"处方如何应付？

答：橘络为少用果实类中药，《北京市中药饮片炮制规范》（2008 年版）收载品种。来源为芸香科植物橘 Citrus reticulata Blanco 及其栽培变种的果皮与果瓤间干燥维管束。味甘、苦，性平。归肺、脾经。功能化痰，通络。用于痰热咳嗽，胸胁痛，咯血。用量 3 ～ 9g。

"广橘络""凤尾橘络"为橘络的处方别名。"广橘络"是指产于广东的橘络，但是"橘络"以产于重庆的"凤尾橘络"质佳，过去橘络产地加工很讲究，完整的橘络晒至七成干时，整理顺直放入模具中压制成长方砖形，再炕至全干，用包装纸包好，因橘络完整呈"凤尾"状故名"凤尾橘络"。

按《北京市中药饮片调剂规程》（2011 年版）规定，处方写"橘络"，调剂应付橘络（生品）。

"橘子络""广橘络""凤尾橘络""桔络"，《北京市中药调剂规程》（1983 年版）记载，调剂应付橘络（生品）。

330. "陈皮""广陈皮""橘皮""广陈炭"有何不同？处方如何应付？

答：陈皮为常用果实类中药，《中国药典》收载品种。来源为芸香科植物橘 Citrus reticulata Blaneo 及其栽培变种的干燥成熟果皮。味苦、辛，性温。归肺、脾经。功能理气健脾，燥湿化痰。用于胸脘胀满，食少吐泻，咳嗽痰多。用量3～10g。药材分为"陈皮"和"广陈皮"。广陈皮别名"新会皮"（主产于广东新会故名）、"广皮"，来源为茶枝柑 *Citrus reticulata* 'Chachi' 的果皮。由于价格较高，临床已经多年未见。

按《北京市中药饮片调剂规程》（2011 年版）规定，处方写"广陈皮""广皮"，调剂应付广陈皮；处方写"陈皮""橘皮"，调剂应付陈皮；处方写"陈皮炭""橘皮炭"，调剂应付陈皮炭。

"新会皮""桔皮丝"，《北京市中药调剂规程》（1983 年版）记载，调剂应付陈皮；处方写"广皮炭"，调剂应付陈皮炭。

橘的栽培变种还有大红袍 *Citrus reticulata* 'Dahongpao'、温州蜜柑 *Citrus reticulata* 'Unshiu'、福橘 *Citrus reticulata* 'Tangerina'。

陈皮一般认为应该存放 3 年以上才能称为"陈皮"，而北京地区自 20 世纪 60 年代中期至现在，一直使用存放时间短的橘皮代替陈皮使用，这种情况应尽快纠正。

考虑到"陈皮"的应用习惯与现实，建议将"陈皮"与"橘皮"（存放时间短）分别使用。

331. "莨菪子"的来源及功效主治是什么？处方如何应付？

答：天仙子为少用种子类毒性中药，《中国药典》收载品种。来源为茄科植物莨菪 *Hyoscyamus niger* L. 的干燥成熟种子。味苦、辛，性温；有大毒。归心、胃、肝经。功能解痉止痛，平喘，安神。用于胃脘挛痛，喘咳，癫狂。用量 0.06～0.6g。

注意本品含东莨菪碱（$C_{17}H_{21}NO_4$）和莨菪碱（$C_{17}H_{23}NO_3$），心脏病、心动过速、青光眼患者及孕妇禁用。

"莨菪子"为天仙子的别名。

按《北京市中药饮片调剂规程》（2011 年版）规定，处方写"莨菪子"，调剂应付"生天仙子"按毒性中药管理。

332. "橘白"的来源及功效主治是什么？

答：橘白为少用果实类中药，《北京市中药炮制规范》（1986 年版）收载品种。来源为芸香科植物福橘 *Citrus tangerina* Hort.et Tanaka 或朱橘 *Citrus erythrosa* Tanaka 等多种橘类果皮的干燥白色内层部分。味苦、辛，性温。归肺、胃经。补脾胃，化浊腻。治脾胃虚弱，湿浊停滞。用量 1.5 ～ 3g。

333. "枳椇子"的来源及功效主治是什么？ "金钩梨" 处方如何应付？

答：枳椇子为少用种子类中药，《北京市中药饮片炮制规范》（2008 年版）收载品种。来源为鼠李科植物枳椇 *Hovenia dulcis* Thunb. 的干燥成熟种子。味甘，性平。归胃经。功能解酒毒，止渴除烦，止呕，利大小便。主治醉酒，烦渴，呕吐，二便不利。用量 4.5 ～ 9g。

"金钩梨"为枳椇子的处方别名。

按《北京市中药饮片调剂规程》（2011 年版）规定，写"枳椇子"，调剂应付枳椇子（生品），捣碎；1983 年版收载，处方写"金钩梨""拐枣"，调剂应付枳椇子（生品）。

"枳椇子"，《北京市中药炮制规范》（1986 年版）收载药用部位不同，为"干燥果实及肉质果柄"。用量 9 ～ 15g。

334. "萝藦""天浆壳"的来源及功效主治是什么？处方如何应付？

答： 萝藦为少用全草类中药，《北京市中药炮制规范》（1986 年版）收载品种，也收载于上海、江西、安徽等地炮制规范。来源为萝藦科植物萝藦 *Metaplexis japonica*（Thunb）Makino 的干燥全草。味甘、微辛，性平。归脾、肺经。功能补肾，通乳，解毒。用于虚损劳伤，阳痿，带下，乳汁不通，丹毒疮肿。用量 15 ～ 60g。外用适量。

"天浆壳"为萝藦的干燥果壳，收载于上海、江西、湖北、安徽、湖南等地的炮制规范。味咸，性平。功能清肺化痰。用于咳喘痰多，百日咳，麻疹不透。用量 6 ～ 9g。

由于"萝藦""天浆壳"用量少，记载不一，按《北京市中药调剂规程》（1983 年版）中记载，"天浆壳""天浆果""萝藦"，调剂应付萝藦。《北京市中药饮片调剂规程》（2011 年版）没有收载。

建议处方写"天浆壳""天浆果"，调剂应付天浆壳（生品）；处方写"萝藦"，调剂应付萝藦段（生品）。

335. "葶苈子"的来源及功效主治是什么？"甜葶苈""苦葶苈"处方如何应付？

答： 葶苈子为常用种子类中药，《中国药典》收载品种。来源为十字花科植物播娘蒿 *Descurainia sophia*（L.）Webb, ex Prantl. 或独行菜 *Lepidium apetalum* Willd. 的干燥成熟种子。前者习称"南葶苈子"，后者习称"北葶苈子"。味辛、苦，性大寒。归肺、膀胱经。功能泻肺平喘，行水消肿。用于痰涎壅肺，喘咳痰多，胸胁胀满，不得平卧，胸腹水肿，小便不利。用量3～10g。包煎。

"甜葶苈""苦葶苈"为葶苈子的处方别名。

按《北京市中药饮片调剂规程》（2011年版）规定，处方写"甜葶苈""苦葶苈"调剂均应付葶苈子（生品）。

336. "王不留行"的来源及功效主治是什么？"留行子""王不留""麦蓝子"处方如何应付？

答：王不留行为常用种子类中药，《中国药典》收载品种。来源为石竹科植物麦蓝菜 *Vaccaria segetalis*（Neck.）Garcke 的干燥成熟种子。味苦，性平。归肝，胃经。功能活血通经，下乳消肿，利尿通淋。用于经闭，痛经，乳汁不下，乳痈肿痛，淋证涩痛。用量5～10g。注意孕妇慎用。

"留行子""王不留"为王不留行的处方别名。"麦蓝子"因其植物故名。

按《北京市中药饮片调剂规程》（2011年版）规定，处方写"王不留行""炒王不留行""留行子""王不留"，调剂应付炒王不留行；处方写"生王不留行"，调剂应付王不留行（生品）。

"麦蓝子"见于《北京市中药调剂规程》（1983年版）应付炒王不留行。

生品多贴耳穴压丸使用。

337. "苍耳子"的来源及功效主治是什么？"苍耳""炒苍耳"处方如何应付？

答：苍耳子为常用果实类中药，《中国药典》收载品种。来

源为菊科植物苍耳 *Xanthium sibiricum* Patr. 的干燥成熟带总苞的果实。味辛、苦，性温；有毒。归肺经。功能散风寒，通鼻窍，祛风湿。用于风寒头痛，鼻塞流涕，鼻鼽，鼻渊，风疹瘙痒，湿痹拘挛。用量 3～10g。

"苍耳""炒苍耳"为苍耳子的处方别名。

按《北京市中药饮片调剂规程》（2011 年版）规定，处方写"苍耳子""炒苍耳子""苍耳""炒苍耳"，调剂应付炒苍耳子，捣碎。

338. "车前子"的来源及功效主治是什么？ "车前""炒车前"处方如何应付？

答： 车前子为常用种子类中药,《中国药典》收载品种。来源为车前科植物车前 *Planta go asiatica* L. 平车前 *Plantago depressa* Willd. 的干燥成熟种子。味甘，性微寒。归肝、肾、肺、小肠经。功能清热利尿，渗湿通淋，明目，祛痰。用于水肿胀满，热淋涩痛，暑湿泄泻，目赤肿痛，痰热咳嗽。用量 9～15g，包煎。

"车前""炒车前"为车前子的处方别名。

按《北京市中药饮片调剂规程》（2011 年版）规定，处方写"车前子""炙车前子""盐炙车前子""车前""炒车前"，调剂应付盐炙车前子。

339. "益智"的来源及功效主治是什么？ "益智仁""炒益智仁"处方如何应付？

答： 益智为常用果实种子类中药,《中国药典》收载品种。来源为姜科植物益智 *Alpinia oxyphylla* Miq. 的干燥成熟果实。

味辛，性温。归脾、肾经。功能暖肾固精缩尿，温脾止泻摄唾涎。用于肾虚遗尿，小便频数，遗精白浊，脾寒泄泻，腹中冷痛，口多唾涎。用量 3 ～ 10g。

"益智仁""炒益智仁"为益智的处方别名。

按《北京市中药饮片调剂规程》（2011 年版）规定，处方写"益智仁""盐炙益智仁""益智""炒益智"，调剂应付盐炙益智仁。

340. "金樱肉"的来源及功效主治是什么？处方如何应付？

答：金樱子为常用果实类中药，《中国药典》收载品种。来源为蔷薇科植物金樱子 *Rosa laevigata* Michx. 的干燥成熟果实。味酸、甘、涩，性平。归肾、膀胱、大肠经。功能固精缩尿，固崩止带，涩肠止泻。用于遗精滑精，遗尿尿频，崩漏带下，久泻久痢。用量 6 ～ 12g。

"金樱肉"是金樱子的处方别名。

按《北京市中药饮片调剂规程》（2011 年版）规定，处方写"金樱子""金樱肉""金樱子肉"，调剂应付金樱子肉（生品）。

341. "草果"的来源及功效主治是什么？"草果仁""炙草果"处方如何应付？

答：草果为常用果实类中药，《中国药典》收载品种。来源为姜科植物草果 *Amomum tsaoko* Crevost et Lemaire 的干燥成熟果实。味辛，性温。归脾、胃经。功能燥湿温中，截疟除痰。用于寒湿内阻，脘腹胀痛，痞满呕吐，疟疾寒热，瘟疫发热。

用量 3～6g。

"草果仁""炙草果"为草果的处方别名。

按《北京市中药饮片调剂规程》（2011 年版）规定，处方写"草果""炒草果""草果仁""炒草果子"，调剂应付炒草果仁；处方写"姜草果""炙草果"，调剂应付姜炙草果仁。

342. "使君子"的来源及功效主治是什么？"使君子""使君子仁"处方如何应付？

答：使君子为少用果实类中药，《中国药典》收载品种。来源为使君子科植物使君子 *Quisqualis indica* L. 的干燥成熟果实。味甘，性温。归脾、胃经。功能杀虫消积。用于蛔虫病、蛲虫病，虫积腹痛，小儿疳积。用量使君子 9～12g，捣碎入煎剂；使君子仁 6～9g，多入丸散用或单用，作 1～2 次分服。小儿每岁 1～1.5 粒，炒香嚼服，1 日总量不超过 20 粒。注意服药时忌饮浓茶。

"使君子""使君子仁"为同一种中药，两种不同饮片规格；"使君子"药用部分为果实；"使君子仁"药用部分为种仁，分别应用。

按《北京市中药饮片调剂规程》（2011 年版）规定，处方写"使君子"，调剂应付使君子（生品），捣碎；处方写"使君子仁""使君子肉"，调剂应付使君子仁。

343. "龙眼肉"的来源及功效主治是什么？"桂圆""桂圆肉"处方如何应付？

答：龙眼肉为果实类中药，《中国药典》收载品种。来源为无患子科植物龙眼 *Dimocarpus longan* Lour. 的假种皮。味甘，性温。归心、脾经。功能补益心脾，养血安神。用于气血不足，心悸怔忡，健忘失眠，血虚萎黄。用量 9 ～ 15g。

"桂圆""桂圆肉"为龙眼肉的处方别名。

按《北京市中药饮片调剂规程》（2011 年版）规定，处方写"龙眼肉""桂圆""桂圆肉"，调剂应付龙眼肉（生品）。

344. "糠谷老"的来源及功效主治是什么？"糠谷老""粟奴"处方如何应付？

答：糠谷老为少用中药，《北京市中药炮制规范》（1986 年版）收载品种。来源为禾本科植物粟 *Setaria italica*（L.）Beauv. 感染禾指梗霉 *Sclerospora graminicola*（Sacc.）Schroet. 而产生糠秕的干燥果穗。味咸，性微寒。功能除烦解渴，清热，利水。用于胃热口渴，心烦闷乱，小便不利。用量 9 ～ 15g。

"粟奴"为糠谷老的处方别名。

按《北京市中药饮片调剂规程版》（2011 年版）规定，处方写"糠谷老""谷老"，调剂应付糠谷老段。《北京市中药调剂规程版》（1983 年版）记载处方写"粟奴"，调剂应付糠谷老段。

345. "法制陈皮"的来源及功效主治是什么？

答：法制陈皮为少用果实类中药，《北京市中药炮制规范》（1986 年版）收载品种。来源为芸香科植物橘 *Citsus reticulata* Blanco 及其栽培变种的成熟果皮，经糖浸渍制造而成。味甘，性温。功能宽中、下气，化痰，止嗽。治食滞、气膈、咳嗽、泻痢。用量每次 2 ～ 15g，嚼化，或沸水浸，连汤服食。

346. "地肤子"的来源及功效主治是什么?

答:地肤子为果实类中药,《中国药典》收载品种。来源为藜科植物地肤 *Kochia scoparia*(L.)Schrad. 的干燥成熟果实。味辛、苦,性寒。归肾、膀胱经。功能清热利湿,祛风止痒。用于小便涩痛,阴痒带下,风疹,湿疹,皮肤瘙痒。用量 9 ~ 15g。外用适量,煎汤熏洗。

临床习用地肤子(生品)。

347. "香橼"的来源及功效主治是什么? "陈香橼"处方如何应付?

答:香橼为常用果实类中药,《中国药典》收载品种。来源为芸香科植物枸橼 *Citrus medica* L 或香圆 *Citrus wilsonii* Tanaka 的干燥成熟果实。味辛、苦、酸,性温。归肝、脾、肺经。功能疏肝理气,宽中,化痰。用于肝胃气滞,胸胁胀痛,脘腹痞满,呕吐噫气,痰多咳嗽。用量 3 ~ 10g。

"陈香橼"为香橼饮片陈久者,取其性缓。

按《北京市中药饮片调剂规程》(2011 年版)规定,处方写"香橼""陈香橼",调剂应付香橼片(生品)。

348. "覆盆子"的来源及功效主治是什么?

答:覆盆子为果实类中药,《中国药典》收载品种。来源为蔷薇科植物华东覆盆子 *Rubus chingii* Hu 的干燥果实(实为未成熟果实)。味甘、酸,性温。归肾、膀胱经。功能益肾固精缩尿,养肝明目。用于遗精滑精,遗尿尿频,阳痿早泄,目暗昏花。用量 6 ~ 12g。

临床习用覆盆子生品。

349. "刀豆" 的来源及功效主治是什么?

答: 刀豆为少用种子类中药,《中国药典》收载品种。来源为豆科植物刀豆 *Canavalia gladiata*（Jacq.）DC. 的干燥成熟种子。味甘,性温。归胃、肾经。功能温中,下气,止呃。用于虚寒呃逆,呕吐。用量 6 ~ 9g。

临床习用刀豆（生品）,用时捣碎。

350. "蕤仁" 的来源及功效主治是什么?

答: 蕤仁为少用种子类中药,《中国药典》收载品种。来源为蔷薇科植物蕤核 *Prinsepia uniflora* Batal. 或齿叶扁核木 *Prinsepia uniflora* Batal.var.serrata Rehd. 的干燥成熟果核。味甘,性微寒。归肝经。功能疏风散热,养肝明目。用于目赤肿痛,睑弦赤烂,目暗羞明。用量 5 ~ 9g。

临床习用蕤仁（生品）,用时捣碎。

351. "浮小麦" 的来源及功效主治是什么?

答: 浮小麦为常用果实种子类中药,《北京市中药饮片炮制规范》（2008 年版）收载品种。来源为禾本科植物小麦 *Triticum aestivum* L. 干燥轻浮瘪瘦果实。味甘,性凉。归心经。功能益气,除热,止汗。用于骨蒸劳热,自汗盗汗。用量 9 ~ 15g。

临床习用浮小麦（生品）。

352. "冬瓜皮" 的来源及功效主治是什么?

答: 冬瓜皮为常用果实类中药,《中国药典》收载品种。来源为葫芦科植物冬瓜 *Benincasa hispida*（Thunb.）Cogn. 的干燥外层果皮。味甘，性凉。归脾、小肠经。功能利尿消肿。用于水肿胀满，小便不利，暑热口渴，小便短赤。用量 9～30g。

临床习用冬瓜皮（生品）。

353. "榧子"的来源及功效主治是什么?

答：榧子为少用种子类中药，《中国药典》收载品种。来源为红豆杉科植物榧 *Torreya grandis* Fort. 的干燥成熟种子。味甘，性平。归肺、胃、大肠经。功能杀虫消积，润燥止咳，润肠通便。用于钩虫病、蛔虫病、绦虫病，虫积腹痛，小儿疳积，肺热咳嗽，大便秘结。用量 9～15g。

临床习用榧子（生品），用时捣碎。

354. "韭菜子"的来源及功效主治是什么?

答：韭菜子为少用种子类中药，《中国药典》收载品种。来源为百合科植物韭菜 *Allium tuberosum* Rottl. ex Spreng. 的干燥成熟种子。味辛、甘，性温。归肝、肾经。功能温补肝肾，壮阳固精。用于腰膝酸痛，阳痿遗精，遗尿尿频，白浊带下。用量 3～9g。

临床习用韭菜子（生品）。

355. "葱子"的来源及功效主治是什么?

答：葱子为少用种子类中药，《北京市中药饮片炮制规范》（2008年版）收载品种。来源为百合科植物葱 *Allium fistulosum* L. 的干燥成熟种子。味辛，性温。归肝、肾经。功能温肾明目。用于肾虚阳痿，目眩。用量 1.5～3g。

临床习用葱子（生品），用时捣碎。

356. "荜茇"的来源及功效主治是什么?

答：荜茇为少用果实类中药，《中国药典》收载品种。来源为胡椒科植物荜茇 *Piper longum* L. 的干燥近成熟或成熟果穗。味辛，性热。归胃、大肠经。功能温中散寒，下气止痛。用于脘腹冷痛，呕吐，泄泻，寒凝气滞，胸痹心痛，头痛，牙痛。用量 1～3g。外用适量，研末塞龋齿孔中。

临床习用荜茇生品。

357. "冬瓜子"的来源及功效主治是什么? "瓜犀子" "结瓜子"处方如何应付?

答：冬瓜子为常用种子类中药，《北京市中药饮片炮制规范》（2008 年版）收载品种。来源为葫芦科植物冬瓜 *Benincasa hispida*（Thunb.）Cogn. 的干燥成熟种子。味甘，性微寒。归肺、肝、小肠经。功能清热化痰，消痈，利湿。用于痰热咳嗽，肺痈，肠痈，淋病，水肿，脚气。用量 9～30g。用时捣碎。注意寒饮咳喘，久病滑泻者忌用。

"瓜犀子" "结瓜子"是冬瓜子的处方别名。

按《北京市中药饮片调剂规程》（2011 年版）规定，处方写 "冬瓜子" "麸炒冬瓜子" "冬瓜仁" "炒冬瓜子"，调剂应付麸炒冬瓜子，捣碎；"瓜犀子" "结瓜子"见于《北京市中药调剂规程》（1983 年版），调剂应付麸炒冬瓜子。

358. "沉香""进口沉香"的来源及功效主治有何不同？处方如何应付？

答： 沉香为茎木类中药，目前《中国药典》收载的沉香习称"国产沉香"，来源为瑞香科植物白木香 *Aquilaria sinensis* （Lour.）Gilg 含有树脂的木材。"进口沉香"来源为瑞香科植物沉香 *Aquilaria agallocha* Roxb. 含有树脂的木材，过去一直是沉香的来源之一，但近些年来"进口沉香"《中国药典》未收载。"进口沉香"产于印尼、越南、柬埔寨等东南亚地区。二者均为"沉香"，但是来源不同，产地不同，性味功能相同，味辛、苦，性微温。归脾、胃、肾经。功能行气止痛，温中止呕，纳气平喘。用于胸腹胀闷疼痛，胃寒呕吐呃逆，肾虚气逆喘急。用量 1～5g，后下。

《北京市中药调剂规程》（1983 年版）收载，处方写"落水沉香""迦南沉""大盔沉香""小盔沉""海南沉"，调剂应付沉香。因沉香为贵重中药，临床多用"沉香粉"冲服。

沉香即可药用又可收藏或制香等，沉香尤其是"进口沉香"鱼龙混杂，有的因其来源不符合药用标准，虽然可以制工艺品但是不能药用。

359. "青风藤""海风藤"的来源及功效主治有何不同？处方如何应付？

答： 青风藤为茎木类中药，《北京市中药饮片炮制规范》（2008 年版）收载品种。来源为防己科植物青藤 *Sinomenium acutum*（Thunb.）Rehd.et Wils. 及毛青藤 *Sinomenium acutum*（Thunb.）Rehd. et Wils. var. *cinereum* Rehd. et Wils. 的干燥藤茎。

味苦、辛，性平；归肝、脾经。功能祛风湿，通经络，利小便。用于风湿痹痛，关节肿胀，麻痹瘙痒。用量 6 ～ 12g。

海风藤为茎木类中药，《中国药典》收载品种。来源为胡椒科植物风藤 *Piper kadsura*（Choisy）Ohwi 的干燥藤茎。味辛、苦，性微温；归肝经。祛风湿，通经络，止痹痛。用于风寒湿痹，肢节疼痛，筋脉拘挛，屈伸不利。用量 6 ～ 12g。

"青风藤""海风藤"来源不同，功能相近，均能够祛风湿，通经络，用于风湿痹痛。

按《北京市中药饮片调剂规程》（2011 年版）规定，处方写"青风藤"，调剂应付青风藤片（生品）；处方写"海风藤"，调剂应付海风藤片（生品）。

360. "桑寄生""槲寄生"的来源及功效主治有何不同？"广寄生""寄生""北寄生""柳寄生"处方如何应付？

答："桑寄生"和"槲寄生"均为茎木类中药，《中国药典》收载品种。功能相似。

桑寄生来源为桑寄生科植物桑寄生 *Taxillus chinensis*（DC.）Danser 的干燥带叶茎枝。味苦、甘，性平。归肝、肾经。功能祛风湿，补肝肾，强筋骨，安胎元。用于风湿痹痛，腰膝酸软，筋骨无力，崩漏经多，妊娠漏血，胎动不安，头晕目眩。用量9 ～ 15g。

槲寄生来源为桑寄生科植物槲寄生 *Viscum coloratura*（Komar.）Nakai 的干燥带叶茎枝。味苦，性平。归肝、肾经。功能与主治均同桑寄生。

"广寄生""寄生"为桑寄生的处方别名，"广寄生"因桑寄生主产于广东、广西而得名；"北寄生""柳寄生"为槲寄生的处方别名，因槲寄生寄生于柳树上而称"柳寄生"，其也常见寄生于杨树等。

按《北京市中药饮片调剂规程》（2011 年版）规定，处方写"桑寄生""广寄生""寄生"，调剂应付桑寄生段（生品）；处方写"槲寄生""柳寄生""北寄生"，调剂应付槲寄生段（生品）。

北京地区多习用桑寄生。

361. "大血藤""鸡血藤""滇鸡血藤"的来源及功效主治有何不同？处方如何应付？"红藤"处方如何应付？

答："大血藤""鸡血藤""滇鸡血藤"均为茎木类中药，《中国药典》收载品种。

大血藤来源为木通科植物大血藤 *Sargentodoxa cuneata* （Oliv.）Rehd.et Wils. 的干燥藤茎。味苦，性平。归大肠、肝经。功能清热解毒，活血，祛风止痛。用于肠痈腹痛，热毒疮疡，经闭，痛经，跌打肿痛，风湿痹痛。用量 9～15g。

鸡血藤来源为豆科植物密花豆 *Spatholobus suberectus* Dunn 的干燥藤茎。味苦、甘，性温。归肝、肾经。功能活血补血，调经止痛，舒筋活络。用于月经不调，痛经，经闭，风湿痹痛，麻木瘫痪，血虚萎黄。用量 9～15g。

滇鸡血藤来源为木兰科植物内南五味子 *Kadsura interior* A. C. Smith 的干燥藤茎。味苦、甘，性温。归肝、肾经。功能活血补血，调经止痛，舒筋通络。用于月经不调，痛经，麻木瘫痪，风湿痹痛，气血虚弱。用量 15～30g。

"红藤"为大血藤的处方别名，"密花豆"为鸡血藤的植物名而成为处方别名。

按《北京市中药饮片调剂规程》（2011 年版）规定，处方写"大血藤""红藤"，调剂应付大血藤片（生品）；处方写"鸡血藤""鸡血藤片"，调剂应付鸡血藤片或碎块（生品）。

滇鸡血藤北京地区过去不用，近几年北京地区有些医院开始临床使用，处方写"滇鸡血藤"，调剂应付滇鸡血藤（生品）。

362. "通草""小通草"的来源有何不同？ "通脱木" 处方如何应付？

答："通草""小通草"来源不同，功能基本相同。均为茎木类中药，《中国药典》收载品种。

通草来源为五加科植物通脱木 *Tetrapanax papyriferus*（Hook.）K. Koch 的干燥茎髓。味甘、淡，性微寒。归肺、胃经。功能清热利尿，通气下乳。用于湿热淋证，水肿尿少，乳汁不下。用量 3 ～ 5g。注意孕妇慎用。

小通草来源为旌节花科植物喜马山旌节花 *Stachyurus himalaicus* Hook. £. et Thoms.、中国旌节花 *Stachyurus chinensis* Franch. 或山茱萸科植物青荚叶 *Helwingia japonica*（Thunb.）Dietr. 的干燥茎髓。味甘、淡，性寒。功能同通草。用量 3 ～ 6g。

"通脱木"因通草的植物名而成为处方别名。

按《北京市中药饮片调剂规程》（2011 年版）规定，处方写"通草""白通草""通脱木"，调剂应付通草片（生品）；处方写"小通草"，调剂应付小通草段（生品）。

据谢宗万先生的《中药品种理论与应用》记述，《新修本草》以前的本草和《本草纲目》收载的通草是木通科木通，即五叶木通。以五加科通脱木为通草始自唐代《本草拾遗》。

20 世纪 80 年代中期以前，"通草"和"小通草"在一些经典文献中为"通草"的不同商品规格，《北京市中药炮制规范》（1986 年版）收载的"通草"，包括"通草"和"小通草"两种饮片规格；《北京市中药饮片炮制规范》（2008 年版）"通草"和"小通草"分列为两种中药。

363. "关木通""木通""川木通"的来源及功效主治有何不同？处方如何应付？

答："关木通""木通""川木通"来源不同，均为茎木类中药。"木通""川木通"为《中国药典》收载品种。功能相似。

关木通已经禁止使用。来源为马兜铃科植物东北马兜铃 *Aristolochia manshuriensis* Kom. 的干燥藤茎。

木通来源为木通科植物木通 *Akebia quinata*（Thunb.）Decne. 三叶木通 *Akebia trifoliata*（Thunb.）Koidz. 或白木通 *Akebia trifoliata*（Thunb.）Koidz. var. *australis*（Diels）Rehd. 的干燥藤茎。味苦，性微寒。归心、小肠、膀胱经。功能利尿通淋，清心除烦，通经下乳。用于淋证，水肿，心烦尿赤，口舌生疮，经闭乳少，湿热痹痛。用量 3 ~ 6g。

川木通来源为毛茛科植物小木通 *Clematis armandii* Franch. 或绣球藤 *Clematis montana* Buch.–Ham. 的干燥藤茎。味淡、苦，性寒。归经、功能及用量基本与木通相同。

按《北京市中药饮片调剂规程》（2011 年版）规定，处方写"木通"，调剂应付木通（生品）；处方写"川木通"，调剂应付川木通（生品）。

据谢宗万先生的《中药品种理论与应用》记述,《药性论》
《食性本草》《汤液本草》《本草品汇精要》中的木通是木通科木
通,即五叶木通。

据老中药专家介绍北京地区 20 世纪 30 ～ 40 年代以前北京
使用的木通为木通科植物"木通",但其后这种木通在北京见不
到了,大量使用东北产的"关木通",后来《中国药典》收载,
一直到 2003 年被禁止使用。《北京市中药调剂规程》(1983 年
版)记载处方写"关木通""木通""细木通""子木通",调剂
应付关木通片(生品)。"川木通" 2003 年以前北京不用,"关
木通"被禁用以后很多中药房(店)调剂时就用"川木通"代
替"木通",造成"木通"与"川木通"混用的情况,这种情况
现在还存在,应及时纠正。

364. "西河柳"的来源及功效主治是什么? "三春柳" "观音柳"处方如何应付?

答:西河柳为少用茎木类中药,《中国药典》收载品种。来
源为柽柳科植物柽柳 *Tamarix chinensis* Lour. 的干燥细嫩枝叶。
味甘、辛,性平。归心、肺、胃经。功能发表透疹,祛风除
湿。用于麻疹不透,风湿痹痛。用量 3 ～ 6g。外用适量,煎汤
擦洗。

"三春柳""观音柳"为西河柳的处方别名。

按《北京市中药饮片调剂规程》(2011 年版)规定写"西
河柳""三春柳""观音柳""柽柳""赤柽柳",调剂应付为西河
柳段(生品)。

365. "桑枝"的来源及功效主治是什么？ "童桑枝" 处方如何应付？

答：桑枝为常用茎木类中药，《中国药典》收载品种。来源为桑科植物桑 *Morus alba* L. 的干燥嫩枝。味微苦，性平。归肝经。功能祛风湿，利关节。用于风湿痹痛，肩臂、关节酸痛麻木。用量 9 ～ 15g。

"童桑枝"为桑枝的处方别名，意为"嫩桑枝"。

按《北京市中药饮片调剂规程》（2011 年版）规定，处方写"桑枝""童桑枝""嫩桑枝""东桑枝"，调剂应付为桑枝片（生品）。

366. "络石藤"的来源及功效主治是什么？ "薜荔" 处方如何应付？

答：络石藤为藤木类中药，《中国药典》收载品种。来源为夹竹桃科植物络石 *Trachelospermum jasminoides*（Lindl.）Lem. 的干燥带叶藤茎。味苦，性微寒。归心、肝、肾经。功能祛风通络，凉血消肿。用于风湿热痹，筋脉拘挛，腰膝酸痛，喉痹，痈肿，跌扑损伤。用量 6 ～ 12g。

"薜荔"是络石藤的处方别名。

《北京市中药饮片调剂规程》（2011 年版）规定，处方写"络石藤"，调剂应付络石藤段;《北京市中药调剂规程》（1983年版）记载处方写"薜荔""络石丁"，调剂应付络石藤段。

367. "朱灯心"与"灯心草"的来源及功效主治有何不同？处方如何应付？

答： 灯心草为常用茎木类中药，《中国药典》收载品种。来源为灯心草科植物灯心草 *Juncus effusus* L. 的干燥茎髓。味甘、淡，性微寒。归心、肺、小肠经。功能清心火，利小便。用于心烦失眠，尿少涩痛，口舌生疮。用量 1 ～ 3g。

二者来源相同，炮制方法不同，功效不同。

朱灯心的炮制方法为朱砂面拌灯心草，功能为清心安神。用于心神不安，小便不利。

按《北京市中药饮片调剂规程》（2011 年版）规定，处方写"灯心草""灯心""灯草"，调剂应付灯心草段；处方写"朱灯心"处方应付朱砂拌灯心草段。

368. "忍冬藤"的来源及功效主治是什么？ "双花藤""二花藤""银花藤"处方如何应付？

答： 忍冬藤为藤木类中药，《中国药典》收载品种。来源为忍冬科植物忍冬 *Lonicera japonica* Thunb. 的干燥茎枝。味甘，性寒。归肺、胃经。功能清热解毒，疏风通络。用于温病发热，热毒血痢，痈肿疮疡，风湿热痹，关节红肿热痛。用量 9 ～ 30g。

"双花藤""二花藤""银花藤"为忍冬藤的处方别名。

按《北京市中药饮片调剂规程》（2011 年版）规定，处方写"忍冬藤""金银花藤""双花藤""二花藤""银花藤"，调剂应付忍冬藤段（生品）。

369. "皂角刺"的来源及功效主治是什么？"皂刺针"处方如何应付？

答：皂角刺为茎木类中药，《中国药典》收载品种。来源为豆科植物皂荚 *Gleditsia sinensis* Lam. 的干燥棘刺。味辛，性温。归肝、胃经。功能消肿托毒，排脓，杀虫。用于痈疽初起或脓成不溃；外治疥癣麻风。用量 3 ～ 10g。外用适量，醋蒸取汁涂患处。

"皂刺针"是皂角刺的处方别名。

按《北京市中药饮片调剂规程》（2011 年版）规定，处方写"皂角刺""皂刺""皂刺针"，调剂应付皂角刺（生品）。

370. "苏木"的来源及功效主治是什么？"苏木镑"处方如何应付？

答：苏木为茎木类中药，《中国药典》收载品种。来源为豆科植物苏木 *Caesalpinia sappan* L. 的干燥心材。味甘、咸，性平。归心、肝、脾经。功能活血祛瘀，消肿止痛。用于跌打损伤，骨折筋伤，瘀滞肿痛，经闭痛经，产后瘀阻，胸腹刺痛，痈疽肿痛。用量 3 ～ 9g。注意孕妇慎用。

"苏木镑"为苏木的饮片规格名及处方名，用工具将苏木镑成的薄片，但已经多年未见，现苏木饮片为小碎段。

按《北京市中药饮片调剂规程》（2011 年版）规定，处方写"苏木""苏木镑"，调剂应付苏木段（生品）。

371. "油松节"的来源及功效主治是什么？

答：油松节为茎木类中药，《中国药典》收载品种。来

源 为 松 科 植 物 油 松 *Pinus tabulieformis* Carr. 或 马 尾 松 *Pinus massoniana* Lamb. 的干燥瘤状节或分枝节。味苦、辛，性温。入肝、肾经。功能祛风除湿，通络止痛。用于风寒湿痹，历节风痛，转筋挛急，跌打伤痛。用量 9 ～ 15g。注意阴虚血燥者慎用。

临床习用油松节（生品），处方名"油松节""松节"。

372. "降香"的来源及功效主治是什么？"降香镑"处方如何应付？

答：降香为茎木类中药，《中国药典》收载品种。来源为豆科植物降香檀 *Dalbergia odorifera* T. Chen 树干和根的干燥心材。味辛，性温。归肝、脾经。功能行气活血，理气止痛。用于吐血，衄血，外伤出血，肝郁胁痛，胸痹刺痛，跌扑损伤，呕吐腹痛。用量 9 ～ 15g，后下。外用适量，研细末敷患处。

"降香镑"为降香的饮片规格名及处方名，用工具将降香镑成的刨花状薄片，但已经多年未见，现饮片多为小碎块。

按《北京市中药饮片调剂规程》（2011 年版）规定，处方写"降香""紫降香""降香镑"，调剂应付降香（生品）

373. "檀香"的来源及功效主治是什么？"白檀香""檀香丁"处方如何应付？

答：檀香为茎木类中药，《中国药典》收载品种。来源为檀香科植物檀香 *Santalum album* L. 树干的干燥心材。味辛，性温。归脾、胃、心、肺经。功能行气温中，开胃止痛。用于寒凝气滞，胸膈不舒，胸痹心痛，脘腹疼痛，呕吐食少。用量 2 ～ 5g。

"白檀香""檀香丁"为檀香的处方别名。

按《北京市中药饮片调剂规程》（2011 年版）规定，处方写"檀香""白檀香""檀香丁"，调剂应付檀香（生品）。

374. "钩藤"的来源及功效主治是什么？"双钩藤""嫩钩藤"处方如何应付？

答：钩藤为茎木类中药，《中国药典》收载品种。来源为茜草科植物钩藤 *Uncaria rhynchophylla*（Miq.）Jacks.、大叶钩藤 *Uncaria macrophylla* Wall.、毛钩藤 *Uncaria hirsuta* Havil.、华钩藤 *Uncaria sinensis*（Oliv.）Havil. 或无柄果钩藤 *Uncaria sessilifructus* Roxb. 的干燥带钩茎枝。味甘，性凉。归肝、心包经。功能息风定惊，清热平肝。用于肝风内动，惊痫抽搐，高热惊厥，感冒夹惊，小儿惊啼，妊娠子痫，头痛眩晕。用量 3 ～ 12g，后下。

"双钩藤""嫩钩藤"为钩藤的处方别名。

按《北京市中药饮片调剂规程》（2011 年版）规定，处方写"钩藤""双钩藤""嫩钩藤"，调剂应付钩藤段（生品）。

375. "竹茹"的来源及功效主治是什么？"竹二青""青竹茹"处方如何应付？

答：竹茹为茎木类中药，《中国药典》收载品种。来源为禾本科植物青秆竹 *Bambusa tuldoides* Munro、大头典竹 *Sinocalamus beecheyanus*（Munro）McClure var. *pubescens* P.F.Li 或淡竹 *Phyllostachys nigra*（Lodd.）Munro var. *henonis*（Mitf.）Stapf ex Rendle 的茎秆的干燥中间层。味甘，性微寒。归肺、胃、心、胆经。功能清热化痰，除烦、止呕。用于痰热咳嗽，胆火挟痰，惊悸不宁，心烦失眠，中风痰迷，舌强不语，胃热呕吐，妊娠恶阻，胎动不安。用量 5 ～ 10g。

"竹二青"为竹茹的处方别名。"青竹茹"指色绿者为佳。

按《北京市中药饮片调剂规程》（2011 年版）规定，处方写"竹茹""青竹茹""淡竹茹""细竹茹""嫩竹茹""竹二青"，调剂应付竹茹（生品）；处方写"姜竹茹"，调剂应付姜炙竹茹。

376. "鬼箭羽"的来源及功效主治是什么？ "卫矛"处方如何应付？

答： 鬼箭羽为茎木类中药，《北京市中药饮片炮制规范》（2008 年版）收载品种。来源为卫矛科植物卫矛 *Euonymus alatus*（Thunb.）Sieb. 的干燥带翅的枝或翅状物。味苦，性寒。归肝经。功能破血，通经，杀虫。用于妇女闭经，产后瘀血腹痛，虫积腹痛。用量 4.5 ～ 9g。注意孕妇禁用。

"卫矛"为鬼箭羽的处方别名，因其植物故名。

按《北京市中药饮片调剂规程》（2011 年版）规定，处方写"鬼箭羽""卫矛"，调剂应付鬼箭羽（生品）。

377. "木棉皮"的来源及功效主治是什么？

答： 木棉皮为少用皮类中药，《北京市中药炮制规范》（1986 年版）收载品种。来源为木棉科植物木棉 *Gossam Pinus mala Darica*（DC.）Merr. 的干燥树皮。味辛，性平。归肺、胃经。功能为清热利湿，活血，消肿。用于治疗慢性胃炎，胃溃疡，泄泻，痢疾，腰脚不遂，腿膝疼痛，疮肿，跌打损伤等，用量 15 ～ 30g，外用适量。

378. "白鲜皮"的来源及功效主治是什么？"藓皮" "北鲜皮"处方如何应付？

答： 白鲜皮为常用皮类中药，《中国药典》收载品种。来源为芸香科植物白鲜 *Dictamnus dasycarpus* Turcz. 的干燥根皮。味苦，性寒。归脾、胃、膀胱经。功能清热燥湿，祛风解毒。用于湿热疮毒，黄水淋漓，湿疹，风疹，疥癣疮癞，风湿热痹，黄疸尿赤。用量 5～10g。外用适量，煎汤洗或研粉敷。

"藓皮""北鲜皮"为白鲜皮的处方别名。

按《北京市中药饮片调剂规程》（2011 年版）规定，处方写"白鲜皮""白鲜皮片""鲜皮""北鲜皮"，调剂应付白鲜皮片；据《北京市中药调剂规程》（1983 年版）记载处方写"白藓皮""藓皮"处方应付为白鲜皮片。

379. "地枫皮""寻骨风"的来源及功效主治有何不同？"追地枫""寻骨风""绵毛马兜铃"处方如何应付？

答： 地枫皮为少用皮类中药。《中国药典》收载品种。来源为木兰科植物地枫皮 *Illicium difengpi* K.I.B.et K.I.M. 的干燥树皮。味微辛、涩，性温；有小毒。归膀胱、肾经。功能祛风除湿，行气止痛。用于风湿痹痛，腰肌劳损。用量 6～9g。

寻骨风为少用全草类中药，《北京市中药饮片炮制规范》（2008 年版）收载品种。来源为马兜铃科植物绵毛马兜铃 *Aristolochia mollisima* Hance 的干燥全草。味辛、苦，性平。归肝经。功能祛风湿，通络止痛。用于风湿痹痛，跌扑损伤，胃脘痛，牙痛，痈肿。用量 9～15g。

"追地枫"为"地枫皮"的处方别名。

按《北京市中药饮片调剂规程》（2011 年版）规定，处方写"追地枫""地枫皮""钻地枫""地枫"，调剂应付为地枫皮块。处方写"寻骨风""绵毛马兜铃"，调剂应付寻骨风段。

380. "合欢皮"的来源及功效主治是什么？处方如何应付？

答：合欢皮为常用皮类中药，《中国药典》收载品种。来源为豆科植物合欢 *Albizia julibrissin* Durazz. 的干燥树皮。味甘，性平。归心、肝、肺经。功能解郁安神，活血消肿。用于心神不安，忧郁失眠，肺痈，疮肿，跌扑伤痛。用量 6～12g。外用适量，研末调敷。

"绒花树皮"为合欢皮的别名。

按《北京市中药饮片调剂规程》（2011 年版）规定写"合欢皮"，调剂应付合欢皮丝。

381. "牡丹皮"的来源及功效主治是什么？"粉丹皮""丹皮"处方如何应付？

答：牡丹皮为常用皮类中药，《中国药典》收载品种。来源为毛茛科植物牡丹 *Paeonia suffruticosa* Andr. 的干燥根皮。味苦、辛，性微寒。归心、肝、肾经。功能清热凉血，活血化瘀。用于热入营血，温毒发斑，吐血衄血，夜热早凉，无汗骨蒸，经闭痛经，跌扑伤痛，痈肿疮毒。用量 6～12g。注意孕妇慎用。

"粉丹皮""丹皮"为牡丹皮的处方别名。

《北京市中药饮片调剂规程》（2011 年版）规定，处方写"牡丹皮""牡丹皮片""粉丹皮""丹皮",调剂应付为牡丹皮片。

382. "杜仲"的来源及功效主治是什么？"炒杜仲"处方如何应付？

答：杜仲为常用皮类中药，《中国药典》收载品种。来源为杜仲科植物杜仲 *Eucommia ulmoides* Oliv. 的干燥树皮。味甘，性温。归肝、肾经。功能补肝肾，强筋骨，安胎。用于肝肾不足，腰膝酸痛，筋骨无力，头晕目眩，妊娠漏血，胎动不安。用量 6 ～ 9g。

按《北京市中药饮片调剂规程》（2011 年版）规定，处方写"杜仲""川杜仲""炒杜仲""盐杜仲""盐炙杜仲"，调剂应付盐炙杜仲；处方写"生杜仲"，调剂应付杜仲（生品）。1983年版中的记载与 2011 年版规定不同，处方写"杜仲""川杜仲""炒杜仲""杜仲炭"处方应付杜仲炭（盐炙杜仲炭）。

中医药老专家们认为过去北京地区的处方写"杜仲"，调剂应付"杜仲炭"是错的，所以《北京市中药饮片调剂规程》（2011 年版）做了更改。

目前北京地区有的中医医师治疗某些病症时处方还习惯用"杜仲炭"。宜按医师处方要求调剂。北京地区使用的杜仲炮制品种有"杜仲（生品）""盐炙杜仲""杜仲炭"。

383. "桑白皮"的来源及功效主治是什么？"桑皮""桑根白皮"处方如何应付？

答：桑白皮为常用皮类中药，《中国药典》收载品种。来源为桑科植物桑 *Morus alba* L. 的干燥根皮。味甘，性寒。归肺经。功能泻肺平喘，利水消肿。用于肺热喘咳，水肿胀满尿少，面目肌肤浮肿。用量 6 ～ 12g。

"桑皮""桑根白皮"为桑白皮的处方别名。

按《北京市中药饮片调剂规程》（2011 年版）规定，处方写"桑白皮""桑皮""炙桑皮""桑根白皮"，调剂应付为蜜炙桑白皮"；处方写"生桑白皮"应付桑白皮（生品）。

384. "秦皮"的来源及功效主治是什么？"白蜡树皮""秦皮"处方如何应付？

答：秦皮为皮类中药，《中国药典》收载品种。来源为木犀科植物苦枥白蜡树 *Fraxinus rhynchophylla* Hance、白蜡树 *Fraxinus chinensis* Roxb.、尖叶白蜡树 *Fraxinus szaboana* Lingelsh. 或宿柱白蜡树 *Fraxinus stylosa* Lingelsh. 的干燥枝皮或干皮。北京习用枝皮，在其他地区习用干皮。味苦、涩，性寒。归肝、胆、大肠经。功能清热燥湿，收涩止痢，止带，明目。用于湿热泻痢，赤白带下，目赤肿痛，目生翳膜。用量 6 ～ 12g。外用适量，煎洗患处。

"白蜡树皮"是秦皮的处方别名，因其植物名而得名。

按《北京市中药饮片调剂规程》（2011 年版）规定，处方写"秦皮""白蜡树皮"，调剂应付秦皮。

385. "椿皮"的来源及功效主治是什么？"椿樗皮""樗白皮""椿根白皮""麸炒椿皮""醋椿皮"处方如何应付？

答：椿皮为皮类中药，《中国药典》收载品种。来源为苦木科植物臭椿 *Ailanthus altissima*（Mill.）Swingle 的干燥根皮或干皮。以根皮质佳。味苦、涩，性寒。归大肠、胃、肝经。功能清热燥湿，收涩止带，止泻，止血。用于赤白带下，湿热泻痢，久泻久痢，便血，崩漏。用量 6 ～ 9g。

"椿樗皮""樗白皮""椿根白皮""麸炒椿皮""醋椿皮"为椿皮的处方别名。

按《北京市中药饮片调剂规程》（2011 年版）规定，处方写"椿皮""椿樗皮""樗白皮""椿根白皮""麸炒椿皮""炒椿皮""樗根皮"处方应付为麸炒椿皮；处方写"醋椿皮"，调剂应付为"醋椿皮"。

386. "五加皮""香加皮""刺五加"的来源及功效主治有何不同？ "五加皮""北五加皮""杠柳皮""刺五加"处方如何应付？

答： 五加皮为皮类中药，《中国药典》收载品种。来源为五加科植物细柱五加 *Acanthopanax gracilistylus* w. w. Smith 的干燥根皮。味辛、苦，性温。归肝、肾经。功能祛风除湿，补益肝肾，强筋壮骨，利水消肿。用于风湿痹痛，筋骨痿软，小儿行迟，体虚乏力，水肿，脚气。用量 5 ～ 10g。

香加皮为皮类中药，《中国药典》收载品种。来源为萝摩科植物杠柳 *Periploca sepium* Bge. 的干燥根皮。味辛、苦，性温；有毒。归肝、肾、心经。功能利水消肿，祛风湿，强筋骨。用于下肢浮肿，心悸气短，风寒湿痹，腰膝酸软。用量 3 ～ 6g。注意不宜过量服用。

刺五加为根及根茎类中药，《中国药典》收载品种。来源为五加科植物刺五加 *Acanthopanax senticosus*（Rupr. et Maxim.）Harms 的干燥根及根茎或茎。味辛、微苦，性温。归脾、肾、心经。功能益气健脾，补肾安神。用于脾肾阳虚，体虚乏力，食欲不振，肺肾两虚，久咳虚喘，肾虚腰膝酸痛，心脾不足，失眠多梦。用量 9 ～ 27g。

五加皮、香加皮、刺五加植物来源不同，"北五加皮""杠柳皮"为香加皮的处方别名，"杠柳皮"因香加皮的植物名称而成为处方别名。

按《北京市中药饮片调剂规程》（2011 年版）规定，写"五加皮""南五加皮"，调剂应付五加皮（生品）；处方写"香加皮""北五加皮"，调剂应付香加皮段或片（生品）。

按北京地区调剂习惯处方写"刺五加"，调剂应付刺五加碎块（生品）。

北京地区 2000 年以前一直习用"香加皮"，处方写"五加皮"，调剂应付"香加皮"；"五加皮"是 2000 年以后开始逐渐在北京使用。所以北京一直存在"香加皮"混作"五加皮"使用的情况，应及时纠正。

刺五加是 20 世纪 80 年代初期开始北京临床使用。《北京市中药调剂规程》（1983 年版）曾将"刺五加"作为"五加皮"的处方别名，注意不要混淆。

387. "木槿皮""川槿皮""土荆皮""紫荆皮"的来源及功效主治有何不同？处方如何应付？

答：木槿皮为少用皮类中药，《北京市中药饮片炮制规范》（2008 年版）收载品种。来源为锦葵科植物木槿 *Hibiscus syriacus* L. 的干燥树皮。味甘、苦，性凉。归大肠、肝、脾经。功能清热，利湿，解毒，止痒。用于肠风下血，痢疾，脱肛，白带，疥癣，痔疮。用量 3 ～ 9g。外用适量。

川槿皮为少用皮类中药,《北京市中药饮片炮制规范》(2008 年版)收载。来源为木兰科植物长梗南五味子 *Kadsura longipedunculata* Finet et Gagnep 的干燥根皮。味辛,性温。归脾、胃、肝经。功能行气活血,止痛。用于气滞腹胀痛,胃痛,筋骨疼痛,月经痛,跌打损伤,无名肿痛。用量 5 ~ 10g。外用适量,煎汤洗或研末敷撒患处。需要注意的是,《北京市中药炮制规范》(1986 年版)曾收载"川槿皮"的来源为锦葵科植物木槿 *Hibiscus syriacus* L. 的干燥树皮。

土荆皮为少用皮类中药,《中国药典》收载品种。来源为松科植物金钱松 *Pseudolarix amabilis*(Nelson)Rehd. 的干燥根皮或近根树皮。味辛,性温;有毒。归肺、脾经。功能杀虫,疗癣,止痒。用于疥癣瘙痒。外用适量,醋浸或酒浸涂擦,或研末调涂患处。

紫荆皮为少用皮类中药,《北京市中药饮片炮制规范》(2008 年版)收载。来源为大戟科植物余甘子 *Phyllanthus emblica* L. 的干燥树皮。味甘、酸,性凉。归心、肝经。功能解毒消肿,收敛止血。用于痈肿,疔疮疮毒,阴囊湿疹,外伤出血,跌打损伤,蛇虫咬伤。用量 5 ~ 10g。外用适量,煎汤洗或研末敷撒患处。

"木槿皮""川槿皮""土槿皮""紫荆皮"药名相似,来源不同,功能不同。"土槿皮"为土荆皮的处方别名。"紫荆皮"为正名,其别名为"荆皮"。

按《北京市中药饮片调剂规程》(2011 年版)规定,处方写"木槿皮",调剂应付木槿皮丝(生品);处方写"川槿皮",调剂应付川槿皮丝(生品);处方写"土荆皮""土槿皮",调剂应付土荆皮(生品);处方写"紫荆皮""荆皮",调剂应付紫荆皮丝（生品）。《北京市中药调剂规程》（1983 年版）规定，处方写"金钱松皮"，调剂应付土荆皮丝（生品）。

388. "肉桂""官桂""桂皮"的来源及功效主治有何不同？"企边桂""桂心""柳桂皮""跤趾桂""清化桂"处方如何应付？

答："肉桂""官桂""桂皮"来源不同，均为皮类中药。肉桂《中国药典》收载品种。来源为樟科植物肉桂 *Cinnamomum cassia* Presl 的干燥树皮。味辛、甘，性大热。归肾、脾、心、肝经。功能补火助阳，引火归元，散寒止痛，温通经脉。用于阳痿宫冷，腰膝冷痛，肾虚作喘，虚阳上浮，眩晕目赤，心腹冷痛，虚寒吐泻，寒疝腹痛，经闭痛经。用量 1 ～ 5g。注意有出血倾向者及孕妇慎用，不宜与赤石脂同用。

官桂《北京市中药饮片炮制规范》（2008 年版）收载品种。来源为樟科植物肉桂 *Cinnamomum cassia* Presl 的干燥幼树干皮或粗枝皮。味辛、甘，性大热。归肾、脾、心、肝经。功能温中散寒，化瘀止痛。用于胸腹疼痛，肾寒腰酸，阴虚自汗，瘀血凝滞。用量 1.5 ～ 4.5g。孕妇慎用，不宜与赤石脂同用。

桂皮为临床少用中药，《北京市中药饮片炮制规范》（2008 年版）收载品种。来源为樟科植物天竺桂 *Cinnamomum japonicum* Sieb、阴香 *Cinnamomum burmannii*（C. G. et Th. Nees）Bl.、香桂 *Cinnamomum subavenium* Miq. 或华南桂 *Cinnamomum austrosinense* H. T. Chang 的干燥树皮。味辛，性温。归心、肝、脾、肾经。功能暖脾胃，散风寒，通血脉。用于脘腹冷满，呕吐，风湿痹痛，跌打瘀血，月经不调。用量 3 ～ 6g。

"肉桂""官桂"为肉桂的不同饮片规格，其来源相同，药用部位不同，功能相似。"肉桂""官桂"分别收载于《北京市中药饮片炮制规范》（2008年版），过去临床上也分别使用。

按《北京市中药饮片调剂规程》（2011年版）规定，处方写"肉桂""紫油桂""企边桂""玉桂"，调剂应付肉桂块（生品），捣碎；处方写"官桂""桶官桂"，调剂应付官桂（生品），捣碎。

《北京市中药调剂规程》（1983年版）记载处方写"清化桂""跤趾桂""桂心"，调剂应付肉桂块（生品）；处方写"桂皮""柳桂皮"，调剂应付桂皮块（生品）。

389. "川黄柏""关黄柏"的来源及功效主治有何不同？处方如何应付？

答：黄柏与关黄柏均为常用皮类中药，《中国药典》收载品种。来源不同，功能相同，其中以黄柏质量为优。

黄柏来源为芸香科植物黄皮树 *Phellodendron chinense* Schneid. 的干燥树皮。关黄柏来源为芸香科植物黄檗 *Phellodendron amurense* Rupr. 的干燥树皮。二者均味苦，性寒。归肾、膀胱经。功能清热燥湿，泻火除蒸，解毒疗疮。用于湿热泻痢，黄疸尿赤，带下阴痒，热淋涩痛，脚气痿躄，骨蒸劳热，盗汗，遗精，疮疡肿毒，湿疹湿疮。盐黄柏滋阴降火。用于阴虚火旺，盗汗骨蒸。用量3～12g。外用适量。

"黄柏"别名"川黄柏"。川黄柏与关黄柏以前均为黄柏的不同商品规格，后来《中国药典》将"黄柏"与"关黄柏"分列为两种药。北京地区过去习用"关黄柏"。

按《北京市中药饮片调剂规程》（2011年版）规定，处方写"黄柏""川黄柏""生黄柏""川柏"，调剂应付黄柏丝（生品）；处方写"关黄柏"，调剂应付关黄柏丝（生品）。

《北京市中药调剂规程》（1983 年版）记载处方写"黄檗"，调剂应付黄柏丝（关黄柏）。

390. "海桐皮"的来源及功效主治是什么？"刺桐""刺桐皮"处方如何应付？

答: 海桐皮为少用皮类中药,《北京市中药饮片炮制规范》（2008 年版）收载品种。来源为芸香科植物樗叶花椒 *Zanthoxylum ailathoidos* Sied.et Zucc 或朵椒 *Zanthoxylum molle* Rehd. 的干燥树皮。味辛、微苦，性平。归肝、脾经。功能祛风除湿，通络止痛。用于腰膝肩背疼痛；外治湿疹。用量 3 ～ 12g。外用适量。

"刺桐""刺桐皮"为海桐皮的处方别名。

按《北京市中药饮片调剂规程》（2011 年版）规定，处方写"海桐皮""刺桐皮"，调剂应付海桐皮丝（生品）。

"刺桐"一名收录于《北京市中药调剂规程》（1983 年版），调剂应付海桐皮丝。

391. "厚朴"的来源及功效主治是什么？"紫油厚朴""如意朴""靴角（脚）朴"处方如何应付？

答: 厚朴为常用皮类中药,《中国药典》收载品种。来源为木兰科植物厚朴 *Magnolia officinalis* Rehd. et Wils. 或凹叶厚朴 *Magnolia officinalis* Rehd. et Wils. var. *biloba* Rehd. et Wils. 的干燥干皮（主干树皮近根部为"靴朴"，又称"靴脚朴"；主干或粗大树枝的树皮为"筒朴"）、根皮（"根朴"）及枝皮（"枝朴"）。味苦、辛，性温。归脾、胃、肺、大肠经。功能燥湿消痰，下气除满。用于湿滞伤中，脘痞吐泻，食积气滞，腹胀便秘，痰饮喘咳。用量 3 ～ 10g。

"紫油厚朴""如意朴""靴角（脚）朴"为厚朴的处方别名，"如意朴""靴角（脚）朴"是厚朴的商品规格名称。

按《北京市中药饮片调剂规程》（2011 年版）规定，处方写"厚朴""姜厚朴""紫油厚朴""川厚朴""川朴""炙厚朴"，调剂应付姜炙厚朴。

《北京市中药调剂规程》（1983 年版）记载"温朴""如意朴""靴角朴""老朴根"，调剂应付炙厚朴。

392. "桦树皮"的来源及功效主治是什么？

答："桦树皮"为少用皮类中药。《北京市中药炮制规范》（1986 年版）收载品种。来源为桦木科植物华北白桦 *Betula Platyphylla* SuK. var. japonica（Sieb.）Hara 和白桦 *Betula PlatyPhylla* Suk. 的干燥树皮。味苦，性寒。归胆、胃经。功能清热利湿，祛痰止咳，消肿解毒。用于黄疸，肺炎，乳疮初起，肿痛坚硬，疖肿。用量 3 ～ 10g。

393. "铁皮石斛""石斛"的来源及功效主治有何不同？"耳环石斛""石斛""枫斗"处方如何应付？

答：以前"铁皮石斛"与"石斛"均为石斛的不同饮片规格，现《中国药典》将"铁皮石斛"与"石斛"分开单列为两种草类中药，植物来源不同，功能相同。

铁皮石斛来源为兰科植物铁皮石斛 *Dendrobium officinale* Kimura et Migo 的新鲜或干燥茎。味甘，性微寒。归胃、肾经。功能益胃生津，滋阴清热。用于热病津伤，口干烦渴，胃阴不足，食少干呕，病后虚热不退，阴火虚旺，骨蒸劳热，目暗不明，筋骨痿软。用量 6 ～ 12g。

石斛来源为兰科植物金钗石斛 *Dendrobium nobile* Lindl.、鼓槌石斛 *Dendrobium chrysotoxum* Lindl. 或流苏石斛 *Dendrobium fimbriatum* Hook. var. 的栽培品及其同属植物近似种的新鲜或干燥茎。性味归经、功能、用法用量同铁皮石斛。

"枫斗""耳环石斛"为铁皮石斛的别名，耳环石斛是将铁皮石斛剪去部分须根后，边炒边扭成螺旋弹簧状，形如耳环状故名。

按《北京市中药饮片调剂规程》（2011 年版）规定处方写"铁皮石斛"，调剂应付铁皮石斛（生品）；处方写"鲜铁皮石斛"，调剂应付鲜铁皮石斛。

处方写"石斛""川石斛""金石斛""金钗石斛"，调剂应付石斛段（生品）；处方写"霍石斛"，调剂应付"霍石斛"。

"细黄草"一名见于《北京市中药调剂规程》（1983 年版），调剂应付霍石斛段；

"枫斗"按调剂习惯应付耳环石斛。

394. "植物激素"——马齿苋来源及功效主治是什么？处方如何应付？

答：马齿苋为常用全草类中药，《中国药典》收载品种。来源为马齿苋科植物马齿苋 *Portulaca oleracea* L. 的干燥地上部分。味酸，性寒。归肝、大肠经。功能清热解毒，凉血止血。用于热毒血痢，痈肿疔疮，湿疹，丹毒，蛇虫咬伤，便血，痔血，崩漏下血。用量 9 ～ 15g。外用适量捣敷患处。

马齿苋因叶片形似马的牙齿故名"马齿苋"。临床上治疗皮科疾病有独到之处，被誉为"植物激素"，马齿苋无论是鲜品还是干品，对热痱、痤疮、银屑病、白癜风、扁平疣、带状疱疹、昆虫咬伤、皮炎、湿疹均有较好疗效。

按《北京市中药饮片调剂规程》（2011 年版）规定，处方写"马齿苋"，调剂应付马齿苋段。

处方常见写"马尺苋"，"尺"为错别字。

395. "泽兰"的来源及功效主治是什么？ "泽兰叶"处方如何应付？

答： 泽兰为常用全草类中药，《中国药典》收载品种。来源为唇形科植物毛叶地瓜儿苗 *Lycopus lucidus* Turcz. var. hirtus Regel 的干燥地上部分。味苦，性辛，微温。归肝、脾经。功能活血化瘀，祛瘀消痈，行水消肿。用于月经不调，经闭，痛经，产后瘀血腹痛，疮痈肿毒，水肿腹水。用量 6～12g。

"泽兰叶"为泽兰的处方别名。

按《北京市中药饮片调剂规程》（2011 年版）规定，处方写"泽兰""泽兰叶"，调剂应付泽兰段（生品）。

396. 北京用的"鲜藿香"与"广藿香"来源有何不同，处方如何应付？ "广藿香""广藿香叶""广藿香梗"功效主治有何不同？处方如何应付？

答： 广藿香来源为唇形科植物广藿香 *Pogostemon cablin*（Blanco）Benth. 的干燥地上部分。

北京地区习惯使用的"鲜藿香"则为唇形科藿香 *Agastache rugosa*（Fisch.et Mey）O.Ktze. 的新鲜地上部分。处方写"鲜藿香"应付鲜藿香段，单包。

"广藿香""广藿香叶""广藿香梗"三者来源相同但药用

部位不同。其功效相似区别是广藿香芳香化浊，和中止呕，发表解暑。用于治疗湿浊中阻，脘痞呕吐，暑湿表证，湿温起初，发热倦怠，胸闷不舒，寒湿闭暑。广藿香叶芳香化湿，发表解暑力强；广藿香梗祛暑宽中。用于暑湿中阻，脘痞呕吐。

按《北京市中药饮片调剂规程》（2011 年版）规定，处方写"广藿香""藿香咀"，调剂应付广藿香段；处方写"广藿香叶""藿香叶"，调剂应付广藿香叶；处方写"广藿香梗""藿香梗""藿梗"，调剂应付广藿香梗（为广藿香老梗切厚片）。

397. "一枝蒿"的来源及功效主治是什么？

答：一枝蒿为少用草类中药。不同地区使用的药材其来源不同。北京地区应用的一枝蒿为《北京市中药炮制规范》（1986 年版）收载的菊科植物大籽蒿 *Artemisia sieversiana* willd. 的干燥地上部分。夏季开花时采收。炮制时切中段。味甘，性平。功能散风活血，清火败毒。用于一切积热，诸疮肿痛。生用。外用适量。

398. "小草"的来源及功效主治是什么？处方如何应付？

答：小草别名"远志苗"，为少用草类中药。《北京市中药饮片炮制规范》（2008 年版）收载正名"小草"，其来源为远志科植物细叶远志 *Polygala tenuifolia* wild. 的干燥地上部分。开花时采割地上部分，晒干。炮制切中段。味辛、苦，性平。归肺，心经。功能补阳益精，安神定志。用于梦遗滑精，肾亏虚弱。用量 3 ～ 9g。

按《北京市中药饮片调剂规程》2011 年版规定，处方写

"小草""远志苗"，调剂应付小草段。

399. "大蓟""小蓟"的来源及功效主治有何不同？处方如何应付？"刺儿菜"处方如何应付？

答：二者来源不同，功效相似，均为草类中药。

大蓟来源为菊科植物蓟 *Cirsium japonicum* Fisch.ex DC. 的干燥地上部分。小蓟来源为菊科植物刺儿菜 *Cirsium setosum*（Willd.）MB. 的干燥地上部分。二者均具有凉血止血，散瘀解毒消痈功能。用于衄血，吐血，尿血，便血，崩漏，外伤出血，痈肿疮毒。但大蓟散瘀消痈之功较小蓟强。

按《北京市中药饮片调剂规程》（2011 年版）规定，处方写"大蓟"，调剂应付大蓟段；处方写"大蓟炭"，调剂应付大蓟炭；

《北京市中药调剂规程》（1983 年版）记载处方写"刺结子""刺蓟""驴扎嘴"，调剂应付大蓟段。

《北京市中药饮片调剂规程》（2011 年版）规定，处方写"小蓟"，调剂应付小蓟段；处方写"小蓟炭"，调剂应付小蓟炭。

"刺儿菜"为小蓟的处方别名。《北京市中药调剂规程》（1983 年版）记载处方写"刺儿菜"，调剂应付小蓟段。

北京以前医生在处方中习惯写"大小蓟"或"大小蓟炭"或"二蓟"，但是实际调剂时应付的是小蓟或小蓟炭。这种情况 21 世纪初已经基本纠正。

400. "益母草"的来源及功效主治是什么？ "坤草" 处方如何应付？

答：益母草为全草类中药，《中国药典》收载品种。来源为唇形科植物益母草 *Leonurus japonicus* Houtt. 的新鲜或干燥地上部分。味辛、苦，性微寒。归心包、肝经。功能活血调经，清肝明目。用于月经不调，经闭痛经，目赤翳障，头晕胀痛。用量 5 ～ 10g。瞳孔散大者慎用。

"坤草"为益母草的处方别名。

按《北京市中药饮片调剂规程》（2011 年版）规定，处方写"益母草""坤草"，调剂应付益母草段。

鲜益母草春季幼苗期至夏季开花前采收。北京地区中药饮片无使用"鲜益母草"的习惯。但过去北京的老中药店夏天制作"益母草膏"时原料用鲜益母草。

401. "广金钱草""金钱草"的来源及功效主治有何不同？ "对坐草"处方如何应付？

答：二者的来源不同功效相似，为常用草类中药。

广金钱草药材别名"大叶金钱草"，《中国药典》收载品种。为常用中药。来源为豆科植物广金钱草 *Desmodium styracifolium* (Osb.) Merr. 的干燥地上部分。

金钱草药材又称"小叶金钱草"。为《中国药典》收载品种。来源为报春花科植物过路黄 *Lysimachia christinae* Hance 的干燥全草。均具有利湿退黄，利尿通淋功能。用于黄疸尿赤，热淋，石淋，小便涩痛，水肿尿少。但金钱草还具有解毒消肿功效。用于治疗痈肿疔疮，蛇虫咬伤。

按《北京市中药饮片调剂规程》（2011 年版）规定，处方写"广金钱草"，调剂应付广金钱草段；处方写"金钱草""对坐草""过路黄"，调剂应付金钱草段。

一些医院中药房常把"金钱草""广金钱草"名称混淆，"金钱草"的药斗中装"广金钱草"，这种是错误的注意改正。

402. "木贼"的来源及功效主治是什么？"锉草"处方如何应付？

答：木贼为草类中药，《中国药典》收载品种。来源为木贼科植物木贼 *Equisetum hyemale* L. 的干燥地上部分。味甘、苦，性平。归肺、肝经。功能疏散风热，明目退翳。用于风热目赤，迎风流泪，目生云翳。

"锉草"是木贼的处方别名。

按《北京市中药饮片调剂规程》（2011 年版）规定，处方写"木贼""锉草"，调剂应付木贼段。《北京市中药调剂规程》（1983 年版）记载处方写"木则草"，调剂应付木贼段。"木则草"的"则"为错别字。

403. "水葱"的来源及功效主治是什么？"冲天草"处方如何应付？

答：水葱为少用草类中药，《北京市中药饮片炮制规范》（2008 年版）收载品种。来源为莎草科植物水葱 *ScirPus validus* Vahl 的干燥地上部分。秋季采收，晒干。味淡，性平。归膀胱经。功能除湿利尿。用于水肿胀满，小便不利。用量 3 ～ 9g。

"冲天草"是水葱的处方别名。

按《北京市中药饮片调剂规程》（2011 年版）规定，处方

写"水葱""冲天草"，调剂应付水葱段。

404. "伸筋草"的来源及功效主治是什么？"石松"处方如何应付？

答：伸筋草为全草类中药，《中国药典》收载品种。来源为石松科植物石松 *Lycopodium japonicum* Thunb. 的干燥全草。味微苦、辛，性温。归肝、脾、肾经。功能祛风除湿，舒筋活络。用于关节酸痛，屈伸不利。用量 3 ～ 12g。

"石松"是伸筋草的处方别名。

按《北京市中药饮片调剂规程》（2011 年版）规定，处方写"伸筋草"，调剂应付伸筋草段。《北京市中药调剂规程》（1983 年版）记载处方写"石松"，调剂应付伸筋草段。

405. "毛茛"的来源及功效主治是什么？如何应用？

答："毛茛"为极少用全草类中药，《北京市中药炮制规范》（1986 年版）收载品种。来源为毛茛科植物毛茛 *Ranunculus japonicas* Thunb. 干燥或鲜的全草。味辛，性温。功能消肿止痛。用于恶疮痈肿疼痛等症。毛茛的用法为捣敷或煎水洗，一般鲜用。现在北京基本不用。

406. "白英"的来源及功效主治是什么？"白毛藤""蜀羊泉"处方如何应付？

答：白英为草类中药，《北京市中药饮片炮制规范》（2008 年版）收载品种。来源为茄科白英 *Solanum lyratum* Thunb 的干燥地上部分。味微苦、平，性温。归肝、肾经。功能清热解毒，消肿。用于风热感冒，发热，咳嗽，黄疸型肝炎，胆囊炎；外治痈肿，风湿性关节炎。用量 9 ～ 15g。

"白毛藤""蜀羊泉"为白英的处方别名。

按《北京市中药饮片调剂规程》（2011 年版）规定，处方写"白英""白毛藤""蜀羊泉"，调剂应付白英段。

407. "白屈菜"的来源及功效主治是什么？"山黄连"处方如何应付？

答：白屈菜为少用全草类中药，《中国药典》收载品种。来源为罂粟科植物白屈菜 *Chelidonium majus* L. 的干燥全草。味苦，性凉；有毒。归肺、胃经。功能解痉止痛，止咳平喘。用于胃脘挛痛，咳嗽气喘，百日咳。用量 9 ～ 18g。

"山黄连"是白屈菜的处方别名（北京地区）。

按《北京市中药饮片调剂规程》（2011 年版）规定，处方写"白屈菜"，调剂应付白屈菜段；《北京市中药调剂规程》（1983 年版）记载处方写"山黄连"，调剂应付白屈菜段。

408. "半边莲""半枝莲"的来源及功效主治有何不同？"细米草""并头草""牙刷草"处方如何应付？

答："半边莲""半枝莲"均为全草类中药。《中国药典》收载品种。

半边莲来源为桔梗科植物半边莲 *Lobelia chinensis* Lour. 的干燥全草。味辛，性平。归心、小肠、肺经。

半枝莲来源为唇形科植物半枝莲 *Scutellaria barbata* D.Don 的干燥全草。味辛、苦，性寒。归肺、肝、肾经。均具有清热解毒，利尿消肿功能。用于痈肿疔疮，蛇虫咬伤，水肿，湿热黄疸。区别是半枝莲兼有化瘀之功。

按《北京市中药饮片调剂规程》（2011 年版）规定，处方写"半边莲"，调剂应付半边莲段；《北京市中药调剂规程》（1983 年版）记载"细米草"，调剂应付半边莲段。

按《北京市中药饮片调剂规程》（2011 年版）规定，处方写"半枝莲"应付半枝莲段；《北京市中药调剂规程》（1983 年版）记载处方写"并头草""牙刷草"应付半枝莲段。

409. "仙鹤草"的来源及功效主治是什么？ "龙芽草"处方如何应付？

答：仙鹤草为常用草类中药，《中国药典》收载品种。来源为蔷薇科植物龙芽草 *Agrimonia pilosa* Ledeb. 的干燥地上部分。味苦、涩，性平。归心、肝经。功能收敛止血，截疟，止痢，解毒，补虚。用于咯血，吐血，崩漏下血，疟疾，血痢，痈肿疮毒，阴痒带下，脱力劳伤。用量 6 ～ 12g。外用适量。

"龙芽草"为仙鹤草的别名。

按《北京市中药饮片调剂规程》（2011 年版）规定，处方写"仙鹤草"，调剂应付仙鹤草段。《北京市中药调剂规程》（1983 年版）记载"龙芽草"，调剂应付仙鹤草段。

410. "仙桃草"的来源及功效主治是什么？ "仙稻草""蚊母草"处方如何应付？

答：仙桃草为少用全草类中药。《北京市中药炮制规范》（1986 年版）收载品种。来源为玄参科植物蚊母草 *Veronica Peregrina* L. 带虫瘿的干燥全草。夏季虫瘿膨大略带红色时采收。味甘、苦，性温。归肝，肺经。功能活血消肿，止血，止痛。用于咯血，吐血，衄血，便血，跌打损伤。用量 6～15g。外用适量，研末加白酒调敷患处。

"仙稻草""蚊母草"是"仙桃草"的处方别名。

按《北京市中药饮片调剂规程》（2011 年版）规定，处方写"仙桃草""仙稻草"，调剂应付仙桃草段；《北京市中药调剂规程》（1983 年版）记载处方写"蚊母草"应付仙桃草段。

411. "地锦草"的来源及功效主治是什么？ "卧蛋草"处方如何应付？

答：地锦草为少用全草类中药，《中国药典》收载品种。来源为大戟科植物地锦 *Euphorbia humi fusa* Willd. 或斑地锦 *Euphorbia maculata* L. 的干燥全草。味辛，性平。归肝、大肠经。功能清热解毒，凉血止血，利湿退黄。用于痢疾，泄泻，咯血，尿血，便血，崩漏，疮疖痈肿，湿热黄疸。用量 9～20g。外用适量。

"卧蛋草"是地锦草的处方别名。

按《北京市中药调剂规程》（2011 年版）规定，处方写"地锦草""卧蛋草"，调剂应付地锦草段。《北京市中药调剂规程》（1983 年版）记载"卧旦草""雀儿卧蛋草"，调剂应付地锦草段。"卧旦草"的"旦"为错别字。

412. "鬼见愁"的来源和功效主治是什么？ "花苁蓉""鬼见愁""列当"处方如何应付？

答：鬼见愁为少用草类中药，《北京市中药炮制规范》（1986 年版）和《北京市中药饮片炮制规范》（2008 年版）均收载。来源为列当科植物紫花列当 *Orobanche coerulescens* Steph

或黄花列当 *Orobanche pyconostachya* Hance 的干燥地上部分。味甘，性温。归脾，肾经。具有补肾强筋的功效，用于肾虚腰膝冷痛，阳痿遗精。用量 4.5 ~ 9g。

"花苁蓉""列当"均为"鬼见愁"别名。但是《北京市中药调剂规程》（1983 年版）与《北京市中药炮制规范》（1986 年版）和《北京市中药饮片炮制规范》（2008 年版）收载的正名不同为"草苁蓉"，其正名应以《北京市中药饮片炮制规范》（2008 年版）为准。

按《北京市中药调剂规程》（1983 年版）记载处方写"花苁蓉""鬼见愁""列当"处方应付草苁蓉段。

413. "猫眼草"的来源和功效主治是什么？"泽漆"处方如何应付？

答：猫眼草为少用全草类中药，《北京市中药饮片炮制规范》（2008 年版）收载品种。来源为大戟科植物猫眼草 *Euphorbia lunulata* Bge. 的干燥全草。味苦，性微寒；有小毒。归脾、肺、大肠、小肠经。功能解热消肿，除湿利水。用于水肿腹胀，四肢浮肿，脚气赤肿，蛊毒癣疮。用法：外用煎熬成膏，取适量敷患处。

"泽漆"为猫眼草的处方别名。各地使用的"猫眼草（泽漆）"来源不同，宜按当地的用药习惯使用。

按《北京市中药调剂规程》（2011 年版）规定，处方写"猫眼草""泽漆"，调剂应付猫眼草段。

414. "石见穿"的来源和功效主治是什么？ "紫参" "石打穿"处方如何应付？

答： 石见穿为草类中药，《北京市中药饮片炮制规范》（2008 年版）收载品种。来源为唇形科植物华鼠尾 *Salvia chinensis* Benth. 的干燥地上部分。味辛、苦，性平。归心、肺，胃经。功能清热解毒，活血，理气，止痛。用于脘胁胀痛，湿热带下，乳痈，疮肿。用量 9 ～ 15g。

"紫参""石打穿"均为石见穿的别名。

按《北京市中药饮片调剂规程》（2011 年版）规定，处方写"石见穿"，调剂应付石见穿段;《北京市中药调剂规程》（1983 年版）记载，处方写"紫参""石打穿"，调剂应付石见穿段。

415. "鸡骨草"的来源和功效主治是什么？ "黄食草"处方如何应付？

答： 鸡骨草为全草类中药，《中国药典》收载品种。来源为豆科植物广州相思子 *Abrus cantoniensis* Hance 的干燥全株。味甘、微苦，性凉。归肝、胃经。功能利湿退黄，清热解毒，疏肝止痛。用于湿热黄疸，胁肋不舒，胃脘胀痛，乳痈肿痛。用量 15 ～ 30g。

"黄食草"为鸡骨草的别名。

按《北京市中药饮片调剂规程》（2011 年版）规定，处方写"鸡骨草"，调剂应付鸡骨草段;《北京市中药调剂规程》（1983 年版）记载处方写"黄食草"，调剂应付鸡骨草段。

416. "北刘寄奴"的来源及功效主治是什么？"刘寄奴""阴行草""寄奴"处方如何应付？

答：北刘寄奴为全草类，《中国药典》收载品种。来源为玄参科植物阴行草 *Siphonostegia chinensis* Benth. 的干燥全草。味苦，性寒。归脾、肾、肝、胆经。功能活血祛瘀，调经止痛，凉血，清热利湿。用于跌打损伤，外伤出血，瘀血经闭，月经不调，产后瘀痛，癥瘕积聚，血痢，血淋，湿热黄疸，水肿腹胀，白带过多。用量 6～9g。

"刘寄奴"的名称在《北京市中药调剂规程》（1983 年版）和《北京市中药炮制规范》（1986 年版）中作为正名收载。

"刘寄奴""阴行草""寄奴"均为北刘寄奴的处方别名。

按《北京市中药饮片调剂规程》（2011 年版）规定，处方写"北刘寄奴""刘寄奴""阴行草""寄奴"，调剂应付北刘寄奴段。

417. "当药"的来源及功效主治是什么？

答：当药为少用全草中药，《中国药典》收载品种。其来源为龙胆科植物瘤毛獐牙菜 *Swertia pseudochinensis* Hara 的干燥全草。味苦，性寒。归肝、胃、大肠经。功能清湿热，健胃。用于湿热黄疸，胁痛，痢疾腹痛，食欲不振。用量 6～12g。儿童酌减。

418. "红旱莲""墨旱莲"的来源及功效主治有何不同？"红旱莲""墨旱莲"处方如何应付？

答：红旱莲为少用全草类中药。《北京市中药炮制规范》（1986 年版）收载。来源为金丝桃科植物湖南连翘 *Hypericum* *ascyron* L. 的干燥地上部分。味微苦，性寒。归心、肝经。功能平肝，止血，解毒消肿。用于头痛，吐血，跌打损伤，疮疖。用量 4.5 ～ 6g。

墨旱莲为常用全草类中药，《中国药典》收载品种。来源为菊科植物鳢肠 *Eclipta prostrata* L. 的干燥地上部分。味甘、酸，性寒。归肾、肝经。功能滋补肝肾，凉血止血。用于肝肾阴虚，牙齿松动，须发早白，眩晕耳鸣，腰膝酸软，阴虚血热吐血、衄血、尿血，血痢，崩漏下血，外伤出血。用量 6 ～ 12g。

红旱莲的别名"湖南连翘"。墨旱莲处方别名"鳢肠""旱莲草"。

按《北京市中药调剂规程》（1983 年版）记载处方写"红旱莲""湖南连翘"，调剂应付红旱莲段。

按《北京市中药饮片调剂规程》（2011 年版）规定，处方写"墨旱莲""鳢肠""旱莲草"，调剂应付墨旱莲段。

419. "瓦松"的来源及功效主治是什么？"天蓬草"处方如何应付？

答： 瓦松为少用草类中药，《中国药典》收载品种。来源为景天科植物瓦松 *Orostachys fimbriatus*（Turcz.）Berg. 的干燥地上部分。味酸，性平。归肝、肺、脾经。功能凉血止血，解毒，敛疮。用于血痢，便血，疮口久不愈合。用量 3 ～ 9g；外用适量，研末涂敷患处。

"天蓬草"为瓦松的处方别名。

按《北京市中药饮片调剂规程》（2011 年版）规定，处方写"瓦松"，调剂应付瓦松段；《北京市中药调剂规程》（1983 年版）记载处方写"天蓬草"，调剂应付瓦松段。

420. "佛耳草"的来源及功效主治是什么？ "佛耳草""鼠曲草"处方如何应付？

答： 佛耳草为全草类中药，《北京市中药饮片炮制规范》（2008年版）收载品种。来源为菊科植物鼠曲草 *Gnaphalium affine* D. Don 的全草。味微甘，性平。功能祛痰，止咳，平喘，祛风湿。用于咳嗽，痰喘，风湿痹痛。用量 9～30g。

"鼠曲草"为佛耳草的别名。

佛耳草""鼠曲草"二者为同一种中药。但《北京市中药调剂规程》（1983年版）与《北京市中药饮片炮制规范》（2008年版）收载的正名不一致。《北京市中药调剂规程》（1983年版）"鼠曲草"为正名，记载处方写"佛耳草""鼠曲草"，调剂应付鼠曲草段。

421. "连钱草"的来源及功效主治是什么？ "活血丹"是"连钱草"吗？

答： 连钱草是少用草类中药，《中国药典》收载品种。来源为唇形科植物活血丹 *Glechoma longituba*（Nakai）Kupr. 的干燥地上部分。性味辛、微苦，微寒。归肝、肾、膀胱经。功能利湿通淋，清热解毒，散瘀消肿。用于热淋，石淋，湿热黄疸，疮痈肿痛，跌打损伤。用量 15～30g。外用适量，煎汤洗。

"活血丹"是连钱草的别名。

422. "佩兰"的来源及功效主治是什么？ "省头草"是"佩兰"吗？处方如何应付？

答： 佩兰是常用草类中药，佩兰为《中国药典》收载品种。

其来源为菊科植物佩兰 *Eupatorium fortunei* Turcz. 的干燥地上部分。味辛，性平。归脾、胃、肺经。功能芳香化湿，醒脾开胃，发表解暑。用于湿浊中阻，脘痞呕恶，口中甜腻，口臭，多涎，暑湿表证，湿温初起，发热倦怠，胸闷不舒。用量 3～10g。

"省头草"为佩兰的处方别名。

处方应付按《北京市中药饮片调剂规程》（2011 年版）规定，处方写"佩兰""省头草""佩兰叶""佩兰咀"，调剂应付佩兰段。

423. "金沸草"的来源及功效主治是什么？"金沸草""金佛草""旋覆花秧"处方如何应付？

答： 金沸草为少用草类中药，《中国药典》收载品种。来源为菊科植物条叶旋覆花 *Inula linariifolia* Turcz. 或旋覆花 *Inula japonica* Thunb. 的干燥地上部分。味苦、辛、咸，性温。归肺、大肠经。功能降气，消痰，行水。用于外感风寒，痰饮蓄结，喘咳痰多，胸膈痞满。用量 5～10g。

"金佛草"是金沸草的处方别名。

按《北京市中药饮片调剂规程》（2011 年版）规定，处方写"金佛草""金沸草"，调剂应付金沸草段。《北京市中药调剂规程》（1983 年版）记载处方写"旋覆花秧"，调剂应付金沸草段。

424. "金丝草"的来源及功效主治是什么？"金丝草""无根草"处方如何应付？

答： 金丝草为少用草类中药。《北京市中药炮制规范》（1986 年版）收载，来源为旋花科植物菟丝子 *Cuscuta chinensis*

Lam. 的干燥地上部分。味苦、涩，性平。归心，肝经。功能凉血，散热毒。用于吐血，衄血，崩漏下血，痈毒恶疮。用量 9 ～ 27g。

"无根草"为金丝草的处方别名。

按《北京市中药饮片调剂规程》（2011 年版）规定，处方写"金丝草""无根草"，调剂应付金丝草段。

425. "青蒿"的来源及功效主治是什么？"鳖血青蒿""青蒿""黄蒿"处方如何应付？

答：青蒿为常用草类中药，《中国药典》收载品种。来源为菊科植物黄花蒿 *Artemisia annua* L. 的干燥地上部分。秋季花盛开时采割，除去老茎，阴干。味苦、辛，性寒。归肝、胆经。功能清热解暑，除蒸，截疟。用于暑邪发热，阴虚发热，夜热早凉，骨蒸劳热，疟疾寒热，湿热黄疸。用量 6 ～ 12g，后下。

"鳖血青蒿"与"青蒿"为青蒿的不同炮制规格，功效也不同；"青蒿"与"黄蒿"植物来源相同采收季节不同，功效不同。

鳖血青蒿：用鳖血炮制可增强青蒿养阴除蒸的功效。

"黄蒿"为少用草类中药。《北京市中药炮制规范》（1986 年版）收载，其来源与青蒿相同，秋季采收。味辛、苦，性凉。归肺、胃经。功能散风祛湿，消暑避秽。用于湿热头痛，腹痛，泄泻。用量 3 ～ 9g。

按《北京市中药饮片调剂规程》（2011 年版）规定，处方写"青蒿""嫩青蒿"，调剂应付青蒿段；处方写"鳖血青蒿"，调剂应付"鳖血青蒿"。处方写"黄蒿""老黄蒿"，调剂应付黄蒿段。

以前北京销售过"青蒿梗"为青蒿除去叶和细枝的茎，处方单用。

426. "卷柏"的来源及功效主治是什么？"卷柏""还魂草""万年青"处方如何应付？

答：卷柏为少用草类中药，《中国药典》收载品种。其来源为卷柏科植物卷柏 *Selaginella tamariscina*（Beauv.）Spring 或垫状卷柏 *Selaginella pulvinata*（Hook.et Grev.）Maxim. 的干燥全草。味辛，性平。归肝、心经。功能活血通经。用于经闭痛经，癥瘕痞块，跌打损伤。卷柏炭化瘀止血。用于吐血，崩漏，便血，脱肛。用量 5 ～ 10g。孕妇慎用。

"还魂草""万年青"是卷柏的处方别名。按《北京市中药饮片调剂规程》（2011 年版）规定，处方写"卷柏"付卷柏段；写"卷柏炭"，调剂应付卷柏炭。《北京市中药调剂规程》（1983 年版）记载处方写"还魂草""万年青"，调剂应付卷柏段。

427. "肿节风"的来源及功效主治是什么？"肿节风""草珊瑚"是同一种药吗？处方如何应付？

答：肿节风是少用草类中药，为《中国药典》收载品种。为金粟兰科植物草珊瑚 *Sarcandra glabra*（Thunb.）Nakai 的干燥全株。味苦、辛，性平。归心、肝经。功能清热凉血，活血消斑，祛风通络。用于血热发斑发疹，风湿痹痛，跌打损伤。用量 9 ～ 30g。

"草珊瑚"是"肿节风"的别名。

处方应付按《北京市中药饮片调剂规程》（2011 年版）规定，处方写"肿节风"，调剂应付肿节风段。

428. "铁苋菜"的来源及功效主治是什么？"铁苋菜""海蚌含珠"处方如何应付？

答：铁苋菜为少用草类中药。《北京市中药炮制规范》（1986年版）收载。来源为大戟科植物铁苋菜 *Acalypha australis* L. 的地上部分。味苦、涩，性凉。归心、肺、大肠、小肠经。功能清热利湿，收敛止血。用于肠炎，痢疾，吐血，衄血，便血，外治痈疖疮疡，皮炎湿疹等。用量 9 ～ 15g。外用鲜品适量，捣烂敷患处。

"海蚌含珠"是"铁苋菜"别名。

按《北京市中药调剂规程》（1983年版）记载处方写"铁苋菜""海蚌含珠"，调剂应付铁苋菜段。

429. "鹿衔草"的来源及功效主治是什么？"鹿含草""鹿衔草""鹿蹄草"处方如何应付？

答：鹿衔草为少用草类中药，《中国药典》收载品种。来源为鹿蹄草科植物鹿蹄草 *Pyrola calliantha* H. Andres 或普通鹿蹄草 *Pyrola decorata* H. Andres 的干燥全草。味甘、苦，性温。归肝、肾经。功能祛风湿，强筋骨，止血。用于风湿痹痛，肾虚腰痛，腰膝无力，月经过多，久咳劳嗽。用量 9 ～ 15g。

"鹿含草""鹿蹄草"为鹿衔草的处方别名。

按《北京市中药饮片调剂规程》（2011年版）规定，处方写"鹿衔草""鹿含草""鹿蹄草"，调剂应付鹿衔草。

430. "盘龙参"的来源及功效主治是什么？

答：盘龙参为极少用草类中药。《北京市中药炮制规范》

（1986 年版）收载其来源为兰科植物绶草 *Spiranthes lancea*（Thunb.）Backer.*Bakh*,f.et.V.Steenis 的干燥全草。味甘、苦，性平。归肝、脾、肺经。功能滋阴凉血，益气生津。用于咳嗽吐血，咽喉肿痛，乳蛾，病后虚弱、神经衰弱。用量 3 ～ 9g。

431. "雪见草"的来源及功效主治是什么？ "荔枝草"是"雪见草"吗？

答：雪见草为极少用草类中药。《北京市中药炮制规范》（1986 年版）收载。来源为唇形科植物荔枝草 *Sacuia plebeia* R.Br. 的干燥地上部分。味苦、辛，性凉。归心、肺、膀胱经。功能清热解毒，凉血利尿。用于咽喉肿痛，支气管炎，肾炎水肿，痈肿；外治乳痈，痔疮肿痛，出血。用量 9 ～ 30g；鲜品 15 ～ 60g，可取汁内服；外用适量，捣烂外敷，塞鼻或煎汤洗。

"荔枝草"是"雪见草"的别名。

调剂时注意与"积雪草"区别。

432. "蛇莓"的来源及功效主治是什么？ "蛇泡草"是"蛇莓"吗？处方如何应付？

答：蛇莓是常用草类中药。《北京市中药饮片炮制规范》（2008 年版）收载。来源为蔷薇科植物蛇莓 *Duchesnea indica*（Andr.）Focke，的干燥全草。味甘、苦，性寒。功能清热凉血，消肿解毒。用于热病惊痫，咳嗽，吐血，咽喉肿痛，痢疾，痈肿疔疮，蛇虫咬伤，烫伤。用量 9 ～ 15g。外用适量。

"蛇泡草"是蛇莓的别名。

北京地区习惯处方写"蛇莓"调节应付蛇莓段。

433. "鹅不食草"的来源及功效主治是什么？"石胡葵""不食草""鹅不食草"是同一种中药吗？处方如何应付？

答：鹅不食草是少用草类中药，《中国药典》收载品种。来源为菊科植物鹅不食草 *Centipeda minima*（L.）A. Br. et Aschers. 的干燥全草。味辛，性温。归肺经。功能发散风寒，通鼻窍，止咳。用于风寒头痛，咳嗽痰多，鼻塞不通，鼻渊流涕。用量6～9g。外用适量。

"石胡葵""不食草"是鹅不食草的处方别名。

按《北京市中药饮片调剂规程》（2011 年版）规定，处方写"鹅不食草"，调剂应付鹅不食草段。《北京市中药调剂规程》（1983 年版）记载处方写"石胡葵""不食草"调剂均应付鹅不食草段。

434. "零陵香"的来源及功效主治是什么？处方如何应付？

答：零陵香为少用草类中药。《北京市中药饮片炮制规范》（2008 年版）收载。来源为报春花科植物灵香草 *Lysimachia foenumgraecum* Hance 的干燥全草。味辛、甘，性温。归肺经。功能散风明目，通窍避秽。用于伤寒头痛，两眼流泪，鼻塞不通，山岚瘴气。用量4.5～8g；外用适量，煎水含漱。

按《北京市中药饮片调剂规程》（2011 年版）规定，处方写"零陵香"，调剂应付零陵香段。

435. "黄花地丁"处方如何应付?

答:"黄花地丁"是蒲公英的处方别名。

按《北京市中药饮片调剂规程》(2011 年版)规定,处方写"蒲公英""公英",调剂应付蒲公英段;《北京市中药调剂规程》(1983 年版)记载处方写"黄花地丁",调剂应付蒲公英段。

436. "辣蓼"的来源及功效主治是什么? 处方如何应付?

答:辣蓼为少用草类中药。《北京市中药炮制规范》(1986 年版)收载。别名为"蓼子""水蓼""旱蓼""辣蓼草",来源为蓼科植物水辣蓼 *Polygonum hydropiper.* L. 或旱辣蓼 *Polygonum flaccidum* Meisn. 的干燥全草。药材分为"水辣蓼""旱辣蓼",二者功能也有所不同。

水辣蓼味辛,性平。功能化湿,行滞,祛风,消肿。用于痧秽腹痛,吐泻转筋,痢疾,风湿,脚气,痈肿,疥癣,跌扑损伤。

旱辣蓼性味辛,温。偏于治疗痢疾,便血,胃痛,疟疾,跌打肿痛。

水辣蓼 15 ~ 30g(鲜品 30 ~ 60g);外用适量,煎水浸洗或捣敷患处。旱辣蓼 10 ~ 30g;外用适量,捣敷患处。均为孕妇禁用。

按《北京市中药饮片调剂规程》(2011 年版)规定,处方写"辣蓼""辣蓼草",调剂应付辣蓼段。

437. "薄荷"的来源及功效主治是什么？"鸡苏""龙脑薄荷""卜荷"处方如何应付？

答：薄荷为常用草类中药，为《中国药典》收载品种。来源为唇形科植物薄荷 *Mentha haplocalyx* Briq. 的干燥地上部分，炮制加工切段为"薄荷"。薄荷味辛，性凉。归肺、肝经。功能疏散风热，清利头目，利咽，透疹，疏肝行气。用于风热感冒，风温初起，头痛，目赤，喉痹，口疮，风疹，麻疹，胸胁胀闷。

北京地区过去还习用"薄荷叶（除去茎）""薄荷梗（去净叶片）""鲜薄荷"。

"薄荷""薄荷梗""薄荷叶"三者的来源相同，但药用部位不同，功能也有所不同。

薄荷叶疏散风热，清利头目功能强于薄荷，过去中医临床多用。薄荷梗偏于宣通中气，用于胸胁胀闷。鲜薄荷发散力强。

"鸡苏""龙脑薄荷""卜荷"是薄荷的别名。"卜荷"的"卜"为错别字。

按《北京市中药饮片调剂规程》（2011年版）规定，处方写"薄荷""苏薄荷""南薄荷""鸡苏"，调剂应付薄荷段，单包后下；处方写"鲜薄荷"，调剂应付鲜薄荷段，单包后下；《北京市中药调剂规程》（1983年版）记载处方写"龙脑薄荷""卜荷"，调剂应付薄荷段。

北京的调剂习惯处方写"薄荷叶"，调剂应付薄荷叶，单包后下；处方写"薄荷梗"，调剂应付薄荷梗。

438. "瞿麦"的来源及功效主治是什么？ "石竹草" "巨麦" "瞿麦"处方如何应付？

答：瞿麦为常用草类中药，为《中国药典》收载品种。来源为石竹科植物瞿麦 *Dianthus superbus* L. 或石竹 *Dianthus chinensis* L. 的干燥地上部分。味苦，性寒。归心、小肠经。功能利尿通淋，活血通经。用于热淋，血淋，石淋，小便不通，淋沥涩痛，经闭瘀阻。用量 9 ～ 15g，孕妇慎用。

"石竹草""巨麦"为瞿麦的处方别名，但"巨麦"的"巨"是错别字。

按《北京市中药饮片调剂规程》（2011 年版）规定，处方写"瞿麦"，调剂应付瞿麦段；按《北京市中药调剂规程》（1983 年版）记载处方写"石竹草""巨麦"，调剂应付瞿麦段。

439. "藜芦"的来源及功效主治是什么？ "藜芦""山葱"处方如何应付？

答：藜芦为少用草类中药。《北京市中药饮片炮制规范》（2008 年版）收载。来源为百合科植物藜芦 *Veratrum nigrum* L. 的干燥全草。味辛、苦，性寒；有毒。归肺、胃、肝经。功能散风定癫，催吐，祛痰，杀虫。用于中风痰迷，喉痹，疥癣，恶疮。用量 0.3 ～ 0.6g。研末吞服，或入成药，外用适量。注意内服宜慎，孕妇忌用。不宜与人参、党参、苦参、丹参、玄参、北沙参、南沙参、白芍、赤芍、细辛同用。

"山葱"为藜芦的处方别名。

按《北京市中药饮片调剂规程》（2011 年版）规定，处方写"藜芦"，调剂应付藜芦段；《北京市中药调剂规程》（1983 年版）记载处方写"山葱"，调剂应付藜芦段。

440. "茵陈"的来源及功效主治是什么？"绵茵陈""茵陈蒿""绿茵陈"处方如何应付？

答：茵陈为常用草类中药，因采收季节不同其药材名称不同。《中国药典》（2020 年版）收载。来源为菊科植物滨蒿 *Artemisia scoparia* Waldst.et Kit. 或 茵 陈 蒿 *Artemisia capillaris* Thunb. 的干燥地上部分。春季幼苗高 6～10cm 时采收或秋季花蕾长成时采割，春季采收的习称"绵茵陈"，秋季采割的称"花茵陈"。《北京市中药饮片炮制规范》（2008 年版）收载了"绵茵陈"；"花茵陈"市场药材商品很少见。临床应用以"绵茵陈"为主。茵陈味苦、辛，性微寒。归脾、胃、肝、胆经。功能清利湿热，利胆退黄。用于黄疸尿少，湿温暑湿，湿疮瘙痒。用量 6～15g。外用适量，煎汤熏洗。

"绵茵陈""茵陈蒿""绿茵陈"为茵陈的处方别名。

按《北京市中药饮片调剂规程》（2011 年版）规定，处方写"茵陈""绵茵陈""茵陈蒿""绿茵陈"，调剂应付茵陈段。

441. "麻黄"的来源及功效主治是什么？"麻黄绒"处方如何应付？麻黄需要"去节"吗？

答：麻黄为常用草类中药，《中国药典》收载品种。其来源为麻黄科植物草麻黄 *Ephedra sinica* Stapf、中麻黄 *Ephedra intermedia* Schrenk et C.A.Mey. 或 木 贼 麻 黄 *Ephedra equisetina* Bge. 的干燥草质茎。味辛、微苦，性温。归肺、膀胱经。功能发汗散寒，宣肺平喘，利水消肿。用于风寒感冒，胸闷喘咳，风水浮肿。蜜麻黄润肺止咳。多用于表证已解，气喘咳嗽。用量 2 ～ 10g。

"麻黄绒"是根据医师处方要求将麻黄捣碎后除去粉末，只保留纤维状的粗粉部分调剂用，目的是减弱麻黄的发汗作用。处方写"麻黄绒"，调剂应付"麻黄绒"。现在临床较少使用。

按《北京市中药饮片调剂规程》（2011 年版）规定，处方写"麻黄""麻黄咀"，调剂应付麻黄段；处方写"炙麻黄""蜜炙麻黄"，调剂应付蜜炙麻黄段。

在张仲景等古人的著作中常有麻黄需"去节"的要求，取去"节制"利于麻黄作用发挥之意。现代研究麻黄的节和节间的化学成分在节的部分含量少一点。又由于现代麻黄用量比古代用量大，加工比较费人工，所以现在麻黄临床应用时就不用去节了。

442. "紫花地丁""苦地丁""甜地丁"的来源及功效主治有何不同？处方如何应付？

答： 三者植物来源不同功能相似。

紫花地丁为草类中药，《中国药典》收载品种。来源为堇菜科植物紫花地丁 *Viola yedoensis* Makino 的干燥全草。味苦、辛，性寒。归心、肝经。功能清热解毒，凉血消肿。用于疔疮肿毒，痈疽发背，丹毒，毒蛇咬伤。用量 15 ～ 30g。

苦地丁为常用草类中药，《中国药典》收载品种。来源为罂粟科植物紫堇 *Corydalis bungeana* Turcz. 的干燥全草。味苦，性寒。归心、肝、大肠经。功能清热解毒，散结消肿，用于时疫感冒，咽喉肿痛，疔疮肿痛，痈疽发背，痄腮丹毒。用量 9 ～ 15g；外用适量，煎汤洗患处。北京地区多用此种。

甜地丁为豆科植物米口袋 *Gueldenstaedtia verna*（Georgi）

A.Bor. 的干燥全草。功能与紫花地丁、苦地丁相似。但北京地区中药饮片调剂中不用。

按《北京市中药饮片调剂规程》（2011 年版）规定，处方写"紫花地丁""紫地丁""犁头草""如意草"，调剂应付紫花地丁段；处方写"苦地丁""地丁"，调剂应付苦地丁段。

《北京市中药调剂规程》（1983 年版）收载紫花地丁的正名为"如意草"，而"紫花地丁"及"金钩如意草"为处方别名。

443. "败酱草"全国应用的有几种？来源及功效主治有何不同？处方如何应付？

答："败酱草"类中药全国应用的主要有三种：

北败酱草（北败酱）为常用草类中药，北方地区多用。《北京市中药饮片炮制规范》（2008 年版）收载。药名为"北败酱草"，来源为菊科植物苣荬菜 *Sonchus brachyotus* DC. 的干燥全草。味辛、苦，性微寒。功能清热解毒，消痈排脓，破血行瘀。用于肠痈腹痛，肺痈吐脓，痈肿疮毒，产后瘀血腹痛。用量 9～15g。外用适量，捣敷患处。

菥蓂（"苏败酱"）《中国药典》收载品种。来源为十字花科植物菥蓂 *Thlaspi arvense* L. 的干燥地上部分。味辛，性微寒。归肝、胃、大肠经。功能清肝明目，和中利湿，解毒消肿。用于目赤肿痛，脘腹胀痛，胁痛，肠痈，水肿，带下，疮疖痈肿。用量 9～15g。北京地区不用此种。

败酱草为败酱科植物黄花败酱 *Patrinia scabiosaefolia* Fisch. 或白花败酱 *Patrinia villosa* Juss. 的干燥带根全草。功效与前二者相似。据有人考证古人用的败酱草为此种，但北京不用。

按《北京市中药饮片调剂规程》（2011 年版）正名为"北

败酱"，规定处方写"北败酱""败酱草""苣荬菜""北败酱草"，调剂应付北败酱（北败酱草）段。

444. "透骨草"北京应用的是什么？其来源及功效主治是什么？处方如何应付？

答："透骨草"来源复杂。各地习惯应用的品种不同。

《北京市中药饮片炮制规范》（2008 年版）收载了"铁线透骨草"和"凤仙透骨草"，饮片调剂使用的为"铁线透骨草"，来源为毛茛科植物黄花铁线莲 *Glematis intricate* Bge. 的干燥地上部分。味辛、苦，性温。归肾、膀胱经。功能散风祛湿，解毒止痛。用于筋脉拘挛，风湿关节痛；外用治疮疡，风湿肿毒。用量 9～15g。外用适量，煎水熏洗患处。"凤仙透骨草"来源为凤仙花科植物凤仙花 *Impatiens balsamina* L. 的干燥茎。味苦、辛，性平，有小毒。归肺、心经。功能祛风止痛，活血通经。用于风湿性关节炎，屈伸不利。用量 6～9g。外用适量，煎水熏洗患处。本品饮片调剂很少使用。

按《北京市中药饮片调剂规程》（2011 年版）规定，处方写"铁线透骨草""透骨草"，调剂应付铁线透骨草段；处方写"凤仙透骨草""染指草"，调剂应付凤仙透骨草段。

445. "荆芥"来源及功效主治是什么？"荆芥""假苏"处方如何应付？

答：荆芥为常用草类中药，《中国药典》收载品种。来源为唇形科植物荆芥 *Schizonepeta tenuifolia* Briq. 的干燥地上部分；其花穗为"荆芥穗"。荆芥味辛，性微温。归肺、肝经。功能解表散风，透疹，消疮。用于感冒，头痛，麻疹，风疹，疮

疡初起。芥穗发散力强；荆芥炭和芥穗炭收涩止血。用量均为
5 ～ 10g。

"假苏"为荆芥的处方别名。

按《北京市中药饮片调剂规程》（2011 年版）规定，处方
写"荆芥""荆芥咀""假苏"，调剂应付荆芥段；处方写"荆芥
穗""芥穗"，调剂应付荆芥穗；处方写"荆芥炭"，调剂应付荆
芥炭；处方写"荆芥穗炭""芥穗炭""黑芥穗"，调剂应付荆
穗炭；处方写"全荆芥"，调剂应付荆芥和荆芥穗。

446. "香薷"的来源及功效主治是什么？ "香茹"是 "香薷"吗？处方如何应付？

答：香薷为常用草类中药，《中国药典》收载品种。来源
为唇形科植物石香薷 *Mosla chinensis* Maxim. 或江香薷 *Mosla
chinensis* 'Jiangxiangru' 的干燥地上部分。味辛，性微温。归
肺、胃经。功能发汗解表，化湿和中。用于暑湿感冒，恶寒发
热，头痛无汗，腹痛吐泻，水肿，小便不利。用量 3 ～ 10g。

"香茹"为香薷的处方别名，"茹"为习用的错别字。

按《北京市中药饮片调剂规程》（2011 年版）规定，处方
写"香薷""嫩香薷"，调剂应付香薷段。《北京市中药调剂规
程》（1983 年版）记载处方写"香茹"，调剂应付香薷段。

447. "豨莶草"的来源及功效主治是什么？ "豨莶" "豨莶草"处方如何应付？

答：豨莶草为常用草类中药，《中国药典》收载品种。来源
为菊科植物豨莶 Siegesbeckia orientalis L. 腺梗豨莶 Siegesbeckia
pubescens Makino 或毛梗豨莶 Siegesbeckia glabrescens Makino

的干燥地上部分。味辛、苦，性寒。归肝、肾经。功能祛风湿，利关节，解毒。用于风湿痹痛，筋骨无力，腰膝酸软，四肢麻痹，半身不遂，风疹湿疮。用量 9 ～ 12g。

"豨莶"是豨莶草的处方别名。

按《北京市中药饮片调剂规程》（2011 年版）规定，处方写"豨莶草""豨莶"，调剂应付豨莶草段。

448. "鱼腥草"的来源及功效主治是什么？ "蕺菜" 是"鱼腥草"吗？处方如何应付？

答：鱼腥草为常用草类中药，《中国药典》收载品种。来源为三白草科植物蕺菜 *Houttuynia cordata* Thunb. 的新鲜或干燥地上部分。味辛，性微寒。归肺经。功能清热解毒，消痈排脓，利尿通淋。用于肺痈吐脓，痰热喘咳，热痢，热淋，痈肿疮毒。用量 15 ～ 25g，不宜久煎；鲜品用量加倍，水煎或捣汁服。外用适量，捣敷或煎汤熏洗患处。

"蕺菜"为鱼腥草的处方别名。因其植物故名。

按《北京市中药饮片调剂规程》（2011 年版）规定，处方写"鱼腥草""蕺菜"，调剂应付鱼腥草段（生品）。

449. "老鹳草"的来源及功效主治是什么？

答：老鹳草因其果实形似鹳喙故名。为常用草类中药，《中国药典》收载品种。来源为牻牛儿苗科植物牻牛儿苗 *Erodium stephaniahum* Willd.、老鹳草 *Geranium wil fordii* Maxim. 或野老鹳草 *Geranium carolinianum* L. 的干燥地上部分。味辛、苦，性平。归肝、肾、脾经。功能祛风湿，通经络，止泻痢。用于风湿痹痛，麻木拘挛，筋骨酸痛，泄泻痢疾。用量 9 ～ 15g。

临床习用老鹳草段（生品）。

450. "萹蓄"的来源及功效主治是什么？

答：为常用草类中药，《中国药典》收载品种。来源为蓼科植物萹蓄 *Polygonum aviculare* L. 的干燥地上部分。味苦，性微寒。归膀胱经。功能利尿通淋，杀虫，止痒。用于热淋涩痛，小便短赤，皮肤湿疹，阴痒带下。用量 9 ～ 15g。外用适量，煎洗患处。

临床习用萹蓄段（生品），处方名"萹蓄""萹蓄草"。

451. "浮萍"的来源及功效主治是什么？ "紫背浮萍"是"浮萍"吗？ 处方如何应付？

答：浮萍为常用草类中药，《中国药典》收载品种。来源为浮萍科植物紫萍 *Spirodela polyrrhiza*（L）Schleid. 的干燥全草。味辛，性寒。归肺经。功能宣散风热，透疹，利尿。用于麻疹不透，风疹瘙痒，水肿尿少。用量 3 ～ 9g。外用适量，煎汤浸洗。

"紫背浮萍"为浮萍的处方别名。因其植物的叶下表面色紫故名。

按《北京市中药饮片调剂规程》（2011 年版）规定，处方写"浮萍""紫背浮萍""浮萍草"，调剂应付浮萍（生品）。

452. "马鞭草"的来源及功效主治是什么？

答：马鞭草为草类中药，《中国药典》收载品种。来源为马鞭草科植物马鞭草 *Verbena officinalis* L. 的干燥地上部分。味苦，性凉。归肝、脾经。功能活血散瘀，解毒，利水，退黄，截疟。

用于癥瘕积聚，痛经经闭，喉痹，痈肿，水肿，黄疸，疟疾。用量 5～10g。

临床习用马鞭草段（生品）。

453. "车前草"的来源及功效主治是什么？

答：车前草为常用草类中药，《中国药典》收载品种。来源为车前科植物车前 *Plantago asiatica* L. 或平车前 *Plantago depressa* Willd. 的干燥全草。味甘，性寒。归肝、肾、肺、小肠经。功能清热利尿，祛痰，凉血，解毒。用于热淋涩痛，水肿尿少，暑湿泻痢，痰热咳嗽，吐血衄血，痈肿疮毒。用量 9～30g。

临床习用车前草段（生品）。

454. "鸭跖草"的来源及功效主治是什么？

答：鸭跖草为少用草类中药，《中国药典》收载品种。来源为鸭跖草科植物鸭跖草 *Commelina communis* L. 的干燥地上部分。味甘、淡，性寒。归肺、胃、小肠经。功能清热泻火，解毒，利水消肿。用于感冒发热，热病烦渴，咽喉肿痛，水肿尿少，热淋涩痛，痈肿疔毒。用量 15～30g。外用适量。

临床习用鸭跖草段（生品）。

455. "垂盆草"的来源及功效主治是什么？

答：垂盆草为少用草类中药，《中国药典》收载品种。来源为景天科植物垂盆草 *Sedum sarmentosum* Bunge 的新鲜或干燥全草。味甘、淡，性凉。归肝、胆、小肠经。功能利湿退黄，清热解毒。用于湿热黄疸，小便不利，痈肿疮疡。用量

15 ～ 30g。

临床习用垂盆草段（生品）。

456. "龙葵"的来源及功效主治是什么？

答：龙葵为常用草类中药，《北京市中药饮片炮制规范》（2008 年版）收载品种。来源为茄科植物龙葵 Solanum nigrum L. 的干燥地上部分。味苦、甘，性微寒。归心、肾经。功能清热解毒，消肿散结，利尿。用于疔疮痈肿，尿路感染，小便不利，肿瘤。用量 9 ～ 30g。外用适量，捣敷或煎水洗。

临床习用龙葵段（生品）。

457. "白花蛇舌草"的来源及功效主治是什么？

答：白花蛇舌草为常用草类中药，《北京市中药饮片炮制规范》（2008 年版）收载品种。来源为茜草科植物白花蛇舌草 Hedyoris diffusea Willd. 的干燥全草。味苦、甘，性凉。归心、肝、脾经。功能消积败毒，消肿止痛。用于肠痈，小儿疳积，蛇虫咬伤，癌肿。外治白疱疮，癞疮。用量 6 ～ 30g。

临床习用白花蛇舌草段（生品）。

458. "穿心莲"的来源及功效主治是什么？

答：穿心莲为少用草类中药，《中国药典》收载品种。来源为爵床科植物穿心莲 Andrographis paniculata（Burm.f.）Nees 的干燥地上部分。味苦，性寒。归心、肺、大肠、膀胱经。功能清热解毒，凉血，消肿。用于感冒发热，咽喉肿痛，口舌生疮，顿咳劳嗽，泄泻痢疾，热淋涩痛，痈肿疮疡，毒蛇咬伤。用量 6 ～ 9g。外用适量。

临床习用穿心莲段（生品）。

459. "凤尾草"的来源及功效主治是什么？

答：凤尾草为少用草类中药，《北京市中药饮片炮制规范》（2008 年版）收载品种。来源为凤尾蕨科植物凤尾草 *Pteris multifida* Poir 的干燥全草。味微苦，性凉。归肝、胃、大肠经。功能清湿热，解毒，止血。用于黄疸，痢疾，泄泻，淋浊，带下，吐血，便血，崩漏，尿血，湿疹，痈肿疮毒。用量9 ～ 12g。

460. "石花"的来源及功效主治是什么？ "石花""蒙山茶""片石花"处方如何应付？

答：石花为地衣类中药，临床极少用。《北京市中药炮制规范》（1986 年版）收载。来源为梅花衣科植物藻纹梅花衣 *Parmelia saxatilis* Ach. 及同属植物的干燥体。味甘，性寒。功能清热利湿。用于风火目赤，湿热多痰。用量 6 ～ 9g。外用研末调敷。

"蒙山茶""片石花"为石花的处方别名。

按《北京市中药调剂规程版》（1983 年版）记载处方写"石花""蒙山茶""片石花"，调剂应付石花。

461. "松萝""松萝茶"有何不同？

答：二者来源及功能不同，均为少用中药，均于《北京市中药炮制规范》（1986 年版）中收载。

松萝来源为松萝科植物长松萝 *Usned longissima* Ach. 和破茎松萝 *Usnea diffracta* Vain. 的干燥丝状体。味甘、苦，性寒。

功能化痰止咳，清热解毒。用于咳嗽痰多，哮喘，乳痈，瘰疬，风湿痹痛。用量 6 ～ 9g；外用适量，研末调敷患处。

松萝茶（绿茶）来源为山茶科植物山茶 *Camellia sinensis* O.Ktze. 的嫩叶加工成绿茶。味苦、甘，性凉。归心、肺、胃经。具有清热消积的功能。用量 3 ～ 9g。现临床基本不用。

462. "银耳"的来源及功效主治是什么？"白木耳""银耳"处方如何应付？

答：银耳为少用菌类中药，《北京市中药炮制规范》（1986年版）收载。来源为银耳科真菌银耳 *Tremella fuciformis* Berk. 的干燥子实体。味甘，性平。归肺、胃经。功能滋阴润肺，养胃生津。用于虚劳咳喘，痰中带血，虚热口渴，吐血咯血，崩漏。用量 3 ～ 9g。

"白木耳"是银耳的处方别名。

按《北京市中药调剂规程》（1983 年版）记载处方写"银耳""白木耳"，调剂应付银耳。

463. "猪苓"的来源及功效主治是什么？"木猪苓""猪苓"处方如何应付？

答：猪苓为常用菌类中药，《中国药典》收载品种。来源为多孔菌科真菌猪苓 *Polyporus umbellatus*（Pers.）Fries 的干燥菌核。味甘、淡，性平。归肾、膀胱经。功能利水渗湿。用于小便不利，水肿泄泻，淋浊，带下。用量 6 ～ 12g。

"木猪苓"是"猪苓"别名。

按《北京市中药调剂规程》（2011 年版）规定，处方写"猪苓""木猪苓"，调剂应付猪苓片。

464. "海藻"的来源及功效主治是什么？ "海蒿子""羊栖菜"处方如何应付？

答：海藻为常用藻菌类中药，《中国药典》收载品种。来源为马尾藻科植物海蒿子 *Sargassum pallidum*（Turn.）C. Ag. 或羊栖菜 *Sargassum fusiforme*（Harv.）Setch. 的干燥藻体。味苦、咸，性寒。归肝、胃、肾经。功能消痰软坚散结，利水消肿。用于瘿瘤，瘰疬，睾丸肿痛，痰饮水肿。用量 6 ～ 12g，注意不宜与甘草同用。

"海蒿子""羊栖菜"均为海藻的处方别名。

按《北京市中药调剂规程》（2011 年版）规定，处方写"海藻""淡海藻"，调剂应付海藻段;《北京市中药调剂规程》（1983 年版）记载处方写"海蒿子""羊栖菜"，调剂应付海藻段。

465. "昆布"的来源及功效主治是什么？ "昆布""裙带菜"处方如何应付？

答：昆布为常用藻菌类中药，《中国药典》收载品种。来源为海带科植物海带 *Laminaria japonica* Aresch. 或翅藻科植物昆布 *Ecklonia kurome* Okam. 的干燥叶状体。味咸，性寒。归肝、肾、胃经。功能软坚散结，消痰利水，用于瘿瘤，瘰疬，睾丸肿痛，痰饮水肿，用量 6 ～ 12g。

"裙带菜"是昆布的处方别名。

按《北京市中药调剂规程》（2011 年版）规定，处方写"昆布"" 淡昆布"，调剂应付昆布段;《北京市中药调剂规程》（1983 年版）记载处方写"裙带菜"，调剂应付昆布段。

466. "灵芝""灵芝孢子粉"有何不同？

答：二者来源相同，但药用部位不同。

灵芝《中国药典》收载品种。来源为多孔菌科真菌赤芝 *Ganoderma lucidum*（Leyss. ex Fr.）Karst. 或紫芝 *Ganoderma sinense* Zhao, Xu et Zhang 的干燥子实体。味甘，性平。归心、肺、肝、肾经。功能补气安神，止咳平喘。用于心神不宁，失眠心悸，肺虚咳喘，虚劳短气，不思饮食。用量 6 ～ 12g。

灵芝孢子粉《北京市中药饮片炮制规范》（2008 年版）中没有收载；其他地区有的省市有地方标准，《四川省中药饮片炮制规范》（2015 年版）收载"灵芝孢子"，来源为多孔菌科真菌赤芝 *Canoderma lhacidum*（Leys.ex Fr.）Karst. 或紫芝 *Ganoderma sinense* Zhao, Xu et Zhang 的干燥成熟孢子。取孢子，除去杂质，破壁。味甘，性平。归心、肺、肾经。功能补肾益肺，养心安神，止血化痰。用于病后体虚，肾虚腰软，健忘失眠，心悸怔忡，久咳虚喘，虚劳咯血。用量 3 ～ 6g。

467. "雷丸"的来源及功效主治是什么？处方如何应付？

答：雷丸为少用菌类中药，《中国药典》收载品种。来源为白蘑科真菌雷丸 *Omphalia lapidescens* Schroet. 的干燥菌核。味微苦，性寒。归胃、大肠经。功能杀虫消积。用于绦虫病，钩虫病，蛔虫病，虫积腹痛，小儿疳积。用量 15 ～ 21g，不宜入煎剂，一般研粉服，一次 5 ～ 7g，饭后用温开水调服，一日 3 次，连服 3 天。

按《北京市中药调剂规程》（2011 年版）记载处方写"雷

丸"，调剂应付雷丸，调剂时捣碎；《北京市中药调剂规程》（1983 年版）记载处方写"广雷丸"，调剂应付雷丸。

468. "马勃"的来源及功效主治是什么？处方如何应付？

答：马勃为常用菌类中药，《中国药典》收载品种。来源为灰包科真菌脱皮马勃 *Lasiosphaera fenzlii* Reich.、大马勃 *Calvatia gigantea*（Batsch ex Pers.）Lloyd 或紫色马勃 *Calvatia lilacina*（Mont, et Berk.）Lloyd 的干燥子实体。味辛，性平。归肺经。功能清肺利咽，止血。用于风热郁肺，咽痛，音哑，咳嗽；外治鼻衄，创伤出血。用量 2 ～ 6g。外用适量，敷患处。

按《北京市中药饮片调剂规程》（2011 年版）规定，处方写"马勃"，调剂应付马勃块，包煎；《北京市中药调剂规程》（1983 年版）记载处方写"马屁勃"，调剂应付马勃块。

469. "没药"的来源及功效主治是什么？ "明没药"是"没药"吗？处方如何应付？

答：没药为常用进口树脂类中药，《中国药典》收载品种。来源为橄榄科植物地丁树 *Commiphora myrrha* Engl. 或哈地丁树 *Commiphora molmol* Engl. 的干燥树脂。味辛、苦，性平。归心、肝、脾经。功能散瘀定痛，消肿生肌。用于胸痹心痛，胃脘疼痛，痛经经闭，产后瘀阻，癥瘕腹痛，风湿痹痛，跌打损伤，痈肿疮疡。用量 3 ～ 5g，炮制去油，多入丸散用。注意孕妇及胃弱者慎用。

"明没药"为没药的处方别名。

按《北京市中药饮片调剂规程》（2011 年版）规定，处方

写"没药""明没药""炙没药""醋炙没药"，调剂应付醋炙没药。

临床中"没药（生品）"极少使用。

470. "干漆""煅干漆"的来源及功效主治是什么？处方如何应付？

答： 干漆为少用树脂类中药，《中国药典》收载品种。来源为漆树科植物漆树 *Toxicodendron vernicifluum*（Stokes）F.A.Barkl. 的树脂经加工后的干燥品。味辛，性温；有毒。归肝、脾经。功能破瘀通经，消积杀虫。用于瘀血闭经，癥瘕积聚，虫积腹痛。用量 2～5g。

"煅干漆"为干漆的处方名。

按《北京市中药饮片调剂规程》（2011 年版）规定处方写"干漆""煅干漆""干漆炭"调剂应付干漆炭。

注意：孕妇及对漆过敏者禁用。

干漆（生品）临床不用。

471. "枫香脂"的来源及功效主治是什么？ "白芸香""白胶香"处方如何应付？

答： 枫香脂为少用树脂类中药。《北京市中药炮制规范》（1986 年版）收载。来源为金缕梅科植物枫香树 *Liquidambar formosana* Hance 的干燥树脂。味辛、微苦，性平。归肺、脾经。功能活血，解毒，止痛，生肌。用于跌扑损伤，痈疽肿痛，吐血，衄血，外伤出血。用量 1.5～3g，宜入丸散服；外用适量。

"白芸香""白胶香"为枫香脂的别名。

按《北京市中药饮片调剂规程》（2011年版）规定处方写"枫香脂""白芸香""白胶香"调剂应付枫香脂；《北京市中药调剂规程》（1983年版）记载处方写"枫树脂"调剂应付枫香脂。

472. "松香"的来源及功效主治是什么？"老松香""松香脂"处方如何应付？

答： 松香为少用树脂类中药，《北京市中药饮片炮制规范》（2008年版）收载。来源为松科植物马尾松 *Pinus masscniana* Lamb 及同属植物树干中取得的油树脂，经蒸馏除去挥发油后的干燥树脂。味苦、甘，性温。归肝、脾经。功能燥湿祛风，生肌止痛。用于风湿痹痛；外治痈疽，疥癣，金疮出血。用量 3～5g，煎汤或入丸散内服，外用适量，入膏药或研末贴敷患处。

"老松香""松香脂"为松香的处方别名。

《北京市中药饮片调剂规程》（2011年版）规定处方写"松香""老松香""松香脂"调剂应付松香（生品）。

北京过去有"制松香"的炮制品种，很少使用。

473. "梧桐泪""胡桐泪""梧桐碱"有何不同？功效主治是什么？处方如何应付？

答："梧桐泪"与"胡桐泪"为同一种中药，《北京市中药调剂规程》（1983年版）记载"梧桐泪"为正名，"胡桐泪"为处方别名；而《北京市中药炮制规范》（1986年版）收载"胡桐泪"为正名，"梧桐泪"为别名。

梧桐碱《北京市中药调剂规程》（1983年版）记载"梧桐

碱"为正名，"胡桐碱"为处方别名；而《北京市中药炮制规范》（1986年版）收载"胡桐碱"为正名，"梧桐碱"为别名。梧桐泪和梧桐碱植物来源相同，不同的是树脂在地下埋存的时间不同。

梧桐泪（胡桐泪）为杨柳科植物胡杨 *Populus diversifolia* Schrenk 埋存地下数年的干燥树脂。药材表面土黄色或黄褐色，味淡。梧桐碱（胡桐碱）为胡杨的埋存土中年久的树脂。药材表面灰白色或黄白色，味咸。

二者为少用中药，其性味、功能、用量基本相同，均为味咸、苦，性寒。归胃经。功能清热，化痰，软坚。主治咽喉肿痛，齿痛，牙疳，瘰疬。用量 1 ～ 1.5g，外用适量。

《北京市中药调剂规程》（1983年版）规定处方写"梧桐泪""胡桐泪"调剂应付梧桐泪；处方写"梧桐碱""胡桐碱"调剂应付梧桐碱。

474. "藤黄"的来源及功效主治是什么？处方如何应付？

答：藤黄为少用树脂类毒性中药。《北京市中药炮制规范》（1986年版）收载。来源为藤黄科植物藤黄 *Gareinia hanburgi* Hook.f. 的胶质树脂。味酸、涩，性寒。有大毒。归胃、大肠经。功能消肿排脓，散瘀解毒，杀虫止痒。用于痈疽肿毒，顽癣，跌打损伤。用法外用研末调敷，磨汁涂或煎膏涂患处。如丸散内服，一次 0.03 ～ 0.06g。

生藤黄因有剧毒，按有关毒性药品管理规定执行；处方写"藤黄"北京地区调剂应付制藤黄（豆腐制）。

藤黄的炮制方法各地不同，调剂时注意。

475. "乳香"的来源及功效主治是什么？"薰陆香" "乳香珠""滴乳香"处方如何应付？

答： 乳香为常用树脂类中药，《中国药典》收载品种。来源为橄榄科植物乳香树 *Boswellia carterii* Birdw. 及同属植物 *Boswellia bhaw-dajiana* Birdw. 树皮渗出的树脂。味辛、苦，性温。归心、肝、脾经。功能活血定痛，消肿生肌。用于胸痹心痛，胃脘疼痛，痛经经闭，产后瘀阻，癥瘕腹痛，风湿痹痛，筋脉拘挛，跌打损伤，痈肿疮疡。用法用量：煎汤或入丸、散，3～5g；外用适量，研末调敷。

"薰陆香""乳香珠""滴乳香"是乳香的处方别名。

按《北京市中药饮片调剂规程》（2011年版）规定处方写"乳香""醋炙乳香""乳香珠""滴乳香""炙乳香"调剂应付醋炙乳香；处方写"生乳香"调剂应付乳香（生品)；《北京市中药调剂规程》1983年版规定处方写"薰陆香"调剂应付醋炙乳香。

476. "血余炭"的来源及功效主治是什么？"血余" "发炭"处方如何应付？

答： 血余炭为少用其他类中药，《中国药典》收载品种。为人发制成的炭化物。味苦，性平。归肝、胃经。功能收敛止血，化瘀，利尿。用于吐血，咯血，衄血，血淋，尿血，便血，崩漏，外伤出血，小便不利。用量5～10g。

"血余""发炭"为血余炭的处方别名。

按《北京市中药饮片调剂规程》（2011年版）规定处方写"血余炭""血余""发炭"调剂应付血余炭。

由于制作血余炭的原料为人的头发，现在染发者日渐增多，难以辨别，建议临床少用血余炭。

477. "牛黄"的来源及功效主治是什么？"牛黄""人工牛黄""体外培养牛黄"有何不同？"丑宝"应付什么中药？

答：牛黄为常用动物类中药，《中国药典》收载品种。来源为牛科动物牛 *Bos taurus domesticus* Gmelin 干燥的胆结石。味甘，性凉。归心、肝经。功能清心，豁痰，开窍，凉肝，息风，解毒。用于热病神昏，中风痰迷，惊痫抽搐，癫痫发狂，咽喉肿痛，口舌生疮，痈肿疔疮。用量 0.15～0.35g，多入丸散用。外用适量，研末敷患处。孕妇慎用。

"牛黄""人工牛黄""体外培养牛黄"三者的来源不同，功能相似，用法用量相同。

体外培养牛黄　以牛科动物牛 *Bos taurus domesticus* Gmelin 的新鲜胆汁作母液，加入去氧胆酸、胆酸、复合胆红素钙等制成。性味、功能、用量与牛黄相同，孕妇慎用。患者偶有轻度消化道不适。根据国家有关规定在中成药生产中本品可以作为原料替代牛黄。

人工牛黄　本品由牛胆粉、胆酸、猪去氧胆酸、牛磺酸、胆红素、胆固醇、微量元素等加工制成。味甘，性凉。归心、肝经。功能清热解毒，化痰定惊。用于痰热谵狂，神昏不语，小儿急热惊风，咽喉肿痛，口舌生疮，痈肿疔疮。用量一次0.15～0.35g，多作配方用。外用适量敷患处。孕妇慎用。本品在中成药生产中作为原料不能替代牛黄。

"京牛黄""丑宝"为牛黄的别名。

按《北京市中药饮片调剂规程》（2011 年版）规定处方写"牛黄""京牛黄""丑宝"调剂应付牛黄；处方写"人工牛黄"调剂应付人工牛黄；处方写"体外培育牛黄"调剂应付体外培育牛黄。均为孕妇慎用。

478. "五灵脂"的来源及功效主治是什么？"灵脂米""糖灵脂""灵脂块"处方如何应付？

答： 五灵脂为常用动物类中药，《北京市中药炮制规范》（1986 年版）收载。来源为鼯鼠科动物复齿鼯鼠 *Trogop terus Xanthipes* Milne-Edwards 的干燥粪便。呈颗粒状者为"灵脂米"，呈块状者为"灵脂块"。味咸、甘，性温。归肝经。功能活血散瘀止痛。用于胸胁脘腹刺痛，痛经，闭经，产后瘀血疼痛，跌打肿痛。用量 4.5 ～ 9g，外用适量。

"灵脂米""糖灵脂""灵脂块"为五灵脂的处方别名。

按《北京市中药饮片调剂规程》（2011 年版）规定处方写"五灵脂""灵脂米""灵脂块""醋炙五灵脂"调剂应付醋炙五灵脂；《北京市中药调剂规程》（1983 年版）记载处方写"糖灵脂"调剂应付醋炙五灵脂。

479. "凤凰衣"的来源及功效主治是什么？

答： 凤凰衣别名"鸡卵膜"，为少用动物类中药。《北京市中药饮片炮制规范》（2008 年版）收载。来源为雉科动物家鸡 *Gallus gallus domesticus* Brisson 的蛋壳内干燥卵膜。味甘，性平。归肺经。功能养阴清肺。用于久咳咽痛，失音。瘰疬结核，溃疡不敛。用量 3 ～ 9g。

480. "阿胶"的来源及功效主治是什么？ "阿胶""贡胶""新阿胶"有何不同？处方如何应付？

答：阿胶为常用中药，《中国药典》收载品种。来源为马科动物驴 *Equus asinus* L. 的干燥皮或鲜皮经煎煮、浓缩制成的固体胶。味甘，性平。归肺、肝、肾经。功能补血滋阴，润燥，止血。用于血虚萎黄，眩晕心悸，肌痿无力，心烦不眠，虚风内动，肺燥咳嗽，劳嗽咯血，吐血尿血，便血崩漏，妊娠胎漏。用量 3～9g，烊化兑服。

"阿胶"与"新阿胶"来源不同。"贡胶"是阿胶的别名。新阿胶是 20 世纪 70 年代由于阿胶原料紧缺出现的产品，以猪皮为原料经煎煮、浓缩制成的固体胶，其功能与阿胶近似，北京地区临床不用。

按《北京市中药饮片调剂规程》（2011 年版）规定处方写"阿胶珠""蛤粉烫阿胶""炒阿胶""烫阿胶"调剂应付蛤粉烫阿胶；处方写"阿胶""生阿胶""东阿胶""阿胶块""驴皮胶"调剂应付阿胶，烊化。蒲黄炒阿胶为临时炮制品种，现临床很少使用。

481. "僵蚕"的来源及功效主治是什么？ "僵蚕""姜蚕""天虫""僵蛹"有何不同？处方如何应付？

答：僵蚕为常用中药，《中国药典》收载品种。来源为蚕蛾科昆虫家蚕 *Bombyx mori* Linnaeus 4～5 龄的幼虫感染（或人工接种）白僵菌 *Beauveria bassiana*（Bals.）Vuillant 而致死的干燥体。味咸、辛，性平。归肝、肺、胃经。功能息风止痉，祛风止痛，化痰散结。用于肝风夹痰，惊痫抽搐，小儿急惊风，破伤风，中风口喎，风热头痛，目赤咽痛，风疹瘙痒。用量5～9g。

"姜蚕""天虫""白僵蚕"为僵蚕的处方别名。"僵蚕"与"僵蛹"来源不同，功能相似。

僵蛹 20世纪60～70年代末期由于僵蚕货源紧缺，在江苏、浙江等地曾经利用缫丝后的蚕蛹经接种白僵菌以发酵制成僵蛹，在临床上代替僵蚕应用，僵蛹呈不规则的团块状，表面白色或黄白色，质轻易碎，有真菌及蚕蛹的腥气。20世纪80年代以后临床不使用。

按《北京市中药饮片调剂规程》（2011年版）规定处方写"僵蚕""麸炒僵蚕""天虫""白僵蚕"调剂应付麸炒僵蚕;《北京市中药调剂规程》（1983年版）记载处方写"姜蚕"调剂应付麸炒僵蚕，"姜蚕"的"姜"为错别字。

482. "山羊血"的来源及功效主治是什么?

答：山羊血为少用中药,《北京市中药炮制规范》（1986年版）收载。来源为牛科动物青羊 *Naemorhedus goral* Hardwicke 的干燥血。味咸，性热。归心、肝经。功能活血，散瘀，通络，解毒。用于跌打损伤，筋骨疼痛，吐血，衄血，便血，尿血，痈肿。用量1～3g，研末酒化服。

483. "马蛇子"的来源及功效主治是什么?

答：马蛇子别名"马舌子"，为少用中药,《北京市中药炮制规范》（1986年版）收载。来源为蜥蜴科动物丽斑麻蜥 *Eremias argus* Peters 或华北麻蜥 *Eremias brechleyi* Guenther 的干燥体。味咸，性寒。归肺、肝经。功能清热散结，利水消肿。

用于癫痫，瘰疬，小便不利，气郁结滞。用量 1.5 ～ 3g（或 1 个）。

按《北京市中药饮片调剂规程》（2011 年版）规定处方写"马蛇子""马舌子""麻蛇子""蜥蜴"调剂应付马蛇子。

484. "水牛角"的来源及功效主治是什么？ "水牛角丝""水牛角粉""水牛角浓缩粉"有何不同？处方如何应付？

答：水牛角为常用中药，《中国药典》收载品种。来源为牛科动物水牛 *Bubalus bubalis* Linnaens. 的角。味苦，性寒。归心、肝经。功能清热凉血，解毒，定惊。用于温病高热，神昏谵语，发斑发疹，吐血衄血，惊风，癫狂。《中国药典》规定水牛角丝或片用量 15 ～ 30g，宜先煎 3 小时以上。

"水牛角丝""水牛角粉""水牛角浓缩粉"来源相同，加工方法不同。

水牛角丝（片） 取原药材洗净，用温水浸泡，取出镑极薄片。

水牛角粉 取原药材洗净，先锉成粗粉，再磨成细粉，过筛。

水牛角浓缩粉 为水牛角的半浓缩粉。取水牛角洗净，锯断除去角塞，将实心的"角尖"部分消毒后，粉碎成细粉。其余部分（习称"角桩"）打成粗颗粒或镑成薄片，用水煎煮浓缩，加入角尖细粉混匀，在 80℃ 以下干燥后粉碎成细粉，过筛即得。水牛角浓缩粉多入成药。

《北京市中药饮片调剂规程》（2011 年版）规定处方写"水牛角""水牛角镑"，调剂应付水牛角丝（片）；处方写"水牛角粉"调剂应付水牛角粉。

485. "水獭肝"的来源及功效主治是什么？

答：水獭肝为少用中药，《北京市中药炮制规范》（1986年版）收载。来源为鼬科动物獭 Lntra lutra L. 的干燥肝脏。味甘、咸，性平。归肝、肾经。功能养阴，除热，宁嗽，止血。用于虚劳咳嗽，骨蒸潮热，盗汗，气喘，咯血。用量 6～8g。

486. "蝉蜕"的来源及功效主治是什么？"虫衣""蝉衣""仙人衣"处方如何应付？

答：蝉蜕为常用中药，《中国药典》收载品种。来源为蝉科昆虫黑蚱 Cryptotympana pustulata Fabrieius 的若虫羽化时脱落的皮壳。味甘，性寒。归肺、肝经。功能散风除热，利咽，透疹，明目退翳，解痉。用于风热感冒，咽痛音哑，麻疹不透，风疹瘙痒，目赤翳障，惊风抽搐，破伤风。用量 3～6g。

"虫衣""蝉衣""仙人衣"均为蝉蜕的处方别名。

《北京市中药饮片调剂规程》（2011年版）规定处方写"蝉蜕""虫衣""蝉衣"调剂应付蝉蜕。《北京市中药调剂规程》（1983年版）记载处方写"仙人衣""蝉退"调剂应付蝉蜕。"蝉退"的"退"是错别字。

487. "龟甲"的来源及功效主治是什么？"龟板""龟甲"是同一种中药吗？"玄武板""败龟板"处方如何应付？

答：龟甲为常用中药，《中国药典》收载品种。来源为龟科动物乌龟 Chinemys reevesii（Gray）的背甲及腹甲，其腹甲为

"龟板"。味咸、甘，性微寒。归肝、肾、心经。功能滋阴潜阳，益肾强骨，养血补心，固经止崩。用于阴虚潮热，骨蒸盗汗，头晕目眩，虚风内动，筋骨痿软，心虚健忘，崩漏经多。用量9～24g，先煎。

"龟板""龟甲"来源及功能相同，但药用部分不同。因龟甲为"滋阴药"，从阴阳分析，有乌龟背为阳，腹为阴之说，古人认为乌龟用腹甲其"滋阴"力强，所以过去北京等地用"龟板"，近年来按《中国药典》标准使用"龟甲"。

《北京市中药饮片调剂规程》（2011年版）规定处方写"龟甲""炙龟甲""龟板""炙龟板""醋龟甲""玄武板"调剂应付砂烫醋淬龟甲块；处方写"生龟甲"调剂应付生龟甲，捣碎先煎。《北京市中药调剂规程》（1983年版）记载处方写"烫龟板""败龟板"调剂应付砂烫醋淬龟板块。

488. "玳瑁"的来源及功效主治是什么？处方如何应付？

答：玳瑁为少用中药，《中国药典》没有收载。《北京市中药饮片炮制规范》（2008年版）收载。来源为海龟科动物玳瑁 *Eretmochelys imbricata*（Linnaeus）的背甲。味甘、咸，性寒。归心、肝经。功能清热解毒，平肝定惊。用于热病神昏，谵语惊狂，斑疹吐衄，惊风抽搐，痈肿疮毒。用量3～6g。多入丸散用。

《北京市中药饮片调剂规程》（2011年版）规定处方写"玳瑁"调剂应付"玳瑁粉"，冲服。

玳瑁为重点保护动物，临床使用要按有关规定执行。

489. "夜明砂"的来源及功效主治是什么？处方如何应付？

答：夜明砂为少用中药，《中国药典》没有收载。《北京市中药饮片炮制规范》（2008年版）收载。来源为蝙蝠科动物东方蝙蝠 *Vespertilio superans* Thomas 等多种蝙蝠的干燥粪便。味辛，性寒。归肝经。功能清热明目，散瘀消积。用于青盲，雀目，内外障翳，瘰疬，小儿疳积。用量 3～9g。

《北京市中药饮片调剂规程》（2011年版）规定处方写"夜明砂"调剂应付夜明砂（生品）。《北京市中药调剂规程》（1983年版）记载处方写"蝙蝠粪"调剂应付夜明砂（生品）。

490. "望月砂"的来源及功效主治是什么？

答：为少用品种，《中国药典》没有收载，《北京市中药炮制规范》（1986年版）收载。其来源为兔科动物蒙古兔 *Lepus tolai* pallasde 野兔干燥粪粒。味辛，性平。归肝经。功能明目，杀虫。用于目赤翳障，疳疾，痔瘘。用量 3～6g。

491. "海胆"的来源及功效主治是什么？

答：海胆为少用中药，《北京市中药饮片炮制规范》（2008年版）收载。来源为球海胆科动物马粪海胆 *Hemicentrotus pulcherrimus*（A.Agassiz）、光棘球海胆 *Strong-ylocentrotus nudus*（A.Agassiz）、细雕刻肋海胆 *Temnopleurus toreumaticus*（Leske）或北方刻肋海胆 *Temnopleurus hardwickii*（Gray）的石灰质骨壳。味咸、性平。归肝、胃经。功能软坚散结，化痰消肿。用于瘰疬痰核，积痰不化，胸肋胀痛。用量 3～6g，用时捣碎。

492. "海燕"的来源及功效主治是什么？

答：海燕为少用中药，《北京市中药炮制规范》（1986 年版）收载。来源为海燕科动物海燕 *Patiria pectinifera*（Muller et Troschel）的干燥全体。味咸，性温。归肝、肾经。功能补肾壮阳，软坚散结，祛风湿。用于阳痿，瘰疬结核，坚硬不消，红肿溃烂，风湿腰腿痛。用量 3 ～ 6g，研末服。

493. "蚕茧"的来源及功效主治是什么？

答：蚕茧为少用中药，《北京市中药炮制规范》（1986 年版）收载。来源为蚕蛾科动物家蚕蛾 *Bombyx mori* Linnaeus 的茧壳。味甘，性温。功能收涩止血。用于吐血，衄血，便血，崩漏，小便过多。蚕茧炭止血功能增强。用量 3 ～ 9g。

按《北京市中药饮片调剂规程》（2011 年版）规定处方写"蚕茧""家蚕茧"调剂应付蚕茧；处方写"蚕茧炭"调剂应付蚕茧炭。《北京市中药调剂规程》（1983 年版）记载处方写"蚕壳"处方应付蚕茧。

494. "蚕蛾"的来源及功效主治是什么？

答："蚕蛾"别名"雄蚕蛾"，为少用中药，《北京市中药饮片炮制规范》（2008 年版）收载。来源为蚕蛾科昆虫家蚕 *Bombyx mori* Linnaeus. 雄性成虫的干燥体。味咸，性温。归肝、肾经。功能补肝益肾，壮阳涩精。用于阳痿，遗精，白浊，尿血，创伤，溃疡及烫伤。用量 3 ～ 9g，用时去足、翅，多入丸散用。外用适量，研末撒或调敷患处。

495. "鹿尾"的功效主治是什么？

答： 鹿尾为少用中药,《北京市中药饮片炮制规范》（2008年版）收载。来源为鹿科动物马鹿 *Cervus elaphus* Linnaeus 或梅花鹿 *Cervus nippon* Temminck 的干燥尾。味甘、咸，性温。归肾经。功能暖腰膝，壮阳生精。用于肾虚腰膝冷痛，屈伸不利，遗精阳痿，头昏，耳鸣。用量 3 ~ 9g，煎汤或入丸散用。

496. "哈蟆油"的来源及功效主治是什么？ "哈什蟆油""哈什蟆""田鸡油"是"哈蟆油"吗？

答： 哈蟆油是贵重中药,《中国药典》收载品种。来源为蛙科动物中国林蛙 *Rana temporaria chensinensis* David 雌蛙的输卵管经采制干燥而得。味甘、咸，性平。归肺、肾经。功能补肾益精，养阴润肺。用于病后体弱，神疲乏力，心悸失眠，盗汗，痨嗽咳血。用量 5 ~ 15g，用水浸泡，炖服，或作丸剂服。

"哈什蟆油""哈什蟆""田鸡油"是"哈蟆油"的别名。

497. "蜣螂"的来源及功效主治是什么？ "大将军""铁甲将军"处方如何应付？

答： 蜣螂为少用中药,《北京市中药饮片炮制规范》（2008年版）收载。来源为金龟子科昆虫屎壳郎 *Catharsius molossus* Linnaeus 的干燥体。味咸，性寒；有小毒。归肝、胃、大肠经。功能定惊，破瘀，通便，攻毒。用于惊痫，癥瘕，噎膈反胃，腹胀便结，淋病，疳积，血痢，痔瘘，疔肿，恶疮。用量 1.5 ~ 3g。外用适量。孕妇忌服。

"大将军""铁甲将军"为蜣螂的处方别名。

《北京市中药调剂规程》（1983 年版）记载处方写"蜣螂""蜣螂虫""大将军""铁甲将军"调剂应付蜣螂。

498. "蝈蝈"的来源及功效主治是什么？"螽斯"处方如何应付？

答：蝈蝈为少用中药，《北京市中药炮制规范》（1986 年版）收载。来源为螽斯科动物螽斯 *Gampsocleis gratiosa Brunner Wattenwyl* 的干燥体。味咸，性寒。归肝、肾经。功能解毒，行水，止痛。用于耳内流脓，水肿，腰腿疼痛。用量 2 ～ 3 个。

"螽斯"为蝈蝈的处方别名。

《北京市中药调剂规程》（1983 年版）记载处方写"蝈蝈""对蝈蝈""螽斯"调剂应付蝈蝈。

499. "鳖甲"的来源及功效主治是什么？"别甲"处方如何应付？

答：鳖甲为常用中药，《中国药典》收载品种。来源为鳖科动物鳖 *Trionyx sinensis* Wiegmann 的背甲。味咸，性微寒。归肝、肾经。功能滋阴潜阳，退热除蒸，软坚散结。用于阴虚发热，骨蒸劳热，阴虚阳亢，头晕目眩，虚风内动，经闭，癥瘕，久疟疟母。用量 9 ～ 24g，先煎。

"别甲""团鱼甲"是鳖甲的处方别名。

按《北京市中药饮片调剂规程》（2011 年版）规定处方写"鳖甲""炙鳖甲""烫鳖甲""醋炙鳖甲"调剂应付醋鳖甲块（砂烫醋淬）；处方写"生鳖甲"调剂应付生鳖甲块，用时捣碎。《北京中药调剂规程》（1983 年版）中记载处方写"别甲"调剂应付醋鳖甲块。"别甲"的"别"为错别字。

500. "没食子"的来源及功效主治是什么?

答: 没食子为少用中药,《北京市中药饮片炮制规范》（2008 年版）收载。来源为没食子蜂科昆虫没食子蜂 *Cynips gellae-tinctoriae* Olivier 的幼虫寄生在山毛榉科植物没食子树 *Quercus inferctoria* Olivier 幼树上的干燥虫瘿。味苦、涩,性温。归肺、脾、肾经。功能固气、涩精、敛肺、止汗,止血。用于大肠虚滑,泻痢不止,便血,遗精,盗汗,咳嗽,齿痛,创伤出血,疮疡不愈。用量 6 ~ 12g,外用研末撒布或调敷患处。

501. "干蟾"的来源及功效主治是什么? "蟾蜍""干蟾"处方如何应付?

答: 干蟾为少用动物类中药,《北京市中药饮片炮制规范》（2008 年版）收载。来源为蟾蜍科动物中华大蟾蜍 *Bufo bufo gargarizans* Cantor 或黑眶蟾蜍 *Bufo melanostictus* Schneider. 的干燥体。味辛,性凉。有毒。归肝、脾、肺经。功能破结,行水,解毒,杀虫,定痛。用于疔疮发背,阴疽瘰疬,水肿,小儿疳积。用量 1 ~ 3g,外用适量。

"蟾蜍"是干蟾的处方别名。

按《北京市中药饮片调剂规程》（2011 年版）规定处方写"干蟾""制干蟾""炙干蟾""炙蟾蜍""蟾蜍"调剂应付砂烫干蟾。

502. "人指甲"的来源及功效主治是什么? 处方如何应付?

答: 人指甲为少用中药,《北京市中药炮制规范》（1986 年版）收载。来源为人的手指甲。炮制有生品和蛤粉烫两种。味甘、咸，性平。功能消肿，退翳，止血。用于鼻衄，尿血，喉蛾，目生翳障，耳痛流脓。用法多入丸散用；外用研末点眼、吹耳。

按《北京市中药调剂规程》（1983 年版）记载处方写"人指甲""手指甲"调剂应付人指甲（生品）；处方写"蛤粉烫人指甲"调剂应付蛤粉烫人指甲。

503. "犀角"与"广角"有何不同？

答：犀角别名犀牛角，暹罗角（暹罗，泰国的曾用名）。来源为犀科动物印度犀 *Rhinoceros unicornis* L.、爪哇犀 *Rhinoceros sondaicus* Desmarest、苏门犀 *Rhinoceros sumatrensis* Cuvier. 的角，产于泰国、印度尼西亚、缅甸、印度等国。炮制品有"犀角片"和"犀角粉"两种。味咸，性寒。归心、肝、胃经。功能凉血止血，清心安神，泻火解毒。用于血热妄行，吐血，衄血，热盛火炽，神昏谵语，舌绛口渴，壮热不退，热毒炽盛，斑疹，丹毒等。用量 1.5 ～ 6g，先煎，久煎。犀角粉冲服、磨汁服或入丸散用。

广角来源为犀科动物黑犀 *Rhinoceros bicornis* L. 及白犀 *Rhinoceros simus* Cottoni 的角。主产于非洲地区。过去从广州进口，故名"广角"。炮制品有"广角片"和"广角粉"两种。性味功能、用法用量同犀角，其药力较犀角稍弱。

二者来源不同，功能基本相同，广角过去是作为犀角的替代品药用。犀角和广角已经于 1993 年禁用。

504. "土鳖虫"的来源和功效主治是什么？"䗪虫""地鳖""土元""苏土元""金边地鳖"处方如何应付？

答：土鳖虫为动物类中药，《中国药典》收载品种。为鳖蠊科昆虫地鳖 *Eupolyphaga sinensis* Walker 或冀地鳖 *Steleophaga plancyi*（Boleny）的雌虫干燥体。味咸，性寒；有小毒。归肝经。功能破血逐瘀，续筋接骨。用于跌打损伤，筋伤骨折，血瘀经闭，产后瘀阻腹痛，癥瘕痞块。用法 3～10g。孕妇禁用。

"䗪虫""地鳖""土元""苏土元"为土鳖虫的别名；"金边地鳖"为土鳖虫的混淆品。

按《北京市中药饮片调剂规程》（2011 年版）规定处方写"土鳖虫""地鳖虫""䗪虫"调剂应付土鳖虫（生品）；《北京市中药调剂规程》（1983 年版）记载处方写"土元""苏土元""别虫"调剂应付土鳖虫（生品）。"土元"和"苏土元"为药材行业内的土鳖虫的别名，"别虫"的"别"是错别字。

505. "乌梢蛇"来源及功效主治是什么？"乌蛇肉""乌蛇"处方如何应付？

答：乌梢蛇为动物类中药，《中国药典》收载品种。来源为游蛇科动物乌梢蛇 *Zaocys dhumnades*（Cantor）的除去内脏的干燥体。味甘，性平。归肝经。功能祛风，通络，止痉。用于风湿顽痹，麻木拘挛，中风口眼㖞斜，半身不遂，抽搐痉挛，破伤风，麻风，疥癣，瘰疬恶疮。用量 6～12g。

"乌蛇肉""乌蛇"为乌梢蛇的不同炮制品的处方别名。

按《北京市中药饮片调剂规程》（2011 年版）规定处方写

"乌梢蛇""炙乌蛇""乌蛇"、酒炙乌梢蛇"调剂应付酒炙乌梢蛇；处方写"乌蛇肉""酒炙乌蛇肉"调剂应付酒炙乌蛇肉（炮制时去骨）。

乌梢蛇为重点保护动物，药用注意按有关规定执行。

506. "白海巴"的来源及功效主治是什么？"白贝齿""海巴""白海巴"是同一种中药吗？

答：白海巴为少用动物类中药，《北京市中药炮制规范》（1986年版）收载。来源为宝贝科动物货贝 *Monetaria moneta*（L.）或环纹货贝 *Monetaria annulus*（L.）的贝壳。味咸，性平。功能清热平肝，安神，明目。用于惊悸，心神不宁，目赤翳障。用量 6 ～ 15g，捣碎。

"白贝齿""海巴"为白海巴的处方别名。

按《北京市中药饮片调剂规程》（2011年版）规定处方写"白海巴""海巴""白贝齿"调剂应付白海巴（生品）。捣碎先煎。

507. "龙涎香"的来源及功效主治是什么？

答：龙涎香为少用的动物类中药，《北京市中药炮制规范》（1986年版）收载。来源为抹香鲸科动物抹香鲸 *Physeter catodon* L. 的肠内病变的分泌物的干燥品。也有文献记载为抹香鲸的肠内异物如乌贼口器和其他食物残渣等刺激肠道而成的分泌物。味甘，性酸。归肝、肺经。功能化痰，开窍，利气，活血。用于喘咳气逆，神昏气闷，心腹诸痛。用量 0.3 ～ 0.9g，研末内服。

本品由于资源短缺，临床已经多年未见。

508. "地龙"的来源及功效主治是什么？"广地龙""地龙肉"处方如何应付？

答：地龙为常用的动物类中药，《中国药典》收载品种。来源为钜蚓科动物参环毛蚓 *Pheretima aspergillum*（E. Perrier）、通俗环毛蚓 *Pheretima vulgaris* Chen、威廉环毛蚓 *Pheretima guillelmi*（Michaelsen）或栉盲环毛蚓 *Pheretima pectinifera* Michaelsen 的干燥体。味咸，性寒。归肝、脾、膀胱经。功能清热定惊，通络，平喘，利尿。用于高热神昏，惊痫抽搐，关节痹痛，肢体麻木，半身不遂，肺热喘咳，尿少水肿。用量5～10g。

"广地龙""地龙肉"为地龙的处方别名，习惯认为产于广州的地龙质量好故称为"广地龙"。

北京过去地龙有"土地龙"炮制品种，肉薄，体内充满泥沙，质量较差。现在无"土地龙"这种炮制品种。

按《北京市中药饮片调剂规程》（2011年版）规定处方写"地龙""广地龙""地龙肉""苏地龙""净地龙"调剂应付地龙段（生品）;《北京市中药调剂规程》（1983年版）记载写"蚯蚓"调剂应付地龙段（生品）。

509. "猴枣"的来源及功效主治是什么？

答："猴枣"是一种贵重的进口动物类中药。现在很多书籍多记载来源为猕猴科动物猕猴的内脏结石，《北京市中药炮制规范》（1986年版）也收载来源为"猕猴或其他猴的结石"。但是，1930年陈仁山在《药物出产辨》一书中说，此物"多出南洋群岛"，"该产处土人呼之为羊肠枣，未必无因"。近年，赵中振教授也去印度实地调研，猴枣为印度黑山羊在吞服了阿拉伯金合欢种子后，在盲肠部位形成的结石。猴枣味苦，性寒。归肝、胆经。功能消痰镇惊，清热解毒。用于痰热咳喘，小儿惊痫，瘰疬痰核。用量 0.6 ～ 1.5g，研末服。多入丸散。

510. "全蝎"的来源及功效主治是什么？"蝎尾"入药吗？"全虫""淡全蝎"处方如何应付？

答： 全蝎为常用动物类中药，《中国药典》收载品种。来源为钳蝎科动物东亚钳蝎 *Buthus martensii* Karsch 的干燥体。味辛，性平；有毒。归肝经。功能息风镇痉，通络止痛，攻毒散结。用于肝风内动，痉挛抽搐，小儿惊风，中风口眼㖞斜，半身不遂，破伤风，风湿顽痹，偏正头痛，疮疡，瘰疬。用法 3 ～ 6g。孕妇禁用。

"全虫""淡全虫"为全蝎的处方别名，因全虫产地加工时用盐水煮，加盐量多少不同，以加盐少者为佳，故名"淡全蝎"。

过去北京地区曾经单独使用过"蝎尾"入药。

按《北京市中药饮片调剂规程》（2011 年版）规定处方写"全蝎""淡全蝎""全虫""蝎子"调剂应付全蝎。

511. "红娘虫"的来源及功效主治是什么？

答： 红娘虫为动物昆虫类中药，来源为蝉科昆虫黑翅红娘子 *Huechys sanguinea* De Geer、短翅红娘子 *Huechys thoracica* Distant、褐翅红娘子 *Huechys philaemata* Fabricius 的干燥体。味苦、辛，性平。有毒。归心、肝、胆经。功能破瘀，散结，攻毒。主治血瘀经闭；外用治瘰疬。用法用量研末入丸散，

1 ～ 3g；外用适量，研末做饼敷贴。注意本品有剧毒，内服宜慎，体弱及孕妇忌用。

"红娘虫"为红娘子的处方别名。

按《北京市中药饮片调剂规程》（2011 年版）规定：本品为国务院有关文件规定的毒性中药，调剂和管理按毒性中药管理规定执行。

512. "鸡内金"的来源及功效主治是什么？"鸡肫皮""鸡胗皮"处方如何应付？

答：鸡内金为常用动物类中药，《中国药典》收载品种。来源为雉科动物家鸡 *Gallus gallus domesticus* Brisson 的干燥沙囊内壁。味甘，性平。归脾、胃、小肠、膀胱经。功能健胃消食，涩精止遗，通淋化石。用于食积不消，呕吐泻痢，小儿疳积，遗尿，遗精，石淋涩痛，胆胀胁痛。用量 3 ～ 10g。

"鸡肫皮""鸡胗皮"为鸡内金的处方别名。

按《北京市中药饮片调剂规程》（2011 年版）规定写"鸡内金""内金""炙内金""炒内金""鸡肫皮"调剂应付醋炙鸡内金；处方写"生鸡内金"调剂应付生鸡内金。《中国药典》收载了清炒或烫鸡内金，按医师处方要求调剂。

513. "鱼鳔"的来源及功效主治是什么？处方如何应付？

答：鱼鳔为少用的动物类中药，《北京市中药饮片炮制规范》（2011 年版）收载。来源为石首鱼科动物大黄鱼 *Pseudosciaena crocea*（Richardson）或小黄鱼 *Pseudosciaena napolyactis* Bleeker 或鳇鱼 *Huso dauricus* Georgi 的干燥鱼鳔。

味甘、咸，性平。归肾经。功能补肾益精，滋养筋膜，止血，散瘀，消肿。用于肾虚滑精，产后风痉，破伤风，吐血，血崩，创伤出血，痔疮。用量 9 ～ 15g。外用适量，溶化涂患处。

鱼鳔有"鱼鳔（生品）"和"滑石粉烫鱼鳔"两种炮制品种，调剂根据处方要求应付。

514. "蕲蛇"的来源及功效主治是什么？ "大白花蛇" "祁蛇"处方如何应付？

答： 蕲蛇为动物类中药，《中国药典》收载品种。来源为蝰科动物五步蛇 *Agkistrodon acutus*（Guenther）的干燥体。味甘、咸，性温；有毒。归肝经。功能祛风，通络，止痉。用于风湿顽痹，麻木拘挛，中风口眼㖞斜，半身不遂，抽搐痉挛，破伤风，麻风，疥癣。用量 3 ～ 9g；研末吞服，一次 1 ～ 1.5g，一日 2 ～ 3 次。

"大白花蛇"为蕲蛇的别名；"祁蛇"为蕲蛇的处方别名，但"祁"字为错别字。

按《北京市中药饮片调剂规程》（2011 年版）规定处方写"蕲蛇""炙蕲蛇""酒炙蕲蛇""蕲蛇肉"调剂应付酒炙蕲蛇；《北京市中药调剂规程》（1983 年版）记载处方写"祁蛇"调剂应付酒炙蕲蛇，处方写"蕲蛇肉""酒炙蕲蛇肉"调剂应付酒炙蕲蛇肉（炮制时去骨）。

蕲蛇为重点保护动物，药用按有关规定管理。

515. "鱼脑石"的来源及功效主治是什么？ "鱼脑石" "鱼枕骨"处方如何应付？

答： 鱼脑石为少用动物类中药，《北京市中药饮片炮制规范》（2008 年版）收载。来源为石首鱼科动物大黄鱼 *Pseudosciaena crocea*（Richardson）或小黄鱼 *Pseudosciaena napolyactis* Bleeker 头骨中的耳石。味咸，性平。归肝、肾经。功能化石，通淋，消肿。用于石淋，小便不利，耳痛流脓，鼻渊，脑漏。用量 3～9g。外用适量，研末撒敷患处。

"鱼枕骨"是鱼脑石的处方别名。

北京地区有"煅鱼脑石"炮制方法，调剂时按处方要求应付。

按《北京市中药饮片调剂规程》（2011 年版）规定处方写"鱼脑石""鱼枕骨"调剂应付鱼脑石，捣碎。《北京市中药调剂规程》（1983 年版）记载处方写"鱼首石"调剂应付鱼脑石。

516. "肾精子"是牛的结石吗？功效主治是什么？

答：肾精子为少用的动物类中药。《北京市中药饮片炮制规范》（2011 年版）收载。来源为牛科动物牛 *Bos taurus domesticus* Gmelin 的干燥的膀胱结石。味甘、淡，性平。归膀胱经。功能利水消胀。用于小便不通，肚腹胀满。用量 1～3 粒。

据有关资料介绍市场销售的"肾精子"商品也有其他动物的结石。

517. "刺猬皮"的来源及功效主治是什么？"猬皮""刺猬皮"处方如何应付？

答：刺猬皮为动物类中药，《北京市中药饮片炮制规范》（2008 年版）收载。来源为刺猬科动物刺猬 *Erinaceus europaeus* L. 或短刺猬 *Hemiechianus dauricus Sun-devall* 的干燥的皮。味苦，性平。归胃、大肠经。功能行气止痛，化瘀止血，固精缩尿。用于胃脘疼痛，遗精，痔疮出血，脱肛。用量 6～12g。外用适量。

"猬皮"是"刺猬皮"的处方别名。

按《北京市中药饮片调剂规程》（2011 年版）规定处方写"刺猬皮""猬皮""烫刺猬皮"调剂应付滑石粉烫刺猬皮。

518. "虻虫"的来源及功效主治是什么？

答：虻虫为少用动物类中药，《北京市中药饮片炮制规范》（2008 年版）收载。来源为虻科昆虫黄绿原虻 *Arylotus bivittateinus* Takahasi 或华广原虻 *Tabanus signatipennis* Portsch 及同属数种雌性成虫的干燥体。味苦，性凉；有毒。归肝经。功能逐瘀，破积，通经。用于癥瘕积聚，少腹蓄血，血滞经闭，打损瘀血。用量 1～1.5g；研末吞服，一次 0.3～0.6g。孕妇禁用。

519. "紫贝齿"的来源及功效主治是什么？"贝尺" "绥贝"处方如何应付？

答：紫贝齿为动物类中药，《北京市中药炮制规范》（1986 年版）收载。来源为宝贝科动物阿拉伯绥贝（绥贝）*Mauritia arabica*（L.）的贝壳。味咸，性平。归脾、肝经。功能明目，潜阳。用于目赤肿痛，目翳，头胀，眩晕。用量 9～15g。

"贝尺""绥贝"为紫贝齿的处方别名。"贝尺"的"尺"是错别字。

按《北京市中药饮片调剂规程》（2011 年版）规定处方写"紫贝齿""贝齿"调剂应付紫贝齿（生品），捣碎;《北京市中药调剂规程》（1983 年版）规定处方写"绶贝""贝尺"处方应付紫贝齿（生品）。

520. "珊瑚"的来源及功效主治是什么？

答：珊瑚为少用动物类中药，《北京市中药炮制规范》（1986 年版）收载。来源为叭花科动物桃色珊瑚 *Corallium japonicum* kishinouye 等珊瑚虫分泌的石灰质骨骼。过去应用多为加工"红珊瑚"工艺品时的残余碎块。味甘，性平。功能去翳明目，安神镇惊。用于目生翳障，惊痫，吐血，衄血。用量 0.3 ～ 0.6g。用时捣碎或研成细粉，冲服；外用点眼。

按《北京市中药调剂规程》（1983 年版）记载处方写"珊瑚""红珊瑚"调剂应付珊瑚。

本品现为保护物种，临床以不用为宜。

521. "海马"的来源及功效主治是什么？ "水马""龙落子鱼""海马"是同一种中药吗？

答：海马为动物类中药，临床少用，《中国药典》收载品种。来源为海龙科动物线纹海马 *Hippocampus kelloggi* Jordan et Snyder、刺海马 *Hippocampus histrix* Kaup、大海马 *Hippocampus kuda* Bleeker、三斑海马 *Hippocampus trimaculatus* Leach 或小海马（海蛆）*Hippocampus japonicus* Kaup 的干燥体。味甘、咸，性温。归肝、肾经。功能温肾壮阳，散结消肿。用于阳痿，遗尿，肾虚作喘，癥瘕积聚，跌打损伤，外治痈肿疔疮。用量 3 ～ 9g。用时捣碎。外用适量，研末敷患处。

"水马""龙落子鱼"是"海马"的别名。

海马为保护动物，药用按有关规定执行。

522. "海龙"的来源及功效主治是什么？

答：海龙为动物类中药，临床少用，《中国药典》收载品种。来源为海龙科动物刁海龙 *Solenognathus hardwickii*（Gray）拟海龙 *Syngnathoides biaculeatus*（Bloch）或尖海龙 *Syngnathus acus* Linnaeus 的干燥体。味甘，性温。归肝、肾经。功能温肾壮阳，散结消肿。用于肾阳不足，阳痿遗精，癥瘕积聚，瘰疬痰核，跌打损伤；外治痈肿疔疮。用量 3 ～ 9g。用时捣碎。外用适量，研末敷患处。

523. "海狗肾"的来源及功效主治是什么？ "腽肭脐"是"海狗肾"吗？处方如何应付？

答：海狗肾为少用动物类中药，临床少用，《北京市中药饮片炮制规范》（2008 年版）收载。来源为海狗科动物海狗 *Callorhinus ursinus*（L.）的雄性外生殖器。而《北京市中药炮制规范》（1986 年版）收载，来源为海狗科动物海狗 *Callorhinus ursinus*（L.）或海狗科动物海豹 *Phoca Vituliha*（L.）的雄性外生殖器。味咸，性热。归肝、肾经。功能补肾壮阳，益精补髓。用于虚损劳伤，阳痿精衰，腰膝痿弱。用量 3 ～ 9g。多入丸剂、酒剂。注意凡阴虚有热，骨蒸劳嗽者禁用。

"腽肭脐"是"海狗肾"的别名。

按《北京市中药饮片调剂规程》（2011 年版）规定处方写"海狗肾""腽肭脐"调剂应付海狗肾（生品）。

524. "鹿角胶""鹿骨胶"有何不同？

答：鹿角胶为动物类中药，《中国药典》收载品种。来源为

鹿科动物马鹿 *Cervus elaphus* Linnaeus 或梅花鹿 *Cervus nippon* Temminck 已骨化的角或锯茸后翌年春季脱落的角基经水煎煮、浓缩制成的固体胶。味甘、咸,性温。归肾、肝经。功能温补肝肾,益精养血。用于肝肾不足所致的腰膝酸冷,阳痿遗精,虚劳消瘦,崩漏下血,便血尿血,阴疽肿痛。用量 3 ～ 6g,烊化兑服。

鹿骨胶,《北京市中药炮制规范》(1986 年版)收载,来源为鹿科动物梅花鹿 *Cervus nippon* Temminck 或马鹿 *Cervus elaphus* Linnaeus 骨骼(以腿骨、腰椎骨为佳)经水煎煮、浓缩制成的固体胶。味甘,性微热,归肝、肾经。功能补肝肾,祛风散寒。用于精神疲倦,面色苍白,腰酸腿软,疼痛肿胀。用量 7 ～ 10g,用黄酒、开水温化服;或入汤剂烊化兑服。

二者的原料来源相同,但所用原料的部位不同,功能相似。但"鹿骨胶"现在北京地区已经多年未见。

鹿骨(砂烫)补肝肾,祛风健骨。

525. "鹿皮胶""鹿皮"有何不同?

答:鹿皮胶《北京市中药炮制规范》(1986 年版)收载。来源为鹿科动物梅花鹿 *Cervus nippon* Temminck 或马鹿 *Cervus elaphus* Linnaeus 的皮经水煎煮、浓缩制成的固体胶。味咸,性温,归肝,肾经。功能补气,涩精,强筋健骨。用于身体瘦弱,腰酸耳鸣,头晕目眩,虚弱久嗽,痰中带血,虚喘气短,月经不调,崩漏带下。用量 7 ～ 10g,烊化兑服。

鹿皮为梅花鹿或马鹿的干燥皮。性味功能同"鹿皮胶",但药力稍弱。

二者的来源相同,但加工炮制方法不同,功能相似。二者北京地区已经多年不见商品。

526."鹿胎""乳鹿"有何不同？

答：二者以"鹿胎"之名收载于《北京市中药炮制规范》（1986 年版），分为"鹿胎粉"和"乳鹿"的两种炮制品种。来源为鹿科动物梅花鹿 *Cervus nippon* Temminck 的干燥胎兽或乳鹿。味甘、咸，性温，归心、肝、肾经。功能益肾壮阳，补虚生精。用于肾虚精亏，腰膝无力，腰腿酸软，妇女虚寒，崩漏带下。用量 6～9g，多入丸散。

527."鹿血""鹿茸血"有何不同？

答：二者来源相同，采集的部位不同，均收载于《北京市中药炮制规范》（1986 年版）。来源均为鹿科动物梅花鹿 *Cervus nippon* Temminck 或马鹿 *Cervus elaphus*。

鹿血为干燥血片。味咸，性温。归心、肝经。功能补气益血。用于虚损腰痛，跌打损伤，筋骨疼痛，咳血，呕血，肠风下血，妇女虚寒，崩漏带下。用量 2～4g，黄酒或开水溶化，或入汤剂。

鹿茸血为干燥鹿茸血，是采割马鹿茸或梅花鹿茸时流下的血液和鲜鹿茸经排血加工时收集的血液。味咸，性温。归肝、肾经。功能补气和血。用于肺痿吐血，虚损腰痛，阳痿，崩漏带下。其药力胜于鹿血。用量 1～2g。

528."蛇蜕"的来源及功效主治是什么？ "龙衣"处方如何应付？

答：蛇蜕为动物类中药，《中国药典》收载品种。来源为游

蛇科动物黑眉锦蛇 *Elaphe taeniura* Cope、锦蛇 *Elaphe carinata* （Guenther）或乌梢蛇 *Zaocys dhumnades*（Cantor）等蜕下的干燥表皮膜。味咸、甘，性平。归肝经。功能祛风，定惊，退翳，解毒。用于小儿惊风，抽搐痉挛，翳障，喉痹，疔肿，皮肤瘙痒。用量 2 ～ 3g；研末吞服 0.3 ～ 0.6g。

"龙衣"为蛇蜕的处方别名。

按《北京市中药饮片调剂规程》（2011 年版）规定处方写"蛇蜕""酒炙蛇蜕""龙衣""炙龙衣""蛇皮""炙蛇蜕"调剂应付酒炙蛇蜕。

529. "蚵蚾虫"的来源及功效主治是什么？

答：蚵蚾虫为少用动物类中药，北京地区已经多年未见，《北京市中药炮制规范》（1986 年版）收载。来源为蛙科动物金钱蛙 *Rana plancyi* lataste 或黑斑蛙 *Rana nigromaculata* Hallowell 及同属动物的干燥幼体。味辛，性寒；归肺、脾经。功能清热解毒。用于热结肿毒，疳积腹胀。用量 1.5 ～ 3g。

别名"蛤蟆咕嘟""蝌蚪"。注意金钱蛙和黑斑蛙均为保护动物。临床以不用为宜。

530. "蛴螬"的来源及功效主治是什么？ "地蚕"处方如何应付？

答：蛴螬为少用动物类中药，《北京市中药炮制规范》（1986 年版）收载。来源为金龟子科昆虫朝鲜金龟子 *Holotrichia diomphalia* Batea 或其他近缘种昆虫的干燥幼虫。味咸，性微温。归肝经。功能破血祛瘀，散结通乳，明目。用于胸胁瘀血疼痛；外用治丹毒，疮疡，痔漏，目中翳障。用法多入丸散，3～5g；外用研末调敷或捣敷患处。

"地蚕"为蛴螬的别名。

按《北京市中药调剂规程》（1983 年版）处方写"蛴螬""蛴螬虫""地蚕"调剂应付蛴螬（生品）。

注意：《全国中草药汇编》记载唇形科植物地蚕 *Stachya geobombycis* C. Y. Wu 的块茎也称"地蚕"，别名土冬虫草、白冬虫草、白虫草、肺痨草。此种北京地区不用。

531. "斑蝥"的来源及功效主治是什么？

答：斑蝥为毒性中药，《中国药典》收载品种。来源为芫青科昆虫南方大斑蝥 *Mylabris phalerata* Pallas 或黄黑小斑蝥 *Mylabris cichorii* Linnaeus 的干燥体。炮制品种有"斑蝥（生品）"和"米炒斑蝥"两种。炮制加工时均需去头、足、翅。米炒降低毒性。味辛，性热，有大毒。归肝、胃、肾经。功能破血逐瘀，散结消癥，攻毒蚀疮。用于癥瘕，经闭，顽癣，瘰疬，赘疣，痈疽不溃，恶疮死肌。用法用量 0.03～0.06g，炮制后多入丸散用。外用适量，研末或浸酒醋，或制油膏涂敷患处，不宜大面积用。注意本品有大毒，内服慎用；孕妇禁用。

斑蝥按毒性中药管理。

532. "象皮"的来源与功效主治是什么？

答：象皮为少用中药，《北京市中药炮制规范》（1986 年版）收载。来源为象科动物亚洲象 *Elephas maximus* L. 或非洲象 *Elephas africanus* Blumenbach. 去毛后的干燥皮。味甘、咸，性温。功能止血，生肌，敛疮。用于金疮，疮疡久不收口。

亚洲象和非洲象为国际保护动物，管理按有关规定执行。

533. "象牙屑"的来源及功效主治是什么?

答:"象牙屑"为少用中药,《北京市中药炮制规范》(1986年版)收载。来源为象科动物亚洲象 *Elephas maximus* L. 或非洲象 *Elephas africanus* Blumenbach. 的牙齿。药用多为制作工艺品剩下的碎料。味甘,性寒。归心、肾经。功能清热镇惊,解毒生肌。用于痫病惊悸,骨蒸劳热,痈肿疮毒,痔漏。用量 0.5 ～ 1g,研末、磨汁冲服或入丸散;外用磨汁涂或研末敷患处。

亚洲象和非洲象为国际保护动物,象牙屑现在已经基本不用。

534. "蛤蚧"的来源及功效主治是什么? 处方如何应付?

答:蛤蚧为动物类中药,《中国药典》收载品种。来源为壁虎科动物蛤蚧 *Gekko gecko* Linnaeus 的干燥体。味咸,性平。归肺、肾经。功能补肺益肾,纳气定喘,助阳益精。用于肺虚不足,虚喘气促,劳嗽咳血,阳痿,遗精。用量 3 ～ 6g,多入丸散或酒剂。

按《北京市中药饮片调剂规程》(2011 年版)规定处方写"蛤蚧""对蛤蚧"调剂应付蛤蚧(生品)。调剂时除去鳞片及头足,切成小块。

蛤蚧为重点保护动物,管理按国家有关规定执行。

535. "熊胆"的来源及功效主治是什么？ "熊胆"与 "人工引流熊胆"有何不同？ "铁胆""吊胆""墨胆""铜胆""菜花胆"处方如何应付？

答： 熊胆也称天然熊胆，《北京市中药炮制规范》（1986 年版）收载。来源为熊科动物黑熊 *Selenarctos thibetanus* Cuvier 或棕熊 *Ursus arctos* L. 的干燥胆。根据胆汁干燥后的胆仁颜色不同分为黑色的"墨胆"或"铁胆"，黄色的"金胆"或"铜胆"，黄绿色的"菜花胆"。味苦，性寒。归肝、心、胃经。功能清心凉肝，息风解毒，明目退翳。用于热盛惊风，癫痫，惊痫抽搐，痈肿疔疮，痔疮肿毒，目赤翳障。用量 0.15～0.3g；入丸散用。外用适量，研末调敷或点眼。

"人工引流熊胆"是我国科研人员 20 世纪 80 年代初，开发的活体熊的胆囊造瘘术获取胆汁技术，改变了传统的杀熊取胆方法，保护了熊资源。现在临床使用的是"人工引流熊胆"。熊胆与人工引流熊胆性味、功能相似。用量 0.3～1g，多入丸散服。外用适量，研末或水调涂敷患处。

按《北京市中药调剂规程》（1983 年版）记载处方写"铁胆""吊胆""墨胆""铜胆""菜花胆"调剂应付熊胆。由于黑熊和棕熊是国家重点保护动物，熊胆临床已经多年不用。

按调剂习惯处方写"熊胆粉"调剂应付"人工引流熊胆粉"冲服。

536. "蜗牛"的来源及功效主治是什么？

答： 蜗牛别名"水蜗牛"，为少用中药。《北京市中药炮制规范》（1986 年版）收载。来源为大蜗牛科动物回型蜗牛

Eulota similaris Ferus. 干燥体或活个体。蜗牛的炮制饮片有"蜗牛（生品）"和"煅蜗牛"。味咸，性寒。归肝、膀胱经。功能清热解毒，利尿。用于风热惊痫，喉痹肿塞，痔漏，小便不通，痈肿疔毒。用量 6～9g；外用适量，捣敷患处。

《北京市中药调剂规程》（1983 年版）记载处方写"蜗牛"调剂应付蜗牛（生品）；处方写"煅蜗牛"调剂应付煅蜗牛。

537. "蝼蛄"的来源及功效主治是什么？ "土狗""蝼蛄"是同一种中药吗？

答：蝼蛄为少用动物类中药，《北京市中药炮制规范》（1986 年版）收载。来源为蝼蛄科昆虫蝼蛄 *Cryllotalpa africana pal.et* Beauvois 的干燥体。味咸，性寒。归胃、膀胱经。功能利水，解毒。用于水肿，石淋，小便不利，瘰疬，痈肿，恶疮。用量 3～4.5g，外用适量，研末撒。孕妇禁用。

"土狗"是"蝼蛄"的处方别名。

按《北京市中药饮片调剂规程》（2011 年版）规定处方写"蝼蛄""土狗"调剂应付蝼蛄（生品）。

538. "燕窝"的来源及功效主治是什么？ "官燕""毛燕"是"燕窝"吗？

答：燕窝为滋补类动物药，《北京市中药炮制规范》（1986 年版）收载。来源为雨燕科动物金丝燕 *Collocalia esculenta* L. 及同属多种燕类用唾液或唾液与少量绒羽等混合凝结所筑成的巢窝。炮制加工时除去羽毛等杂质。味甘，性平。归肺、胃、肾经。功能养阴润燥，益气补中。用于肺虚痨嗽，咳喘，咯血，口干，津少，久痢，久疟，噎膈反胃。用量 4.5～9g。

"官燕""毛燕"是燕窝的别名。

539. "螃蟹壳"的来源及功效主治是什么？处方如何应付？

答：螃蟹壳是少用动物类中药，《北京市中药炮制规范》（1986年版）收载。来源为方蟹科动物中华绒螯蟹 *Eriocheir sinensis* H.Milne-Edwards 干燥甲壳。味酸，性寒。功能破瘀止痛，用于产后瘀血腹痛，经闭，胁痛，乳痈，筋骨折伤，冻疮。用量 6～10g。内用研末冲服；外用研末调敷患处。

按《北京市中药调剂规程》（1983年版）记载处方写"螃蟹壳""蟹壳""螃蟹骨"调剂应付螃蟹壳（生品）。

螃蟹爪功能破血。用于血瘀症。

540. "蟾酥"如何应用？

答：蟾酥为毒性中药，《中国药典》收载品种。为蟾蜍科动物中华大蟾蜍 *Bufo bufo gargarizans* Cantor 或黑眶蟾蜍 *Bufo melanostictus* Schneider 的干燥分泌物。炮制品种有蟾酥、乳蟾酥和白酒制蟾酥粉三种。味辛，性温；有毒。归心经。功能解毒，止痛，开窍醒神。用于痈疽疔疮，咽喉肿痛，中暑神昏，痧胀腹痛吐泻。用法用量 0.015～0.03g，多入丸散用。外用适量。注意孕妇慎用。

蟾酥、乳蟾酥和白酒制蟾酥粉不入煎剂，入丸散。蟾酥按毒性中药管理。

541. "鳖头"的来源及功效主治是什么？

答：鳖头别名"甲鱼头"，为少用中药。《北京市中药炮制规范》（1986 年版）收载。来源为鳖科动物中华鳖 *Amyda sinensis*（Wiegmann）的干燥头。味咸，性温。归肾、肺经。功能养阴补气。用于久痢脱肛，产后子宫下垂。用量 1 ～ 2 个；外用适量。

542. "獾油"的来源及功效主治是什么？

答：獾油为少用中药。《北京市中药炮制规范》（1986 年版）收载。来源为鼬科动物狗獾 *Meles meles* L. 的脂肪经加工熬制而成。味甘，性平。归肺经。功能活血消肿，生肌止痛。用于水烫火烧，红肿起疱，疼痛难忍。用法外用涂于患处。

543. "蜂房"的来源及功效主治是什么？"蜂房""露蜂房"处方如何应付？

答：蜂房为动物类中药，《中国药典》收载品种。来源为胡蜂科昆虫果马蜂 *Polistes olivaceous*（DeGeer）日本长脚胡蜂 *Polistes japonicus* Saussure 或异腹胡蜂 *Parapolybia varia* Fabricius 的巢。味甘，性平。归胃经。功能攻毒杀虫，祛风止痛。用于疮疡肿毒，乳痈，瘰疬，皮肤顽癣，鹅掌风，牙痛，风湿痹痛。用量 3 ～ 5g。外用适量，研末油调敷患处，或煎水漱，或洗患处。

"露蜂房"为蜂房的处方别名。

按《北京市中药饮片调剂规程》（2011 年版）规定处方写"蜂房""露蜂房"调剂应付蜂房块（生品）。

544. "五倍子"的来源及功效主治是什么？"肚倍""角倍"处方如何应付？

答： 五倍子为少用中药，《中国药典》收载品种。来源为漆树科植物盐肤木 *Rhus chinensis* Mill. 青麸杨 *Rhus potaninii* Maxim. 或红麸杨 *Rhus punjabensis* Stew. var. *sinica*（Diels）Rehd. et Wils. 叶上的虫瘿。味酸、涩，性寒。归肺、大肠、肾经。功能敛肺降火，涩肠止泻，敛汗，止血，收湿敛疮。用于肺虚久咳，肺热痰嗽，久泻久痢，自汗盗汗，消渴，便血痔血，外伤出血，痈肿疮毒，皮肤湿烂。用量 3～6g。外用适量。

"肚倍""角倍"为"五倍子"的处方别名。

按《北京市中药饮片调剂规程》（2011 年版）规定处方写"五倍子"调剂应付五倍子；《北京市中药调剂规程》（1983 年版）记载，处方写"肚倍""角倍"调剂应付五倍子。

545. "穿山甲"的来源及功效主治是什么？"炮山甲""山甲珠""炙山甲"调剂如何应付？

答： 穿山甲为动物类中药，《中国药典》（2020 年版）未收载。来源为鲮鲤科动物穿山甲 Manis pentadactyla Linnaeus 的鳞甲。味咸，性微寒。归肝、胃经。功能活血消癥，通经下乳，消肿排脓，搜风通络。用于经闭癥瘕，乳汁不通，痈肿疮毒，中风瘫痪，麻木拘挛。用量 5～10g，一般炮炙后用。注意孕妇慎用。

"炮山甲""山甲珠""炙山甲"为穿山甲的处方别名。

按《北京市中药饮片调剂规程》（2011 年版）规定处方写"穿山甲""烫穿山甲""山甲珠""炮山甲""炮甲珠""炙山甲"

调剂应付砂烫醋淬穿山甲。

穿山甲为国家重点保护动物，注意按国家有关规定执行。

546. "鹿茸"的来源及功效主治是什么？"黄毛鹿茸""青毛鹿茸"处方如何应付？

答：鹿茸为动物类中药，《中国药典》收载品种。来源为鹿科动物梅花鹿 *Cervus nippon* Temminck 或马鹿 *Cervus elaphus* Linnaeus 的雄鹿未骨化密生茸毛的幼角。味甘、咸，性温。归肾、肝经。功能壮肾阳，益精血，强筋骨，调冲任，托疮毒。用于肾阳不足，精血亏虚，阳痿滑精，宫冷不孕，羸瘦，神疲，畏寒，眩晕，耳鸣，耳聋，腰脊冷痛，筋骨痿软，崩漏带下，阴疽不敛。用量 1 ～ 2g，研末冲服。

"黄毛鹿茸""青毛鹿茸"为鹿茸的饮片规格名称及处方名。"黄毛茸"为梅花鹿的鹿茸；"青毛茸"为马鹿的鹿茸，二者分别应用。

按《北京市中药饮片调剂规程》（2011 年版）规定处方写"鹿茸""梅花鹿茸""鹿茸片""黄毛茸"调剂应付梅花鹿茸片；处方写"马鹿茸""青毛鹿茸"调剂应付马鹿茸片。

547. "鹿角镑"处方如何应付？来源及功效主治是什么？

答："鹿角镑"饮片规格名及处方名，用特制工具将鹿角镑成薄片。

按《北京市中药饮片调剂规程》（2011 年版）规定处方写"鹿角""鹿角镑""鹿角片"调剂应付鹿角片（生品）。

鹿角为动物类中药，《中国药典》收载品种。来源为鹿科动物马鹿 Cervus elaphus Linnaeus 或梅花鹿 Cervus nippon Temminck 已骨化的角或锯茸后翌年春季脱落的角基。味咸，性温。归肝、肾经。功能温肾阳，强筋骨，行血消肿。用于肾阳不足，阳痿遗精，腰脊冷痛，阴疽疮疡，乳痈初起，瘀血肿痛。用量 6～15g。

548. "鹿角霜"的来源及功效主治是什么?

答：鹿角霜为动物类中药，《中国药典》收载品种。来源为鹿角去胶质的角块。味咸，性温。归肝、肾经。功能温肾助阳，收敛止血。用于脾肾阳虚，白带过多，遗尿尿频，崩漏下血，疮疡不敛。用量 9～15g，先煎。

549. "九香虫"的来源及功效主治是什么?

答：九香虫为少用动物类中药，《中国药典》收载品种。来源为蝽科昆虫九香虫 Aspongopus chinensis Dallas 的干燥体。味咸，性温。归肝、脾、肾经。功能理气止痛，温中助阳。用于胃寒胀痛，肝胃气痛，肾虚阳痿，腰膝酸痛。用量 3～9g。

北京地区习用九香虫生品。

550. "瓦楞子"的来源及功效主治是什么? 处方如何应付?

答：瓦楞子为动物类中药，《中国药典》收载品种。来源为蚶科动物毛蚶 Arca subcrenata Lisehke、泥蚶 Arca granosa Linnaeus 或魁蚶 Arca inflata Reeve 的贝壳。味咸，性平。归肺、胃、肝经。功能消痰化瘀，软坚散结，制酸止痛。用于顽痰积结，黏稠难咯，瘿瘤，瘰疬，癥瘕痞块，胃痛泛酸。用量

9～15g，生品宜先煎。

按《北京市中药饮片调剂规程》（2011 年版）规定处方写"瓦楞子""煅瓦楞子"调剂应付煅瓦楞子；处方写"生瓦楞子""生瓦楞"调剂应付瓦楞子块（生品）先煎。

551. "桑螵蛸"的来源及功效主治是什么？

答： 桑螵蛸为动物类中药，《中国药典》收载品种。来源为螳螂科昆虫大刀螂 *Tenodera sinensis* Saussure、小刀螂 *Statilia maculata*（Thunberg）或巨斧螳螂 *Hierodula patellifera*（Serville）的干燥卵鞘。味甘、咸，性平。归肝、肾经。功能固精缩尿，补肾助阳。用于遗精滑精，遗尿尿频，小便白浊。用量5～10g。

临床习用蒸制桑螵蛸。

552. "海螵蛸"的来源及功效主治是什么？ "乌贼骨" 处方如何应付？

答： 海螵蛸为动物类中药，《中国药典》收载品种。来源为乌贼科动物无针乌贼 *Sepiella maindroni* de Rochebrune 或金乌贼 *Sepia esculenta* Hoyle 的干燥内壳。味咸、涩，性温。归脾、肾经。功能收敛止血，涩精止带，制酸止痛，收湿敛疮。用于吐血衄血，崩漏便血，遗精滑精，赤白带下，胃痛吞酸；外治损伤出血，湿疹湿疮，溃疡不敛。用量 5～10g。外用适量，研末敷患处。

"乌贼骨"为海螵蛸的处方别名，因其动物故名。

按《北京市中药饮片调剂规程》（2011 年版）规定处方写"海螵蛸""乌贼骨"调剂应付海螵蛸块。

553. "羚羊角"的来源及功效主治是什么?

答:羚羊角为贵重动物类中药,《中国药典》收载品种。来源为牛科动物赛加羚羊 *Saiga tatarica* Linnaeus 的角。味咸,性寒。归肝、心经。功能平肝息风,清肝明目,散血解毒。用于肝风内动,惊痫抽搐,妊娠子痫,高热痉厥,癫痫发狂,头痛眩晕,目赤翳障,温毒发斑,痈肿疮毒。用量 1 ~ 3g,宜另煎 2 小时以上;磨汁或研粉服,每次 0.3 ~ 0.6g。现在临床多用羚羊角粉。

羚羊角为国家重点保护动物药材,注意按国家有关规定执行。

554. "水蛭"的来源及功效主治是什么? "炙水蛭"处方如何应付?

答:水蛭为常用动物类中药,《中国药典》收载品种。来源为水蛭科动物蚂蟥 *Whitmania pigra* Whitman、水蛭 *Hirudo nipponica* Whitman 或柳叶蚂蟥 *Whitmania acranulata* Whitman 的干燥全体。味咸、苦,性平;有小毒。归肝经。功能破血通经,逐瘀消癥。用于血瘀经闭,癥瘕痞块,中风偏瘫,跌打损伤。用量 1 ~ 3g。注意孕妇禁用。

按《北京市中药饮片调剂规程》(2011 年版)规定处方写"水蛭""炙水蛭""酒炙水蛭"调剂应付酒炙水蛭。

过去北京地区还使用过"烫水蛭";生水蛭也有医师使用。

555. "珍珠母"的来源及功效主治是什么？处方如何应付？

答： 珍珠母为常用动物类中药，《中国药典》收载品种。来源为蚌科动物三角帆蚌 *Hyriopsis cumingii*（Lea）、褶纹冠蚌 *Cristaria plicata*（Leach）或珍珠贝科动物马氏珍珠贝 *Pteria martensii*（Dunker）的贝壳。味咸，性寒。归肝、心经。功能平肝潜阳，安神定惊，明目退翳。用于头痛眩晕，惊悸失眠，目赤翳障，视物昏花。用量 10～25g，先煎。

按《北京市中药饮片调剂规程》（2011 年版）规定处方写"珍珠母"调剂应付珍珠母块（生品）；处方写"煅珍珠母"调剂应付煅珍珠母。

556. "牡蛎"的来源及功效主治是什么？"左牡蛎"处方如何应付？

答： 牡蛎为常用动物类中药，《中国药典》收载品种。来源为牡蛎科动物长牡蛎 *Ostrea gigas* Thunberg、大连湾牡蛎 *Ostrea talienwhanensis* Crosse 或近江牡蛎 *Ostrea rivularis* Gould 的贝壳。味咸，性微寒。归肝、胆、肾经。功能重镇安神，潜阳补阴，软坚散结。用于惊悸失眠，眩晕耳鸣，瘰疬痰核，癥瘕痞块。煅牡蛎收敛固涩，制酸止痛。用于自汗盗汗，遗精滑精，崩漏带下，胃痛吞酸。用量 9～30g，先煎。

"左牡蛎"为牡蛎的处方别名。

按《北京市中药饮片调剂规程》（2011 年版）规定处方写"牡蛎""煅牡蛎""牡蛎壳"调剂应付煅牡蛎；处方写"生牡蛎"调剂应付牡蛎（生品）。《北京市中药调剂规程》（1983 年版）记载处方写"左牡蛎"调剂应付煅牡蛎。

557. "紫河车"的来源及功效主治是什么？

答： 紫河车为动物类中药，《中国药典》（2020 年版）未收载。来源为健康人的干燥胎盘。味甘、咸，性温。归肺、肝、肾经。功能温肾补精，益气养血。用于虚劳羸瘦，阳痿遗精，不孕少乳，久咳虚喘，骨蒸劳嗽，面色萎黄，食少气短。用量 2～3g，研末吞服。

558. "朱砂"的来源及功效主治是什么？ "辰砂"、"瓶口砂"（平口砂）、"银朱"处方如何应付？

答： 朱砂为矿物类中药，《中国药典》收载品种。来源为硫化物类矿物辰砂族辰砂，主含硫化汞（HgS）。味甘，性微寒；有毒。归心经。功能清心镇惊，安神，明目，解毒。用于心悸易惊，失眠多梦，癫痫发狂，小儿惊风，视物昏花，口疮，喉痹，疮疡肿毒。用量 0.1～0.5g，多入丸散服，不宜入煎剂。外用适量。注意本品有毒，不宜大量服用，也不宜少量久服，孕妇及肝肾功能不全者禁服。

灵砂（辰砂）《卫生部药品标准》（中药材第一册 1992 年版）收载，为硫黄粉和水银经加工而得。性味归经、功能同朱砂，用量 0.3～1.5g，多入丸散服，外用适量。本品有毒，不宜大量久服。本品北京地区饮片调剂基本不用。

银珠为少用矿物类中药，《北京市中药炮制规范》（1986 版）收载，用水银与硫黄经加热升华而成，主含硫化汞（HgS）味辛，性温。归心、肺、胃经。功能攻毒，杀虫，燥湿。用于疥癣恶疮，丹毒红肿。用法：多作外用，适量。注意本品有毒，切勿口尝。

按《北京市中药饮片调剂规程》（2011 年版）规定处方写"朱砂""辰砂"调剂应付水飞朱砂粉（生品），冲服。"贡朱砂""镜面砂""赤丹"等处方别名见于《北京市中药调剂规程》（1983 年版），调剂应付朱砂（生品）。

《北京市中药饮片调剂规程》（2011 年版）规定处方写"银珠"调剂应付银珠（生品）。"猩红"一名《北京市中药调剂规程》（1983 年版）记载调剂应付银珠。

"辰砂"为"朱砂"的处方别名。"瓶口砂"又称"平口砂""灵砂"，为人工合成朱砂，功能与朱砂相同。"朱砂"与"银珠"来源不同，银珠外用，不能内服。注意鉴别。

559. "文石"的来源及功效主治是什么？处方如何应付？

答："文石"为玛瑙的处方别名，因玛瑙有花纹故名。

玛瑙为少用的矿物药，《北京市中药炮制规范》（1986 年版）收载。来源为三方晶系矿石石英的隐晶质变种之一，主含二氧化硅。味辛，性寒。归肝经。功能清热明目。用于目生翳障。外用。

按《北京市中药饮片调剂规程》（2011 年版）记载处方写"玛瑙"调剂应付玛瑙（生品），捣碎。"文石"一名见于《北京市中药调剂规程》（1983 年版）调剂应付玛瑙（生品）。

560. "龙骨""五花龙骨"有何不同？处方如何应付？

答：龙骨为化石类中药，《北京市中药饮片炮制规范》（2008 年版）收载。来源为古代哺乳动物如三趾马、犀类、鹿

类、牛类、象类等的骨骼化石或象类门齿的化石。前者习称
"龙骨"，后者习称"五花龙骨"。味甘、涩，性平。归心、肝、
肾经。功能镇惊安神，敛汗涩精，生肌敛疮。用于神志不安，
惊悸不眠，自汗盗汗，遗精，白带，崩漏。外用治脱肛、衄血、
溃疡久不收口。煅龙骨收敛固涩。用于盗汗自汗，遗精、白带，
崩漏，久泻久痢。用量 9 ～ 15g，生品先煎。外用适量，研末
涂患处。

"五花龙骨"为"龙骨"的一种饮片规格。因其有蓝灰色
及红棕色的花纹故名。习惯认为"五花龙骨"质量好。现在由
于资源问题"五花龙骨"已经很少见到了。

按《北京市中药饮片调剂规程》（2011 年版）规定处方写
"龙骨""煅龙骨""五花龙骨"调剂应付煅龙骨；处方写"生龙
骨"调剂应付龙骨（生品）。"青龙骨""粉龙骨"见于《北京市
中药调剂规程》（1983 年版）调剂应付煅龙骨。

561. "龙齿""青龙齿"有何不同？处方如何应付？

答：龙齿为化石类中药，《北京市中药饮片炮制规范》
（2008 年版）收载。来源为古代哺乳动物如三趾马、犀类、鹿
类、牛类、象类等的牙齿化石。味甘、涩，性凉。归心、肝
经。功能镇惊安神，用于心悸易惊，心烦，失眠多梦。用量
9 ～ 15g，生品先煎。

"青龙齿"为"龙齿"的处方别名，也是过去"龙齿"的
一种饮片规格，其颜色呈青灰色，习惯认为"青龙齿"质量好，
但是现在已经很难见到了。

按《北京市中药饮片调剂规程》（2011 年版）规定处方写
"龙齿""煅龙齿""青龙齿"调剂应付煅龙齿；处方写"生龙

齿"调剂应付龙齿（生品）。

562. "芒硝""硝石""朴硝""马牙硝""风化硝""火硝"与"焰硝"有何不同？处方如何应付？

答：芒硝为常用矿物类中药，《中国药典》收载品种。来源为硫酸盐类矿物芒硝族芒硝，经加工精制而成的结晶体。主含含水硫酸钠（$Na_2SO_4 \cdot 10H_2O$）。味咸、苦，性寒。归胃、大肠经。功能泻热通便，润燥软坚，清火消肿。用于实热积滞，腹满胀痛，大便燥结，肠痈肿痛；外治乳痈，痔疮肿痛。用量 6～12g，一般不入煎剂，待汤剂煎得后，溶入汤剂中服用。外用适量。注意孕妇禁用。不宜与硫黄、三棱同用。

硝石《北京市中药饮片炮制规范》（2008 年版）收载，来源为硝矿石经加工而成的结晶体，主含硝酸钾（KNO_3）。味咸、苦，性寒。归胃、大肠、三焦经。功能润燥软坚，泻热，消积。用于肠胃实热积滞，停痰痞满。用量 1.5～3g，打碎或研粉。注意胃虚无实热者及孕妇禁用。切勿口尝，忌与硫黄同用。

"朴硝""马牙硝"为芒硝的处方别名；"火硝"与"焰硝"为硝石的处方别名；"风化硝"为玄明粉的处方别名。三者均为矿物类中药，来源不同注意区别。

玄明粉《中国药典》收载品种，来源为芒硝经风化干燥制得。主含硫酸钠（Na_2SO_4）。性味归经、功能、禁忌同芒硝，但药力稍弱。外治咽喉肿痛，口舌生疮，牙龈肿痛，目赤，痈肿，丹毒。用量 3～9g。溶入煎好的汤液中服用。外用适量。

按《北京市中药饮片调剂规程》（2011 年版）规定处方写"芒硝""净皮硝""朴硝""马牙硝"调剂应付芒硝。

处方写"玄明粉""元明粉""风化硝"调剂应付玄明粉。

处方写"硝石""火硝"调剂应付硝石。"焰硝"一名见于《北京市中药调剂规程》（1983年版）调剂应付硝石。

563. "阳起石""阴起石"的来源及功效主治有何不同？处方如何应付？

答："阳起石""阴起石"均为少用的矿物类中药，收载于《北京市中药饮片炮制规范》（2008年版）。来源及功能不同。阴起石很少使用。

阳起石来源为硅酸盐类矿物角闪石族透闪石，主含碱式硅酸镁〔$Ca_2Mg_5(Si_4O_{11})_2 \cdot (OH)_2$〕。味咸，性微温。归肾经。功能温肾壮阳。用于阳痿，妇女子宫久冷，腰膝酸软。煅阳起石温肾壮阳。用于腰膝酸软。用量5～9g，多入丸散用。

阴起石来源为硅酸盐类矿物角闪族阳起石岩，主含含水硅酸铁镁钙〔$Ca(Mg, Fe)_5(Si_4O_{11})_2 \cdot (OH)_2$〕。性味咸，微温。归肾经。功能补气，祛寒。用于肾气不足，子宫寒凉，虚寒腹痛，带下白浊。用量4.5～9g。

《中华本草》记载阳起石的来源为硅酸盐类矿物角闪石族透闪石及其异种透闪石石棉。故也有医师认为其含有石棉类成分主张不用或少用，有待于研究。

按《北京市中药饮片调剂规程》（2011版）规定处方写"阳起石""煅阳起石"调剂应付煅阳起石（酒淬）；处方写"生阳起石"调剂应付阳起石（生品）。

处方写"阴起石"按北京的调剂习惯调剂应付阴起石（生品）。

564. "磁石"的来源及功效主治是什么? 处方如何应付?

答: 磁石为常用矿物类中药,《中国药典》收载品种。来源为氧化物类矿物尖晶石族磁铁矿, 主含四氧化三铁 (Fe_3O_4)。味咸, 性寒。归肝、心、肾经。

功能镇惊安神, 平肝潜阳, 聪耳明目, 纳气平喘。用于惊悸失眠, 头晕目眩, 视物昏花, 耳鸣耳聋, 肾虚气喘。用量 9 ～ 30g, 先煎。

"灵磁石""活磁石"《北京市中药调剂规程》(1983 年版) 收载, 调剂应付煅磁石。这种调剂应付不合适, 因磁石煅后失去"磁性"而无吸铁能力, 而"灵磁石""活磁石"应该为具有"磁性"的"生磁石"。故《北京市中药饮片调剂规程》(2011 年版) 处方常用名中未收载"灵磁石""活磁石"。

"慈石"为磁石的处方别名。

按《北京市中药饮片调剂规程》(2011 版) 规定处方写"磁石""煅磁石""慈石"调剂应付煅磁石 (醋淬); 处方写"生磁石"调剂应付磁石 (生品), 先煎。

565. "自然铜""煅然铜"的来源及功效主治是什么? 处方如何应付?

答: 自然铜为矿物药, 其药名与实质不符, 名为"铜"实为"铁"。《中国药典》收载品种。来源为硫化物类矿物黄铁矿族黄铁矿。主含二硫化铁 (FeS_2)。味辛, 性平。归肝经。功能散瘀止痛, 续筋接骨。用于跌打损伤, 筋骨折伤, 瘀肿疼痛。用量 3 ～ 9g, 多入丸散服, 若入煎剂宜先煎。外用适量。"煅然铜"是自然铜的处方别名。

按《北京市中药饮片调剂规程》（2011 版）规定处方写"自然铜""煅自然铜""煅然铜"调剂应付煅自然铜（醋淬）。

566. "钟乳石""石钟乳"的来源及功效主治是什么？处方如何应付？

答：钟乳石为少用的矿物药，《中国药典》收载品种。来源为碳酸盐类矿物方解石族方解石，主含碳酸钙（$CaCO_3$）。味甘，性温。归肺、肾、胃经。功能温肺，助阳，平喘，制酸，通乳。用于寒痰喘咳，阳虚冷喘，腰膝冷痛，胃痛泛酸，乳汁不通。用量 3 ～ 9g，先煎。

"石钟乳"为钟乳石的处方别名。

按《北京市中药饮片调剂规程》（2011 版）规定处方写"钟乳石""煅钟乳石""石钟乳"调剂应付煅钟乳石。

567. "滑石渣"的来源及功效主治是什么？处方如何应付？

答：滑石为常用矿物类中药，《中国药典》收载品种。来源为硅酸盐类矿物滑石族滑石，主含含水硅酸镁〔$Mg_3(Si_4O_{10})(OH)_2$〕。味甘、淡，性寒。归膀胱、肺、胃经。功能利尿通淋，清热解暑。外用祛湿敛疮。用于热淋，石淋，尿热涩痛，暑湿烦渴，湿热水泻；外治湿疹，湿疮，痱子。用量 10 ～ 20g，先煎。外用适量。

"滑石渣"为滑石的不规范处方别名。

按《北京市中药饮片调剂规程》（2011 版）规定处方写"滑石""滑石粉"调剂应付滑石粉（生品），包煎；处方写"滑石块"调剂应付滑石块（生品），先煎。"滑石渣"一名《北京市中药调剂规程》（1983 年版）收载，调剂应付滑石块（生品）。

滑石粉近些年来在西方医药界存在争议，一些人士不主张滑石粉药用，这与中西医为两个理论体系有关其认识不同；另外矿物"滑石"因纯度（杂质含量）不同有多种颜色，《中国药典》规定药用滑石为"白色、黄白色或淡蓝灰色，有蜡样光泽。质软，细腻，手摸有滑润感"。应用时要注意其质量。

568. "伏龙肝""灶心土"的来源及功效主治是什么？处方如何应付？

答：伏龙肝为少用中药，《北京市中药饮片炮制规范》（2008 年版）收载。来源为久经柴草或木柴熏烧的灶心土。味辛，性微温。归脾、胃经。功能温中和胃，止血，止呕。用于胃寒呕吐，腹痛泄泻、妊娠恶阻，吐血，衄血，便血，妇女血崩，赤白带下。用量 15 ～ 30g。

"灶心土"是伏龙肝的处方别名。

按《北京市中药饮片调剂规程》（2011 年版）规定处方写"伏龙肝""灶心土"调剂应付伏龙肝。

由于伏龙肝的资源短缺，建议临床不用伏龙肝。

569. "秋石"的来源及功效主治是什么？处方如何应付？

答：秋石又称"咸秋石"为少用中药，《北京市中药饮片炮制规范》（2008 年版）收载。来源为食盐的加工品，主含氯化钠（NaCl）。味咸，性寒。归肺、肾经。功能滋阴降火。用于骨蒸劳热，咳嗽，咳血，咽喉肿痛，遗精，白浊，赤白带下。用量 4.5～9g。外用适量。注意脾胃虚寒者忌服。

按《北京市中药饮片调剂规程》（2011 年版）规定处方写"秋石""白秋石"调剂应付秋石（生品），捣碎；《北京市中药调剂规程》（1983 年版）记载处方写"童秋石"调剂应付秋石（生品）。

注意"淡秋石"的制备方法、化学成分与秋石不同，不能混用。

570. "无名异""土子"的来源及功效主治是什么？处方如何应付？

答：无名异为少用中药，《北京市中药炮制规范》（1986 年版）收载。来源为一种结核状的软锰矿石。味甘，性平。归肝、肾经。功能活血止痛，散瘀消肿。用于跌打损伤，痈肿疮毒。用量 2.5～4.5g，多入丸、散用，外用适量，研末调敷患处。

"土子"是无名异的处方别名。按《北京市中药饮片调剂规程》（2011 年版）规定处方写"无名异""土子"调剂应付无名异（生品）。

571. "千层纸""金星石"是"云母石"吗？来源及功效主治是什么？处方如何应付？

答："千层纸""金星石"是云母石的别名。

云母石为少用中药，《北京市中药饮片炮制规范》（2008 年版）收载。来源为硅酸盐类矿物云母族白云母，主含含水硅酸钾铝〔$KAl_2(AlSi_3O_{10})(OH)_2$〕。味甘，性平。归肺、脾、膀胱经。功能下气，补中，敛疮，止血。用于虚损气弱，眩晕，外用治痈疽疮毒，金疮出血。煅云母石增强敛疮、止血的功效。用量 9 ～ 12g，外用适量，研末涂敷患处。

《北京市中药饮片调剂规程》（2011 年版）规定处方写"云母石""云母"调剂应付云母石（生品)；《北京市中药调剂规程》（1983 年版）记载处方写"千层纸"调剂应付云母石（生品）。

572. "水银"的来源及功效主治是什么？

答： 水银为少用中药，《北京市中药炮制规范》（1986 年版）收载。来源为液态金属汞。味辛，性寒，有大毒。归心，肝、肾经。功能攻毒杀虫。用于疥癣，梅毒，恶疮。制水银外科使用。用法为外用：与其他中药研末、搽患处。注意本品有毒，不宜内服，孕妇禁用，外用不宜过量或久用。

水银为毒性中药，应按毒性中药管理。

573. "石燕"的来源及功效主治是什么？处方如何应付？

答： 石燕为少用中药。《北京市中药饮片炮制规范》（2008 年版）收载。来源为古代腕足类石燕科动物中华弓石燕 *Cyrtiospirifer sinensis* Grabau 与戴维逊穹石燕 *Cyrtiopsis davidsoni* Grabau 及多种近缘动物的化石。味咸，性凉，归肾、膀胱经。功能除湿热，利小便，退目翳。用于淋病，小便不利，湿热带下，尿血便秘，肠风痔漏，眼目障翳。用量 3 ～ 9g，用时捣碎。外用适量。

按《北京市中药饮片调剂规程》2011 年版规定处方写"石燕"调剂应付石燕（生品）。

574. "明矾""枯矾"功效有何不同？处方如何应付？

答："明矾"为白矾的别名。"明矾"与"枯矾"来源相同，炮制方法不同，功效不同。

白矾为少用中药，《北京市中药饮片炮制规范》（2008年版）收载。来源为硫酸盐类矿物明矾石经加工提炼制成。主含含水硫酸铝钾〔$KAl(SO_4)_2·12H_2O$〕。味酸、涩，性寒。归肺、脾、肝、大肠经。功能外用解毒杀虫，燥湿止痒；内服止血止泻，祛除风痰。外治用于湿疹，疥癣，聤耳流脓；内服用于久泻不止，便血，崩漏，癫痫发狂。用量内服0.6～1.5g。外用适量，研末敷或化水洗患处。

枯矾（煅白矾）味酸、涩，性寒。归肺、脾、肝、大肠经。功能收湿敛疮，止血化腐。用于湿疹湿疮，聤耳流脓，阴痒带下，鼻衄齿衄，鼻息肉。用法用量同白矾。

按《北京市中药饮片调剂规程》（2011年版）规定处方写"白矾""明矾"调剂应付生白矾；处方写"枯矾""煅白矾"调剂应付煅枯矾。

575. "白石英""紫石英"功效主治有何不同？处方如何应付？

答：二者来源不同，功能也不相同，均为少用中药。

白石英《北京市中药饮片炮制规范》（2008年版）收载。来源为氧化物类矿物石英族石英，主含二氧化硅（SiO_2）。味甘，性温。归肺、心经。功能镇静安神，止咳降逆。用于心悸不安，咳嗽气逆。用量9～15g。

紫石英《中国药典》收载品种，来源为氟化物类矿物萤石族萤石，主含氟化钙（CaF_2）。味甘，性温。归肾、心、肺经。功能温肾暖宫，镇心安神，温肺平喘。用于肾阳亏虚，宫冷不孕，惊悸不安，失眠多梦，虚寒咳喘。用量 9 ～ 15g，先煎。

按《北京市中药饮片调剂规程》（2011 年版）规定处方写"白石英""煅白石英"调剂应付煅白石英；处方写"生白石英"调剂应付生白石英。处方写"紫石英""煅紫石英""煅石英"调剂应付煅紫石英；处方写"生紫石英"调剂应付生紫石英。

576. "铜青""铜绿"有何不同？

答：二者来源不同，功能相近。为少用中药，均收载于《北京市中药炮制规范》（1986 年版）。二者分别入药。

铜青别名"纯铜绿"。来源为铜氧化生成的碱式碳酸铜，主含碱酸铜〔$CuCo_3Cu(OH)_3$〕。系铜表面经二氧化碳或醋酸作用后生成的绿色锈衣刮下干燥而成。味酸、涩，性平，有毒。归肝、胆经。功能退翳，去腐，敛疮，杀虫，吐风痰。治目翳，烂弦风眼，痔疮恶疮，喉痹，牙疳，臁疮，顽癣，风痰卒中。用量 0.9 ～ 1.5g，多入丸，散，外用、研末撒或调敷。

铜绿别名"铜锈衣"。来源原为废铜矿坑口铜矿石与潮湿空气中碳酸化合自然生成的绿色碳酸铜混合物。后人以铜板加醋在温湿度大的条件下，刮取铜板生的绿锈晒干而得。主要成分为碱式碳酸铜〔$CuCO_3 \cdot Cu(OH_2)$〕。北京等地以少量铜绿加大量白云石粉及桐油制成方块，沿用多年。味酸、涩，性平。归肝、胆经。功能解毒、去腐、敛疮、杀虫、吐风痰。用于恶疮腐臭，鼻息肉、眼睑糜烂，目翳，风痰卒中。用量 1 ～ 1.5g，外用适量、研末调敷。

577. "金炉底""密陀僧"的来源及功效主治是什么？处方如何应付？

答："金炉底"是"密陀僧"的处方别名。

密陀僧为少用中药，《北京市中药饮片炮制规范》（2008 年版）收载。来源为铅矿石冶炼而成的粗制氧化铅，主含氧化铅（PbO）。味咸、辛，性平；有毒。归肝、脾经。功能燥湿杀虫，收敛生肌，防腐解毒。用于疮疡溃烂久不收敛，湿疮湿疹，疥癣狐臭。用量 0.3 ～ 0.5g；或入丸散用。外用适量，研末撒或调敷患处；或制成膏药、软膏、油剂等敷患处。注意本品有毒，以外用为主。不宜与狼毒同用。

按《北京市中药饮片调剂规程》（2011 年版）规定处方写"密陀僧"调剂应付密陀僧（生品）;《北京市中药调剂规程》（1983 年版）记载处方写"金炉底"调剂应付密陀僧（生品）。

578. "鹅管石"的来源与功效主治是什么？

答：鹅管石为少用中药，《北京市中药饮片炮制规范》（2008 年版）收载"煅鹅管石"，来源为树珊瑚科动物栎珊瑚 *Balanophyllia* sp. 的石灰质骨骼，主含碳酸钙（$CaCO_3$）或碳酸氢钙〔$Ca(HCO_3)_2$〕。

味甘、微咸，性温。归肺、肾、肝经。功能温肺，壮阳，通乳。用于肺痨咳喘，胸闷，阳痿，腰膝无力，乳汁不通。用量 9 ～ 15g。

579. "蓝矾""胆矾"的来源及功效主治是什么？处方如何应付？

答： 胆矾为少用中药，《北京市中药饮片炮制规范》（2008年版）收载。来源为硫酸盐类矿物胆矾或人工制成品，主含含水硫酸铜（$CuSO_4 \cdot 5H_2O$）。味酸、辛，性寒；有毒。归肝、胆经。功能涌吐痰涎，解毒去腐。用于喉痹，癫痫，误食毒物，风眼赤烂，口疮牙疳，胬肉，疮疡。用量 $0.3 \sim 0.6g$，多入丸散用。外用适量。注意本品有毒，体弱者忌用。

"蓝矾"是胆矾的处方别名，《北京市中药饮片调剂规程》（2011年版）规定处方写"胆矾""蓝矾"调剂应付胆矾（生品）。

580. "铁线粉"的来源与功效主治是什么？

答： "铁线粉"为少用中药，《北京市中药炮制规范》（1986年版）收载。为铁露置空气中氧化生成的棕褐色锈衣。味辛、苦，性寒。归肺、胃经。功能除湿止痒。用于疔疮肿毒，疥癣，烫伤。用法：外用适量，研末调敷。

581. "白粉霜"的来源及功效主治是什么？

答： "白粉霜"为少用中药，《北京市中药炮制规范》（1986年版）收载正名"白粉霜"；《北京市中药饮片调剂规程》（2011年版）收载处方名称为"粉霜"。

白粉霜为轻粉（Hg_2Cl_2）的精制品。味辛，性温。有毒。归大肠、小肠经。功能外用杀虫、攻毒、敛疮，内服祛痰消积，逐水通便。外治用于疥疮，顽癣，臁疮，梅毒，疮疡，湿疹；内服用于水肿，臌胀。

用量：外用研末调敷；内服 0.1 ～ 0.2g，或入丸散。

按《北京市中药饮片调剂规程》（2011 年版）规定处方写"白粉霜""粉霜"调剂应付粉霜。本品有毒，不可过量。内服慎用，孕妇禁用。

582. "月石""西月石"的来源及功效主治是什么？处方如何应付？

答："月石""西月石"为硼砂的处方别名。

硼砂为少用中药，《北京市中药饮片炮制规范》（2008 年版）收载。来源为硼酸盐类矿物硼砂族硼砂经精制而成的结晶，主含含水四硼酸钠（$Na_2B_4O_7 \cdot 10H_2O$）。味甘、咸，性凉。归肺、胃经。功能清热消痰，解毒防腐。用于咽喉肿痛，口舌生疮，目赤翳障，咳嗽痰稠。用量 1.5 ～ 3g，多入丸散用，外用适量。

按《北京市中药饮片调剂规程》（2011 年版）规定处方写"硼砂""煅硼砂""月石""西月石""白硼砂"调剂应付煅硼砂。

583. "海浮石""海石"的来源及功效主治是什么？处方如何应付？

答：浮海石为动物类中药，《北京市中药饮片炮制规范》（2008 年版）收载。来源为胞孔科动物脊突苔虫 *Costazia aculeata* Canu et Bassler 的干燥骨骼。味咸，性寒。归肺、肾经。功能清肺化痰，软坚散结，利尿通淋。用于肺热咳喘，痰稠，瘰疬，瘿瘤，血淋，石淋。煅浮海石燥湿化痰。用于肺热咳嗽痰稠，瘰疬。用量 9 ～ 15g。

"海浮石""海石"为浮海石的处方别名。

按《北京市中药饮片调剂规程》（2011年版）规定处方写"浮海石""煅浮海石""海浮石"调剂应付煅浮海石；《北京市中药调剂规程》（1983年版）记载处方写"海石"调剂应付煅浮海石。

过去很多地区所用浮海石有两个来源，一个是上述品种，另一个习称为"浮石"，为火山喷发形成的多孔状石块。两者来源、性状均不同，使用时注意。

584. "轻粉"的来源及功效主治是什么？处方如何应付？

答："轻粉"为毒性中药，《中国药典》收载品种。本品为氯化亚汞（Hg_2Cl_2）。味辛，性寒；有毒。归大肠、小肠经。功能外用杀虫，攻毒，敛疮；内服祛痰消积，逐水通便。外治用于疥疮，顽癣，臁疮，梅毒，疮疡，湿疹；内服用于痰涎积滞，水肿臌胀，二便不利。用量外用适量，研末掺敷患处。内服每次0.1～0.2g，一日1～2次，多入丸剂或装胶囊服，服后漱口。注意本品有毒，不可过量；内服慎用；孕妇禁服。

按《北京市中药饮片调剂规程》（2011年版）规定，本品为医疗用毒性药品，调剂按《医疗用毒性药品管理办法》执行。

585. "皂矾""黑矾""绿矾"是同一种中药吗？来源及功效主治是什么？

答："皂矾""黑矾"是绿矾的别名。为少用中药。《北京市中药饮片炮制规范》（2008年版）收载。来源为硫酸盐类矿物水绿矾的矿石。主含含水硫酸亚铁（$FeSO_4 \cdot 7H_2O$）。味酸，性凉。归肝、脾经。功能解毒燥湿，杀虫补血。用于黄肿胀满，疳积久痢，肠风便血，血虚萎黄，湿疮疥癣，喉痹口疮。用量0.8～1.6g。外用适量。

586. "蛇含石"的来源及功效主治是什么？

答：蛇含石为少用中药。《北京市中药饮片炮制规范》（2008年版）收载。来源为氧化物矿物褐铁矿的结核，主含三氧化二铁（Fe_2O_3）。味甘，性寒。归心包、肝经。功能安神，镇惊，止血，定痛。用于心悸惊痫，肠风血痢，心痛，骨节酸痛。煅蛇含石止血，定痛。用于肠风血痢，骨节酸痛。用量6～9g，先煎；或入丸散用。外用适量，研末调敷患处。

587. "铅丹""黄丹""章丹""丹粉""红丹"的来源及功效主治是什么？处方如何应付？

答：铅丹为少用中药。《北京市中药饮片炮制规范》（2008年版）收载。来源为纯铅经加工炼制而成，主含四氧化三铅（Pb_3O_4）。味辛、咸，性微寒；有毒。归心、脾、肝经。功能拔毒生肌，坠痰镇惊。用于疮疡肿毒，创伤出血，烧伤、烫伤，吐逆反胃，惊痫癫狂。用量外用适量，调敷患处，主为熬制黑膏药的原料。注意本品有毒，不宜内服。

"黄丹""章丹""丹粉"均为铅丹的别名。《北京中药调剂规程》（1983年版）和《北京中药饮片炮制规范》（2008年版）均以"铅丹"为正名；而《北京中药饮片调剂规程》（2011年版）以"红丹"为正名。此种情况亟待解决。

《北京中药饮片调剂规程》（2011年版）规定处方写"铅丹""红丹"处方应付红丹；《北京中药调剂规程》（1983年版）

记载处方写"彰丹""黄丹"调剂应付铅丹。

588. "代赭石"的来源及功效主治是什么？处方如何应付？

答：赭石为常用中药，《中国药典》收载品种。来源为氧化物类矿物刚玉族赤铁矿，主含三氧化二铁（Fe_2O_3）。味苦，性寒。归肝、心、肺、胃经。功能平肝潜阳，重镇降逆，凉血止血。用于眩晕耳鸣，呕吐，噫气，呃逆，喘息，吐血，衄血，崩漏下血。用量 9～30g。先煎。孕妇慎用。

"代赭石"是赭石的处方别名。

按《北京市中药饮片调剂规程》（2011 年版）规定处方写"赭石""煅赭石""代赭石"调剂应付煅赭石；处方写"生赭石"调剂应付生赭石，捣碎先煎。孕妇慎用。《北京市中药调剂规程》（1983 年版）记载处方写"钉头赭石"调剂应付煅赭石。

589. "凝水石""寒水石"的来源及功效主治是什么？处方如何应付？

答：北寒水石《北京市中药饮片炮制规范》（2008 年版）收载。来源为硫酸盐类矿物硬石膏族红石膏。主含含水硫酸钙（$CaSO_4 \cdot 2H_2O$），药材名又称"北寒水石"。味辛、咸，性寒。归心、胃、肾经。功能清热降火，利窍，消肿。用于时行热病，积热烦渴、吐泻，水肿，尿闭，齿衄，丹毒，烫伤。煅寒水石、减低寒性、增强治疗吐泻、水肿，齿衄的功效。用量 9～15g。外用研末搽或调敷患处。

《北京市中药饮片炮制规范》（2008 年版）收载正名为"北寒水石"；而《北京市中药饮片调剂规程》（2011 年版）收载正

名为"寒水石"。北京地区一直习用的"寒水石"为"北寒水石"，所以中医处方写"寒水石"北京地区习惯调剂应付"北寒水石"。

"凝水石"是"寒水石（北寒水石）"的别名。

按《北京市中药饮片调剂规程》（2011 年版）规定处方写"寒水石""生寒水石"调剂应付生寒水石，捣碎先煎；处方写"煅寒水石""煅北寒水石"调剂应付煅寒水石。

《北京市中药调剂规程》（1983 年版）记载处方应付与《北京市中药饮片调剂规程》（2011 年版）规定不同，处方写"寒水石"调剂应付"煅寒水石"。北京地区中药饮片调剂时应按照《北京市中药饮片调剂规程》（2011 年版）规定执行。

"南寒水石"近些年来北京地区也常用，其来源为碳酸盐类矿物方解石族方解石，主要含碳酸钙。但《北京市中药饮片炮制规范》（2008 年版）未收载。

590. "青礞石""金礞石"的来源及功效主治有何不同？处方如何应付？

答：二者均为少用的矿物类中药，来源不同，《中国药典》收载二者的性味、功能相同。

青礞石来源为变质岩类黑云母片岩或绿泥石化云母碳酸盐片岩。炮制品有"青礞石""煅青礞石"。味甘、咸，性平。归肺、心、肝经。功能坠痰下气，平肝镇惊。用于顽痰胶结，咳逆喘急，癫痫发狂，烦躁胸闷，惊风抽搐。用法用量多入丸散服，3～6g；煎汤 10～15g，布包先煎。

金礞石来源为变质岩类蛭石片岩或水黑云母片岩。性味、功能、用法用量同青礞石。偏于化痰。

按《北京市中药饮片调剂规程》（2011 年版）规定处方写"青礞石""煅青礞石"调剂应付煅青礞石，处方写"生青礞石"调剂应付青礞石（生品）。处方写"金礞石""煅金礞石""礞石"调剂应付煅金礞石；处方写"生金礞石"调剂应付金礞石（生品）。

591. "雄黄""雌黄"有何不同？

答："雄黄""雌黄"均为含砷的矿物类中药，来源及功能不同。

雄黄别名"腰黄"，《中国药典》收载品种。来源为硫化物类矿物雄黄族雄黄，主含二硫化二砷（As_2S_2）。味辛，性温；有毒。归肝、大肠经。功能解毒杀虫，燥湿祛痰，截疟。用于痈肿疔疮，蛇虫咬伤，虫积腹痛，惊痫，疟疾。用法用量 $0.05 \sim 0.1g$，入丸散用。外用适量，熏涂患处。注意内服宜慎；不可久用；孕妇禁用。

本品为毒性中药，按毒性中药管理规定执行。

雌黄《北京市中药饮片炮制规范》（2008 年版）收载。来源为硫化物类矿物雌黄族雌黄，主含三硫化二坤（As_2S_3）。味辛，性温；有毒。归肝经。功能燥湿，杀虫，解毒消肿。用于疥癣，恶疮，蛇虫咬伤，寒痰咳嗽，癫痫，虫积腹痛。用法用量 $0.15 \sim 0.3g$，多入丸散用。外用适量，研末调敷或制膏涂患处。注意本品有毒。阴亏血虚及孕妇忌服。

592. "紫硇砂""白硇砂"有何不同？处方如何应付？

答："紫硇砂""白硇砂"均为少用矿物类中药，来源不同，功能也有所不同。但是《北京市中药炮制规范》（1986 年版）

收载于"硇砂"名下，为"硇砂"的不同来源。

本品为氯化铵的结晶体，称白硇砂 *Sal amimoniacum*，主含氯化铵；紫色石盐矿石称紫硇砂 *Halitum violaceum*。其炮制品有"白硇砂""制白硇砂""紫硇砂""制紫硇砂"。味咸、苦、辛，性温。有毒。归肝、脾、胃经。功能消积软坚，破瘀散结。用于癥瘕肉积、噎膈反胃、痰饮喉痹、妇女经闭。外用治目翳、息肉、疣赘、疔疮、瘰疬、痈肿、恶疮。白硇砂化痰。用于咳嗽痰多。用法用量 0.3 ～ 0.9g。入丸散用。外用，研粉末，点、撒或调敷或入膏药中贴，或化水点涂患处。孕妇慎用。

按《北京市中药饮片调剂规程》（2011 年版）规定处方写"硇砂""炙硇砂""紫硇砂""醋炙硇砂"调剂应付醋炙硇砂；处方写"生硇砂"调剂应付生硇砂；处方写"白硇砂""盐硇砂""岩硇砂"应付白硇砂（生品）。

由于"紫硇砂""白硇砂"来源、功能、炮制、处方应付均不同，应该分开作为两种中药。

593. "花蕊石"的来源及功效主治是什么？处方如何应付？

答：花蕊石为少用的矿物类中药，《中国药典》收载品种。其来源为变质岩类岩石蛇纹大理岩。味酸、涩，性平。归肝经。功能化瘀止血。用于咯血，吐血，外伤出血，跌打伤痛。用量 4.5 ～ 9g，多研末服。外用适量。

按《北京市中药饮片调剂规程》（2011 年版）规定处方写"花蕊石""煅花蕊石"调剂应付煅花蕊石；处方写"生花蕊石"调剂应付生花蕊石。

594. "煅炉甘石""制炉甘石"有何不同，处方如何应付？

答：二者均为炉甘石的炮制品，炉甘石来源为碳酸盐类矿物方解石族菱锌矿，主含碳酸锌（$ZnCO_3$），炮制方法不同，功效也略有不同。

煅炉甘石用火煅水淬法，将水淬液中混悬的炉甘石细粉沉淀后取出干燥即可。其主要成分为氧化锌（ZnO）。

制炉甘石为黄连煎汤浓缩后与煅炉甘石细粉拌匀干燥即得。

炉甘石味甘，性平。归胃经。功能解毒、明目、退翳，收湿止痒敛疮。用于目赤肿痛，眼缘赤烂，翳膜胬肉，溃疡不敛，脓水淋漓，湿疮，皮肤瘙痒。

煅炉甘石，增强收湿敛疮功效。

制炉甘石，增强清火解毒，明目退翳功效。

用法：外用适量。

按《北京市中药饮片调剂规程》（2011年版）规定处方写"炉甘石""煅炉甘石"调剂应付煅炉甘石；处方写"制炉甘石"调剂应付制炉甘石。

595. "银精石""玄精石""金精石"有何不同？

答：三者来源不同，功效不同，为少用中药，均收载于《北京市中药炮制规范》1986年版。

银精石为白云母类的一种矿石。

味甘，性温。归肝经。功能明目退翳。用于眼目昏暗，目赤肿痛，视物模糊，外障云翳。用量 3～6g。

玄精石 来源为年久所结的小型片状石膏矿石。

味甘、咸，性寒。归肾经。功能滋阴、清热。用于阳盛阴虚、头痛，壮热，烦渴、目赤涩痛。用量 9～15g。

金精石的来源为硅酸盐类矿物水金云母。

味咸，性寒；有小毒。归心、肝、肾经。功能镇惊安神，去翳明目。用于目疾翳障，心悸怔忡，夜不安眠。煅后减低寒性，增强解毒作用。用量 3～6g，入丸散用。

北京的用药习惯"银精石""玄精石"用生品，调剂应付生品；"金精石"根据医生处方或中成药的配方要求应付。

596. "官粉""铅粉""腻粉""锭粉""水粉"的来源及功效主治是什么？处方如何应付？

答：本品为少用中药，《北京市中药饮片炮制规范》（2008年版）收载。

来源以铅为原料加工而成的白色粉状物，主含碱式碳酸铅〔$2PbCO_3 \cdot Pb(OH)_2$〕。味甘、辛，性寒。有毒。归肾经。功能燥湿杀虫，敛疮生肌。用于疳积，下痢，虫积腹痛；外用治痈疽恶疮，溃烂肿痛，黄水脓疮，臁疮。

用法：外用适量，干撒或调敷患处。

注意本品有毒，供外用。

"官粉""腻粉""锭粉""水粉"为铅粉的别名。《北京市中药饮片调剂规程》（2011年版）和《北京市中药调剂规程》（1983年版）收载的处方正名为"铅粉"；《北京市中药饮片炮制规范》（2008年版）收载名称为"官粉"。

《北京市中药饮片调剂规程》（2011年版）规定处方写"铅粉""官粉"调剂应付铅粉；《北京市中药调剂规程》（1983年版）记载处方写"铅粉""官粉""腻粉""锭粉""水粉"调

应付铅粉。

597. "人言""砒石""红砒""白砒"的来源及功效主治是什么?

答: "人言""砒石""红砒""白砒"是信石的别名。《北京市中药饮片调剂规程》（2011年版）收载名称为"砒石"，别名"红人言""红矾"。

本品为毒性中药，《北京市中药炮制规范》（1986年版）收载名称为"信石"，来源为天然的砷华矿石或为毒砂、雄黄等含砷矿石的加工制成品，主含三氧化二砷（As_2O_3）有红信石（红砒）、白信石（白砒）两种。味辛、酸，性大热，有大毒。归肺、脾、胃、大肠经。功能祛痰，截疟，杀虫，蚀腐肉。用于寒痰哮喘，疟疾，外用治痔漏，瘰疬，走马牙疳，癣疮，溃疡腐肉不脱。用法用量 0.03～0.07g，《北京市中药饮片调剂规程》（2011年版）规定的用量现为 1～3mg。入丸、散用，外用适量，研末撒；或调敷。

注意本品有大毒，用时宜慎，体虚、孕妇及哺乳期妇女禁用，应严格控制剂量，单用要加赋形剂，外敷面积不宜过大，注意防止中毒。管理按有关毒性药品管理规定执行。

砒霜为砒石经升华而成的三氧化二砷（As_2O_3）。功能与砒石相似，用法用量同砒石，管理按有关毒性药品管理规定执行。

598. "石盐""水晶盐""大青盐""光明盐"有何区别？处方如何应付？

答: 大青盐别名"青盐"，《中国药典》收载品种。来源为卤化物类石盐族湖盐结晶体，主含氯化钠（NaCl）。味咸，性寒。归心、肾、膀胱经。功能清热，凉血，明目。用于吐血，尿血，牙龈肿痛出血，目赤肿痛，风眼烂弦。

用量 1.2～2.5g；或入丸散用。外用适量，研末擦牙或水化漱口、洗目。注意水肿者慎用。

"大青盐"与"光明盐"主要化学成分（NaCl）相同，但为两种不同中药，均为矿物药；"石盐""水晶盐"是光明盐的别名。

光明盐《北京市中药炮制规范》（1986 年版）收载。来源为天然的食盐结晶。主产于新疆，青海、四川、湖北等地。味咸、微甘，性寒。归肾经。功能补肾，清热凉血。用于目赤，肿痛，多泪，头痛等。用量 1～2g 外用适量。

《北京市中药饮片调剂规程》（2011 年版）规定处方写"大青盐"调剂应付大青盐（生品）。光明盐北京地区习惯处方写"光明盐"，调剂应付光明盐（生品）。

599. "天生黄"与"硫黄"有何不同？处方如何应付？

答： 二者来源不同，均为少用中药。

天生黄《北京市中药炮制规范》（1986 年版）收载。来源为含硫温泉处升华凝结于附近岩石上的天然升华硫。味酸，性温。归胃、脾经。功能壮阳散寒，通便杀虫。用于阳痿，虚寒久痢不止，老人寒结便秘，虚喘，外用治疥癣疮毒。用量1.5～3g，多入丸散，外用适量调敷。

硫黄别名"石硫磺"。《中国药典》收载品种。来源为自然元素类矿物硫族自然硫。采挖后加热熔化，除去杂质；或用含硫矿物经加工制得。味酸，性温；有毒。归肾、大肠经。功能外用解毒杀虫疗疮；内服补火助阳通便。外治用于疥癣，秃疮，阴疽恶疮；内服用于阳痿足冷，虚喘冷哮，虚寒便秘。用量：外用适量，研末油调涂敷患处。内服 1.5 ~ 3g，炮制后入丸散服。

《北京市中药饮片调剂规程》（2011 年版）规定处方写"硫磺""石硫磺""炙硫磺""倭硫磺"调剂应付制硫黄。处方写"生硫磺"调剂应付硫黄（生品）。孕妇慎用。不宜与芒硝、玄明粉同用。"倭硫黄"因产地而得名。

天生黄现在临床极少使用。

600. "生铁末"与"铁落花"是同一种药吗？来源及功效主治是什么？

答：均为少用的矿物药，二者来源不同，功能相近，分别药用。

生铁末《北京市中药炮制规范》（1986 年版）收载，来源为生铁铸件在毛坯加工过程中锉下来的碎铁屑。味辛，性凉。归心、肝、肾经。功能平肝镇惊，消痈解毒。用于惊痫癫狂，疮痈肿毒。用法：内服煎汤或烧赤淬酒、水饮；外用煎水火烧赤淬水洗。

铁落花《北京市中药饮片炮制规范》（2008 年版）收载，来源为生铁煅至红赤外层氧化被锤落的片状铁屑。主含四氧化三铁（Fe_3O_4）。

味辛，性凉。归心、肝经。功能平肝，镇惊。用于惊痫癫狂，热病谵语，心悸，易惊善怒，疮痈肿毒。用量 9 ~ 15g。

按《北京市中药调剂规程》（1983 年版）记载处方写"铁落花""铁屑"调剂应付铁落花（生品）。

生铁末现在很难见到临床使用了。

601. "石膏""熟石膏"有何区别？处方如何应付？

答：二者来源相同，但炮制方法不同，功能不同。

石膏（生石膏）为常用中药，《中国药典》收载品种。来源为硫酸盐类矿物石膏族石膏，主含含水硫酸钙（$CaSO_4 \cdot 2H_2O$）。味甘、辛，性大寒。归肺、胃经。功能清热泻火，除烦止渴。用于外感热病，高热烦渴，肺热喘咳，胃火亢盛，头痛，牙痛。用法用量 15～60g，先煎。

煅石膏为石膏的炮制品。味甘、辛、涩，性寒。归肺、胃经。功能收湿，生肌，敛疮，止血。外治溃疡不敛，湿疹瘙痒，水火烫伤，外伤出血。用量外用适量，研末撒敷患处。

按《北京市中药饮片调剂规程》（2011 年版）规定处方写"石膏""生石膏"调剂应付石膏（生品），捣碎先煎；处方写"煅石膏""熟石膏"调剂应付煅石膏。《北京市中药调剂规程》（1983 年版）记载处方写"石羔"调剂应付石膏（生品）。"石羔"的"羔"为错别字。

602. "石蟹"的来源及功效主治是什么？处方如何应付？

答：石蟹《北京市中药炮制规范》（1986 年版）收载。来源为古代节肢动物弓蟹科石蟹及其他近缘动物的化石。味咸，性寒。归肝、胆经。功能清肝明目，解毒消肿。用于目赤，翳障，喉痹，痈肿，漆疮。用量 6～9g。磨汁内服，或入丸散用；外用碾极细点眼，醋磨涂患处。孕妇禁用。

石蟹为动物化石类中药。临床很少使用。

按《北京市中药调剂规程》（1983 年版）记载处方写"石

蟹"调剂应付石蟹（生品）。处方写"煅石蟹"调剂应付煅石蟹。

603. "天竺黄""合成天竺黄""竹黄菌"有何不同？处方如何应付？

答：三者来源不同，"天竺黄""合成天竺黄"与"竹黄（竹黄菌）"功能不同。

天竺黄别名"竺黄"，《中国药典》收载品种。来源为禾本科植物青皮竹 *Bambusa textilis* Mcclure 或华思劳竹 *Schizostachyum chinese* Rendle 等秆内的分泌液干燥后的块状物。味甘，性寒。归心、肝经。功能清热豁痰，清心定惊。用于热病神昏，中风痰迷，小儿痰热惊痫，抽搐，夜啼。用量 3～9g。

合成天竺黄是 20 世纪 60 年代因天竺黄资源紧缺，采用合成的方法制成的，《中国药典》没有收载，《北京市中药炮制规范》（1986 年版）及《北京市中药饮片炮制规范》（2008 年版）均没有收载。但是北京 20 世纪 70 年代至 2010 年左右一直使用，后来由于没有标准不再使用。

竹黄菌又称"竹黄"，为真菌类，民间药用。名称易与"天竺黄"混淆。北京地区中医临床不用。

《北京市中药饮片调剂规程》（2011 年版）中规定处方写"天竺黄""竺黄"调剂应付天竺黄。《北京市中药调剂规程》（1983 年版）中记载处方写"竺黄精""竹黄"调剂应付天竺黄。

604. "白酒曲"的来源及功效主治是什么？

答：白酒曲别名"酒曲"，《北京市中药炮制规范》（1986

年版）中收载。来源为大麦、豌豆、麸皮等混合后，经发酵而成的曲剂。味甘、辛，性温。归脾、肺经。功能温中，散瘀，止痛。能缓解药中之寒性，具升发之力，散瘀血，止头痛。炒白酒曲，提高归经的作用。用量 1～3g。入丸散用。

605. "芜荑"的来源及功效主治是什么？"臭芜荑"与"芜荑"有何不同？处方如何应付？

答：芜荑为少用中药，《北京市中药炮制规范》（1986 年版）收载。来源为榆科植物大果榆 *Ulmus Imacrocarpa* Hance. 或家榆 *Ulmus pumila* L. 的果实经加工而成。味辛、苦，性温。归脾、胃经。功能消积杀虫。用于虫积腹痛，小儿疳积，泻痢。用量 4.5～9g。

"臭芜荑"是"芜荑"的处方别名。《北京市中药调剂规程》（1983 年版）中"臭芜荑"是正名；而在《北京市中药炮制规范》（1986 年版）及《北京市中药饮片调剂规程》（2011 年版）中"芜荑"是正名。应以"芜荑"之名为宜。

《北京市中药饮片调剂规程》（2011 年版）中规定处方写"芜荑"调剂应付芜荑；《北京市中药调剂规程》（1983 年版）中记载处方写"臭芜荑"调剂应付臭芜荑。

606. "百草霜"的来源及功效主治是什么？

答：百草霜别名"锅底灰"。为少用中药，《北京市中药饮片炮制规范》（2008 年版）中收载。来源为杂草经燃烧后附于锅底或烟筒内的烟灰。味辛，性温。归心、肺经。功能止血，消积。用于衄血，吐血，便血，齿龈出血，崩漏带下，积滞泻痢，咽喉口舌诸疮。用量 1～4.5g；外用适量，研末调敷。

607. "竹沥水"的来源及功效主治是什么?

答: 竹沥水《北京市中药饮片炮制规范》(2008 年版)中收载。来源为禾本科植物淡竹 *Phyllostachys nigra* (Lodd.) Munro var.henonis (Mitf.) *Stapf* ex Rendle 的秆用火烤灼流出的液汁,习称"竹沥油",再加入白矾、硼砂、水等制成。味甘、苦,性寒。归心、胃经。功能清热豁痰,镇惊开窍。用于中风痰迷,热病烦躁,惊风癫痫,肺热痰壅。用量 15 ～ 30ml。兑服。

608. "西瓜霜"的来源及功效主治是什么?

答: 西瓜霜为《中国药典》收载品种。为葫芦科植物西瓜 *Citrullus lanatus* (Thunb.) Matsumu.et Nakai 的成熟新鲜果实与皮硝经加工制成。味咸,性寒。归肺、胃、大肠经。功能清热泻火,消肿止痛。用于咽喉肿痛,喉痹,口疮。用量 0.5 ～ 1.5g。外用适量,研末或吹敷患处。

有的地区制西瓜霜时加入硝石和皮硝。

609. "沉香曲"的来源及功效主治是什么?

答: 沉香曲为少用中药,各地的制法不同,《北京市中药饮片炮制规范》(2008 年版)中收载的方法为用沉香、檀香、姜厚朴、六神曲、面粉经混合加工制成。《北京市中药炮制规范》(1986 年版)中还收载了用 16 种中药制作沉香曲的方法。

沉香曲味苦,性温。归肝、肺、胃经。功能舒气化滞,和胃止呕。用于胸闷脘胀,肝胃不和,呕吐吞酸。用量 3 ～ 6g。

610. "薄荷冰"的来源及功效主治是什么?

答: "薄荷冰"是薄荷脑的别名。薄荷脑为《中国药典》收载品种。来源为唇形科植物薄荷 *Mentha haplocalyx* Briq. 的新鲜茎和叶经水蒸气蒸馏、冷冻、重结晶得到的一种饱和的环状醇。味辛,性凉。归肺经。功能宣散风热,清头目。用于暑湿发烧,头疼恶心,胸中烦闷。用量 0.02 ～ 0.1g,多入丸、散。

611. "霞天曲"的来源及功效主治是什么?

答: 霞天曲为少用中药,《北京市中药炮制规范》(1986 年版)中收载。为鲜牛肉汁与神曲、沉香混合制成的加工品。味甘、微苦,性温。归脾、肺经。功能健脾胃,消痰饮。用于脾胃虚弱,痰喘咳嗽。用量 3 ～ 6g。

612. "采云曲"的来源及功效主治是什么?

答: 采云曲为少用中药,《北京市中药炮制规范》(1986 年版)中收载。由 13 种中药与白面混合制成的加工品。味辛、酸、微苦,性温。归肝、肺、胃经。功能清热祛暑,和胃止呕。用于食水不调,暑热头痛,恶心呕吐,胸闷腹胀。用量 3 ～ 9g。

613. "寒食"的来源及功效主治是什么?

答: 寒食为少用中药,《北京市中药炮制规范》(1986 年版)中收载。为白面与柳芽制成的加工品。味甘,性微苦。归脾、胃经。功能健胃和脾,调中止咳。用于停饮腹胀,脾胃不和,咳嗽下气。用量 1.5 ～ 3g。

614. "百药煎"的来源及功效主治是什么?

答：百药煎为少用中药,《北京市中药炮制规范》(1986 年版)中收载。为五倍子、白酒曲与茶叶经发酵制成的加工品。味酸、甘,性平。归肺、胃经。功能清热化痰,生津止渴。用于肺热咳嗽,风火牙痛,口舌糜烂,风湿诸疮。用量 3 ～ 9g。外用适量,研末调敷或煎汤含漱。

615. "血竭"的来源及功效主治是什么? "血竭""龙血竭"有何不同? "血竭花""麒麟竭"处方如何应付?

答：血竭药材习称"进口血竭",《中国药典》收载品种。为棕榈科植物麒麟竭 *Daemonorops draco* BL. 果实渗出的树脂经加工制成。味甘、咸,性平。归心、肝经。功能活血定痛,化瘀止血,生肌敛疮。用于跌打损伤,心腹瘀痛;外伤出血,疮疡不敛。用量 1 ～ 2g,研末,或入丸剂。外用:研末撒或入膏药用。

"血竭""龙血竭"二者来源不同,药材性状不同,功能相似,为两种不同的中药。

"龙血竭"又称"国产血竭",因血竭资源紧缺,20 世纪 70 年代以后国内研发的,因原料为百合科植物龙血树属植物提取加工而成,故名"龙血竭",功能与血竭相似。但是《中国药典》和《北京市中药饮片炮制规范》2008 年版均未收载。

按《北京市中药饮片调剂规程》(2011 年版)规定处方写"血竭""麒麟竭"调剂应付"血竭"(粉);《北京市中药调剂规

程》（1983 年版）规定处方写"血竭花"调剂应付"血竭"。

616. "樟脑"的来源及功效主治是什么？ "潮脑""洋冰"处方如何应付？

答：樟脑为少用中药，《北京市中药饮片炮制规范》（2008年版）收载。来源为樟科植物樟 *Cinnamomum camphora*（L.）Presl. 的根、干、枝及叶经加工提取的结晶。味辛，性热，归心、脾经。功能通利关节，祛湿杀虫。用于心腹胀痛，脚气，疮疡，疥癣，跌打损伤。用量 0.05 ～ 0.15g。多入散剂；外用适量，调敷患处。

"潮脑""洋冰"为"樟脑"的别名。

按《北京市中药调剂规程》（1983 年版）中记载处方写"樟脑""潮脑""洋冰"调剂应付樟脑。

617. "天然冰片""艾片""冰片"的来源有何不同？ "龙脑香""梅片""冰片""艾片"有何异同？ 处方如何应付？

答：天然冰片《中国药典》收载品种。来源为樟科植物樟 *Cinnamomum camphora*（L.）Presl 的新鲜枝、叶经提取加工制成。主要成分为右旋龙脑（$C_{10}H_{18}O$）。目前因资源方面问题较少使用。

天然冰片的来源《北京市中药炮制规范》（1986 年版）记载为龙脑香科木本植物龙脑香 *Drgodalanops aromatica* Gaertn. F. 的渗出的树脂经蒸馏加工而得片状结晶。主产东南亚一带。与现在《中国药典》记载的来源不同。

艾片（左旋龙脑）《中国药典》收载品种。本品为菊科植物艾纳香 Blumea balsami fera（L.）DC. 的新鲜叶经提取加工制成的结晶。

冰片为化学合成品。别名称"合成龙脑"或"合成冰片"，过去习称"机制冰片"或"机片"。目前应用以此种为主。

"龙脑香""梅片""冰片""艾片"不是一种中药，"龙脑香""梅片"是天然冰片的处方别名。

天然冰片、冰片、艾片三种中药味辛、苦，性微寒。归心、脾、肺经。功能开窍醒神，清热止痛。用于热病神昏、惊厥，中风痰厥，气郁暴厥，中恶昏迷，胸痹心痛，目赤，口疮，咽喉肿痛，耳道流脓。用法入丸散用。外用研粉点敷患处。孕妇慎用。所不同的是用量：天然冰片 0.3 ～ 0.9g；冰片、艾片 0.15 ～ 0.3g；入丸散用。

《北京市中药饮片调剂规程》2011 年版规定处方写"天然冰片""梅片"调剂应付天然冰片；处方写"冰片"调剂应付冰片（合成龙脑）；处方写"艾片"调剂应付艾片。

《北京市中药调剂规程》（1983 年版）记载与《北京市中药饮片调剂规程》（2011 年版）规定处方调剂应付不同，写"冰片""梅片""梅花冰片""龙脑香"均调剂应付冰片。原因是当时市场供应基本上都是"合成龙脑"。

618. "神曲""建神曲"有何不同？处方如何应付？

答：二者原料配方不同，发酵加工方法不同，性状也有所区别。

六神曲别名"神曲"，为常用中药，《北京市中药饮片炮制规范》（2008 年版）中收载了两种加工发酵制作方法，配方均为面粉、赤小豆、苦杏仁、鲜青蒿、鲜辣蓼、鲜苍耳秧；加工发酵方法是一种传统方法，是将苦杏仁、鲜青蒿、鲜辣蓼、鲜苍耳秧分别粉碎成粗粉与面粉、赤小豆粥混合发酵；另一种方法是将苦杏仁和赤小豆粉碎与面粉混匀，再加入鲜青蒿、鲜辣蓼、鲜苍耳秧煎液混合均匀后发酵。炮制品种有"生神曲""麸炒神曲""焦神曲"。

建神曲别名"建曲"，《北京市中药炮制规范》（1986年版）收载了两种不同配方的建神曲，一种是用广藿香、陈皮、厚朴、青蒿、大米粉等14种中药发酵而成；另一种是用广藿香、陈皮、枳壳、茯苓、白术、浮小麦、槟榔等26种中药发酵而成。炮制品种有"炒建神曲""焦建神曲"。

六神曲味甘、辛，性温。归脾、胃经。功能消食化积，健脾和胃，用于食积不化，脘腹胀满，呕吐泄泻，小儿腹大坚积。用量6～12g。

建神曲性味、功能、用法用量与六神曲相似，从配方的组成分析，建神曲原料中用广藿香、陈皮等辛温中药，比较适合南方地区使用。

按《北京市中药饮片调剂规程》（2011年版）规定处方写"六神粬（曲）""炒神曲""神曲""麸炒神曲""炒六曲"调剂应付"麸炒六神曲"；处方写"生神曲"调剂应付生神曲；处方写"焦神曲"调剂应付焦神曲。

建神曲北京地区少用，调剂时根据处方要求应付。

六神曲各地配方不同，临床使用时注意按本地区的地方标准应用。

619. "靛花"的来源及功效主治是什么？处方如何应付？

答："靛花"为青黛的处方别名。

青黛为常用中药，《中国药典》收载品种。来源为爵床科植物马蓝 *Baphicacanthus cusia*（Nees）Bremek. 蓼科植物蓼蓝 *Polygonum tinctorium* Ait. 或十字花科植物菘蓝 *Isatis indigotica* Fort. 的叶或茎叶经加工制得的干燥粉末、团块或颗粒。味咸，性寒。归肝经。功能清热解毒，凉血消斑，泻火定惊。用于温毒发斑，血热吐衄，胸痛咳血，口疮，痄腮，喉痹，小儿惊痫。用量 1～3g，宜入丸散用。外用适量。

按《北京市中药饮片调剂规程》（2011 年版）规定处方写"青黛""建青黛"调剂应付青黛，包煎；《北京市中药调剂规程》（1983 年版）规定处方写"靛花"调剂应付青黛。

620. "海金沙"的来源及功效主治是什么？处方如何应付？

答：海金沙因药材形状颜色形似海沙故名。为《中国药典》收载品种。来源为海金沙科植物海金沙 *Lygodium japonicum*（Thunb.）Sw. 的干燥成熟孢子。味甘、咸，性寒。归膀胱、小肠经。功能清利湿热，通淋止痛。用于热淋，石淋，血淋，膏淋，尿道涩痛。用量 6～15g，包煎。

按《北京市中药饮片调剂规程》（2011 年版）规定，处方写"海金沙"，调剂应付海金沙（生品）。

621. "柿霜"的来源及功效主治是什么？处方如何应付？

答：柿霜为少用中药，《北京市中药饮片炮制规范》（2008年版）中收载。来源为柿树科植物柿 *Diospyros kaki* Thunb. 的成熟果实加工"柿饼"时析出的糖霜加工而成。味甘，性凉。归心、肺经。功能清热，止咳，化痰。用于肺热燥咳，口渴咽干，口舌生疮，牙龈糜烂。用量 3 ～ 9g。外用适量。

《北京市中药饮片调剂规程》（2011年版）中规定，处方写"柿霜"，调剂应付柿霜；《北京市中药调剂规程》（1983年版）中记载处方写"柿霜饼"，调剂应付柿霜。注意"柿霜饼"不是食品"柿饼"。

622. "淡豆豉"的来源及功效主治是什么？ "淡豆豉"与食用的"豆豉"有何不同？

答："淡豆豉"为发酵类中药，《中国药典》收载品种。来源为豆科植物大豆 *Glycine max*（L.）Merr. 的成熟黑色种子的发酵加工品；方法是用桑叶、青蒿煎汤与黑豆拌蒸后发酵；北京的方法是用清瘟解毒汤煎液与黑豆同煮后发酵，味苦、辛，性凉。归肺、胃经。功能解表，除烦，宣发郁热。用于感冒，寒热头痛，烦躁胸闷，虚烦不眠。用量 6 ～ 12g。

"淡豆豉"与食用的"豆豉"二者的原料配方不同，淡豆豉仅供药用不可食用。豆豉，是中国特色发酵豆制品调味料。豆豉以黑豆或黄豆为主要原料，利用毛霉、曲霉或者细菌蛋白酶的作用，分解大豆蛋白质，达到一定程度时，加盐、加酒、干燥等方法，抑制酶的活力，延缓发酵过程而制成。豆豉的种类较多，按加工原料分为黑豆豉和黄豆豉，按口味可分为咸豆豉和淡豆豉。

623. "元酒""无灰酒""陈老酒""绍兴酒"处方如何应付？

答："元酒""无灰酒""陈老酒""绍兴酒"均为黄酒的处方别名。

按《北京市中药调剂规程》（1983年版）记载处方写"黄酒""元酒""无灰酒""陈老酒""绍兴酒"调剂应付黄酒。

624. "陈墨""老香墨""香墨"的来源及功效主治是什么？处方如何应付？

答："陈墨""老香墨"为香墨的处方别名。

香墨为少用中药，《北京市中药炮制规范》（1986年版）收载。为松烟加胶液、香料等制成的加工品。味辛，性平。归心、肝经。功能凉血，止血。用于产后血晕，崩漏下血，吐血，衄血，血痢。用量3～9g。磨汁服或入丸散。

《北京市中药调剂规程》（1983年版）记载处方写"香墨""陈墨""老香墨"调剂应付香墨。

625. "儿茶""方儿茶"的来源及功效主治是什么？处方如何应付？

答：儿茶别名为"黑儿茶"，《中国药典》收载品种。来源为豆科植物儿茶 *Acacia catechu*（L.f.）Willd. 的去皮枝、干的干燥煎膏。味苦、涩，性微寒。归肺、心经。功能活血止痛，止血生肌，收湿敛疮，清肺化痰。用于跌扑伤痛，外伤出血，吐血衄血，溃疡不敛，湿疹，湿疮，肺热咳嗽。用量 1 ~ 3g，包煎，多入丸散服。外用适量。

方儿茶别名"棕儿茶"，《中国药典》没有收载，《北京市中药饮片炮制规范》（2008 年版）收载，来源为茜草科植物儿茶钩藤 *Uncaria gambier*（Hunter）Roxb. 带嫩叶的干燥浸膏。性味归经、功效、用法用量同儿茶。

《北京市中药炮制规范》（1986 年版）"儿茶"与"方儿茶"为同一种中药"儿茶"；《北京市中药饮片炮制规范》（2008 年版）将"儿茶"和"方儿茶"分列为两种中药。但是《北京市中药饮片调剂规程》（2011 年版）没有分开为同一种中药。

按《北京市中药饮片调剂规程》（2011 年版）规定处方写"儿茶""方儿茶""孩儿茶"调剂应付儿茶。

626. 芦荟的来源及功效主治是什么？

答：芦荟为少用加工类中药，《中国药典》收载品种。来源为百合科植物库拉索芦荟 *Aloe barbadensis* Miller 叶的汁液浓缩干燥物。味苦，性寒。归肝、胃、大肠经。功能泻下通便，清肝泻火，杀虫疗疳。用于热结便秘，惊风抽搐，小儿疳积；外治癣疮。用量 2 ~ 5g 宜入丸散。外用适量，研末敷患处。注意孕妇慎用。

跋

岁逢庚子，新冠肺炎；世界流行，举国迎战。

工作生活，节奏陡变；中西结合，疗效凸显。

朝阳团队，应召组建；远程会诊，深入一线。

驻点值守，咨询热线；默默无闻，甘愿奉献。

教学基地，太洋树康；春风一方，热心捐献。

工作无闲，任务不减；资料查阅，问卷调研。

炮制调剂，编委两班；分工协作，任务共担。

加班加点，视频连线；求教金老，心中豁然。

老师指导，学员肯干；医药协作，奋勇争先。

中药调剂，实不简单；古立规矩，今有规范。

回顾历史，释疑解难；汇集成文，基层期盼。

呕心沥血，终于成篇；即将付梓，由衷而言：

饮片调剂学问深，审方配药本事真。

火眼金睛辨真伪，快手细心为病人。

传统规范应参研，现代流程可创新。

国医大师亲解惑，汇编成书益杏林。

冯传有

2020 年 12 月

庚子年冬月

笔画索引

五画